C. Halhuber/K. A. Bungeroth/B. Landauer
Kardiologische Notfälle

D1854441

Mit freundlichen
Empfehlungen
überreicht durch

Boehringer
Ingelheim

Diese Broschüre umfaßt diejenigen Abschnitte aus dem Buch Halhuber/Kirchmair „Notfälle in der Inneren Medizin“ (9. Auflage 1983, neu herausgegeben von Carola Halhuber), welche die kardiologischen Notfälle betreffen.
Wir danken der Firma Boehringer Ingelheim als Sponsor, daß sie uns diese Sonderausgabe ermöglicht hat, und hoffen natürlich wegen der vielen Querverbindungen zu den anderen Teilgebieten der Inneren Medizin, hiermit Interesse für die Gesamtausgabe zu wecken.

C. Halhuber, K. A. Bungeroth, B. Landauer Sommer 1984

Sehr wichtiger Hinweis für den Benutzer dieses Buches:

Autoren, Herausgeber und Verlag haben große Mühe darauf verwandt, daß die angegebenen Indikationen, Kontraindikationen, Dosierungen, Arzneimittel-Neben- und -Wechsel-Wirkungen dem Wissensstand bei Fertigstellung des Buches entsprachen. Dennoch ist jeder Benutzer aufgefordert, die Beipackzettel der verwendeten Präparate zu prüfen, um in eigener Verantwortung festzustellen, ob die dort angegebenen Dosierungsempfehlungen oder Indikationen von den Angaben in diesem Buch abweichen. Eine solche Überprüfung ist besonders bei neu auf den Markt gebrachten oder selten verwendeten Medikamenten erforderlich.

Kardiologische Notfälle

Carola Halhuber
Karl-Adolf Bungeroth
Bernd Landauer

Urban & Schwarzenberg
München – Wien – Baltimore 1984

Auszug aus Halhuber/Kirchmair:
Notfälle in der Inneren Medizin, 9. Auflage
ISBN 3-541-00979-9

Gebrauchsnamen, Handelsnamen, Warenbezeichnungen und dergleichen, die in diesem Buch ohne besondere Kennzeichnung aufgeführt sind, berechtigen nicht zu der Annahme, daß solche Namen ohne weiteres von jedem benützt werden dürfen. Vielmehr kann es sich auch dann um gesetzlich geschützte Warenzeichen handeln.
Alle Rechte, auch die des Nachdruckes, der Wiedergabe in jeder Form und der Übersetzung in andere Sprachen, behalten sich Urheber und Verleger vor. Es ist ohne schriftliche Genehmigung des Verlages nicht erlaubt, das Buch oder Teile daraus auf photomechanischem Weg (Photokopie, Mikrokopie) zu vervielfältigen oder unter Verwendung elektronischer bzw. mechanischer Systeme zu speichern, systematisch auszuwerten oder zu verbreiten (mit Ausnahme der in den §§ 53, 54 URG ausdrücklich genannten Sonderfälle).
Lichtsatz: Satz-Rechen-Zentrum Hartmann + Heenemann, Berlin.
Druck: Kösel, Kempten, Printed in Germany.
© Urban & Schwarzenberg 1984

Inhalt

Anschriften
Dr. *Karl-Adolf Bungeroth*, OA d. Klinik Höhenried d. LVA Oberbayern, 8139 Bernried
Dr. *Carola Halhuber*, Chefärztin d. Herz-Kreislauf-Klinik, 5920 Bad Berleburg
Prof. Dr. *Bernd Landauer*, Direktor der Abteilung für Anästhesiologie und operative Intensivmedizin des Städtischen Krankenhauses München-Bogenhausen, Englschalkinger Str. 77, 8000 München 81

1 Reanimation

Kardiopulmonale Wiederbelebung

B. Landauer

Definition und Problematik

Die Problematik der kardiopulmonalen Wiederbelebung ist durch das Motto, das Körner [9] seinem 1967 erschienenen Büchlein „Der plötzliche Herzstillstand“ vorangestellt hat, zutreffend und umfassend charakterisiert. Er schreibt:

„Die drei Minuten, die zwischen einem Herzstillstand und den nachfolgenden Hirnschäden verbleiben, sind eine erstaunlich kurze Zeit,
wenn man erst lange überlegen muß, was los sein könnte,
wenn man erst nachlesen muß, was zu tun ist.

Dieselben drei Minuten reichen aber durchaus, um einem Menschen das Leben zu retten, der sonst mit Sicherheit verloren wäre,
wenn man sofort an einen Herzstillstand denkt,
wenn man weiß, wie die Diagnose in wenigen Sekunden gestellt wird,
wenn man die Sofortbehandlung so beherrscht, daß man sie ohne Zögern anwenden kann.“

Dabei ist unter einem plötzlichen Herzstillstand das akute Aussetzen einer hämodynamisch wirksamen Leistung des Herzens zu verstehen, dessen pathophysiologische Grundlage durchaus vielfältig sein kann.

Safar [18, 20] definiert diesen Sachverhalt zutreffend:
„Cardiac arrest is the clinical picture of cessation of circulation in a patient who was not expected to die at the moment."

Diagnose

Bei der Erkennung des Symptoms Herz-Kreislauf-Stillstand ist, da „Sekunden entscheiden" [1], keine Zeit mit überflüssigen Maßnahmen zu verlieren. Die Diagnose ist einfach, „wenn man sofort an einen Herzstillstand denkt" [9].

Die wesentlichsten Kriterien des sogenannten **klinischen Todes** sind:

- **Pulslosigkeit,** festgestellt an den großen Gefäßen (z. B. A. carotis communis, A. femoralis),
- **Grau-zyanotische Hautfarbe,**
- **Bewußtlosigkeit,** die beim vorher wachen Patienten eventuell unter generalisierten Krampfäquivalenten 6 bis 12 Sekunden nach Sistieren einer ausreichenden hämodynamischen Leistung des Herzens eintritt,
- **Atemstillstand** nach etwa 15 bis 30 Sekunden; die finale Schnappatmung darf dabei nicht über den Ernst der Situation hinwegtäuschen, da sie durch Übernahme der Respirationssteuerung durch untergeordnete spinale Zentren sowie durch hypoxiebedingte Zwerchfellkontraktionen verursacht wird,
- **Weite, reaktionslose Pupillen** deuten nach etwa 3 bis 4 Minuten die beginnende zerebrale Schädigung an und weisen nachdrücklich auf den sich anbahnenden
  irreversiblen biologischen Tod hin.

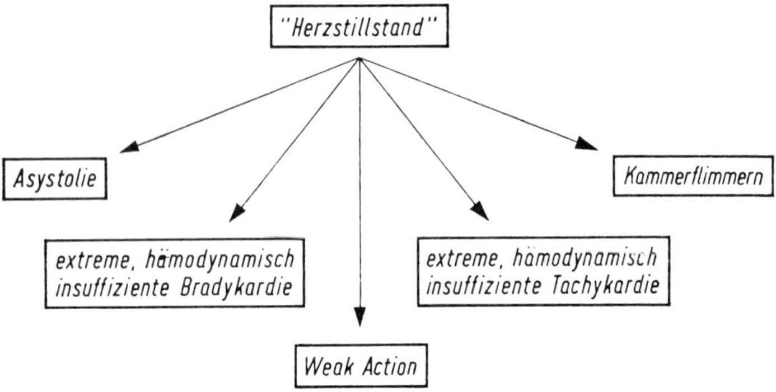

Abbildung 1. Mögliche, dem sogenannten Herzstillstand zugrundeliegende kardiale Störungen.

Eine Differenzierung der dem Ereignis zugrundeliegenden kardialen Störung (Abb. 1) – Asystolie, extreme hämodynamisch insuffiziente Brady- bzw. Tachykardie, Kammerflimmern oder weak action – ist nur mit Hilfe des EKG möglich und sollte, um wertvolle Zeit zu sparen, nicht auf Kosten der Sofortmaßnahmen, sondern erst nach deren Einleitung durchgeführt werden.

Akutbehandlung des Herzstillstandes - Das „ABC" der kardiopulmonalen Reanimation

Ist die Diagnose „Herzstillstand" gestellt, so sollte ein straffes, in Theorie und Praxis von allen Beteiligten voll beherrschtes Behandlungsprogramm (basic life support, advanced cardiac life support [19, 27]) einsetzen, dessen wesentlichste Schritte sich zweckmäßigerweise an dem von Safar inaugurierten „ABC" der Wiederbelebung orientieren (s. a. Tabelle 1) [18, 19, 20].

A. Sicherung und Freihaltung der Atemwege (Airways)

- **Reinigung von Mund und Rachen.** Eventuell vorhandene Prothesen entfernen.

- **Überstrecken des Kopfes** und
- **Vorziehen des Unterkiefers** verhindert eine Verlegung der Luftwege durch die zurückfallende Zunge (= Esmarchscher Handgriff).
- **Nur die endotracheale Intubation** garantiert während sämtlicher Wiederbelebungsmaßnahmen einen freien Luftweg, ermöglicht eine optimale Ventilation und verhindert eine Aspiration.
- **Rachentuben** (nach Safar oder Guedel) sind mit Vorbehalt zu empfehlen, da durch sie eine Aspiration des durch die extrathorakale Massage hochgetriebenen Mageninhalts nicht verhindert werden kann.

B. Beatmung (Breathing)

- **Mund-zu-Mund-Beatmung.** Sie stellt beim Fehlen von Hilfsmitteln eine ausreichende Beatmungsmethode dar, mit der beim Patienten physiologische Blutgaswerte erzielt werden können. Die Beatmungsfrequenz: 10-12 Insufflationen pro Minute. Eine Hyperventilation des Spenders erbringt bei einer Erniedrigung des Kohlensäureanteils eine deutliche Erhöhung der Sauerstoffwerte.
- **Mund-zu-Tubus-Beatmung.** Sie vereinigt die Vorteile einer Intubation mit der leichter durchzuführenden Beatmung durch den Tubus, wenn ein Beatmungsgerät nicht zur Hand ist.
- **Maskenbeatmung (Ambubeutel).** Sie muß wegen mangelnder Verhinderung der Aspiration, der Magenüberblähung und wegen der in Händen von Ungeübten schwierigen Handhabung als problematisch angesehen werden.
- **Sauerstoffbeatmung** durch den in der Trachea liegenden geblockten Endotrachealtubus.

C. Zirkulation (Circulation)

Die Maßnahmen zur Wiederherstellung der Zirkulation haben sofort, das heißt innerhalb der „tolerablen Ischämiezeit des Zerebrums" (3-4 Minuten), einzusetzen. Eine ausreichende Beatmung und damit Oxygenierung ist für eine erfolgreiche Wiederbelebung des Kreislaufs unabdingbare Voraussetzung.

Tabelle 1. Zusammenfassende Darstellung der Akutmaßnahmen unter Berücksichtigung ihrer Zweckmäßigkeit.

A = Atemwege	
Reinigen von Mund und Rachen	+
Einlegen eines Rachentubus	?
Überstreckung des Kopfes und Esmarchscher Handgriff	+
endotracheale Intubation	++
B = Beatmung	
Mund-zu-Mund-(Nase)-Beatmung	+
Vorgehen nach Sylvester oder Holger Nielsen	–
Ambubeutel und Maske	?
Ventilation mit einem Sauerstoff-angereicherten Beatmungsgemisch über Endotracheal-Tubus	++
PEEP-Beatmung	++
C = Zirkulatorische Wiederbelebung	
externe Herzmassage	++
präkordialer Faustschlag	?
intrakardiale Injektion	?
Elektroschock	++
Thorakotomie und interne Herzmassage	–
D = Drogen (Medikamente) (s. a. Tab. 2)	
Natriumbikarbonat	++
Adrenalin	++
Lidocain	+
Orciprenalin	?
Kalzium	–
E = EKG	
Diagnostik	?, wenn dadurch Zeitverluste entstehen, zur definitiven Diagnostik und weiteren Überwachung jedoch unerläßlich.
Elektroschock (Defibrillation)	++
F = Flüssigkeitsersatz	
Beine hochlagern	+
Volumenersatz – oder Eiweiß-Lösung bei entsprechendem Defizit	+
Mannit 20 % (250 ml) zur Prophylaxe von Hirnödem und Schock-Niere	?
Ringer-Laktat in größeren Mengen	–

++ = optimal
\+ = gut
? = problematisch
– = nach heutigem Stand der Erkenntnisse abzulehnen, bzw. nur in besonderen Fällen indiziert.

Möglichkeiten der zirkulatorischen Wiederbelebung bzw. der Aufrechterhaltung eines überbrückenden Minimalkreislaufs:
1. Extrathorakale Herzmassage.
2. „Herznahe" Pharmakotherapie.
3. Elektroschock.
(4. Thorakotomie mit direkter Herzmassage, Pharmakotherapie und Elektroschock unter Operationsbedingungen.)

Bei Erfolglosigkeit der einzelnen Maßnahmen findet eine stufenweise „Therapieeskalation" statt.

Als Zeichen für eine erfolgreiche Therapie gelten:
- Tastbarer peripherer Puls an A. carotis communis bzw. A. femoralis.
- Rosigwerden der Haut.
- Engwerden der Pupillen.
- (Einsetzen der Spontanatmung.)
- (Wiederkehr des Bewußtseins.)

1. Extrathorakale Herzmassage
- Patient auf harte Unterlage (Boden, Bettbrett) legen.
- Druckpunkt: Unteres Sternumdrittel, bei Kindern Brustbeinmitte.
- Massagefrequenz 60-80/min beim Erwachsenen, 100-120/min beim Säugling.
- Beatmungsfrequenz bzw. Massage-Beatmungsverhältnis 20 Insufflationen/min, massageunabhängig (2 Helfer) bzw. 15 : 2 (1 Helfer).
- Erforderlicher Massagedruck 25-50 kp, wodurch eine Annäherung des Sternums an die Wirbelsäule um 4-6 cm erzielt werden muß.
- „Gefühlvolle Massage" – nicht die Zahl der gebrochenen Rippen ist maßgebend für die Effektivität!

Komplikationen der externen Herzmassage [6]:
Rippenserienfrakturen, Sternumfrakturen,
Lungenverletzungen (Pneumothorax, Hämatothorax),

Organverletzungen (Leberriß, Milzruptur),
Aspiration des durch die Massage hochgetriebenen Mageninhalts beim nicht intubierten Patienten.

2. „Herznahe" Pharmakotherapie

Die heute fast einen obligaten Bestandteil des notfallmedizinischen „know how" darstellenden *zentralen Kathetertechniken* in Form der Vena-jugularis-interna- oder Vena-subclavia-Punktion haben im Verein mit einfach und rasch zu handhabenden Systemen (z. B. Cavafix®, Bardic-I-Cath®) das Problem der „herznahen" Pharmakotherapie weitestgehend gelöst, so daß nur noch in Ausnahmefällen auf eine *intrakardiale Injektion* zurückgegriffen werden muß.

Ist eine *Punktion des Herzens* nicht zu vermeiden, so sind folgende Punkte von Bedeutung:

Benötigt wird eine 8 cm lange Kanüle, die bei exspiratorischem Atemstillstand im 4.-5. ICR links parasternal eingestochen wird.

Die Aspiration von Blut zeigt den korrekten Sitz der Nadel im normalerweise erreichten rechten Ventrikel an, wobei die Bewegungen des freien Nadelendes eine grobe Diagnostik der dem „Herzstillstand" zugrundeliegenden kardialen Störung zuläßt.

Keine mehrfachen intrakardialen Injektionen.

Durch den so geschaffenen Zugang werden folgende Medikamente injiziert (s. a. Tabelle 2):

1 ml/kg 8,4% (1 molar = mval/ml) Natriumbikarbonat bzw. 10 ml 8,4% Natriumbikarbonat bei intrakardialer Injektion zur Beseitigung der sich rasch entwickelnden metabolischen Azidose, die ihrerseits das Ansprechen des Herzens auf die anschließend verabreichten Katecholamine einschränkt.
2-4-6 ml 1 : 10 verdünnte Adrenalinlösung (Suprarenin®) = 1 Amp. à 1 mg = 1 ml mit 9 ml phys. NaCl zur Alpha- und Betarezeptorenstimulation sowie nur in begründeten Fällen.
4-6-10 ml 10% Kalziumlösung zur allgemeinen Tonisierung des Myokards durch Förderung der elektromechanischen Koppelung.

Tabelle 2. Synoptische Darstellung von Dosierung, Wirkungsweise, Nebeneffekten und Applikationsart der in der Akutphase der kardio-pulmonalen Wiederbelebung verwendeten Pharmaka.

Medikament	Dosierung	Wirkungsweise	Nebenwirkungen	Applikationsart
Sauerstoff	**initial** 100 Vol. -% **später** je nach Blutgasanalyse, so daß eine arterielle Sauerstoffspannung von 100 mmHg nicht unterschritten wird	ausreichende Oxygenierung des Blutes; diese ist Grundvoraussetzung für eine erfolgreiche kardiozirkulatorische Wiederbelebung	nur bei längerer und unkontrollierter Verabfolgung von über 40 Vol.-%	Zusatz zum Beatmungsgemisch
Natrium-Bikarbonat 8,4 %	**initial:** Blindpufferung mit 1 mval/kg KG/10 min Herzstillstand **später:** definitive Korrektur entsprechend Blutgasanalyse, wobei sich die benötigte Menge wie folgt errechnet: mval $NaHCO_3$ = -BE x kg KG x 0,3	Ausgleich der sich rasch entwickelnden metabolischen Azidose Voraussetzung für eine ausreichende Wirkung von Kalzium und Katecholaminen	Linksverschiebung der Sauerstoff-Dissoziationskurve mit Verschlechterung der Gewebsoxygenierung bei Überdosierung	Am zweckmäßigsten über einen zentralen Kava-Katheter. Zufuhr über eine periphere Vene nur bei suffizienter Herzmassage.

Atropin *	0,5 mg; kann bei Bedarf wiederholt werden	Parasympathikolyse		Intrakardiale Injektion problematisch, da die Massage unterbrochen werden muß und Komplikationen häufig sind, nur bei Fehlen jeglichen intravenösen Zugangs vertretbar.
Kalzium **	10 ml Kalzium-Glukonat bzw. 5 ml Kalzium-Chlorid; kann bei Bedarf wiederholt werden	Tonisierung des Myokards durch Förderung der elektromechanischen Koppelung	Potenzierung der Digitaliswirkung, Rhythmusstörungen, Myokardschädigung („stone heart")	
Adrenalin * (Suprarenin®)	0,5 mg, fraktioniert; kann bei Bedarf wiederholt werden	Stimulation der *a*- und *ß*-Rezeptoren		Intramuskuläre Gabe in jedem Fall kontraindiziert, da bei darniederliegender Kreislauffunktion keine Resorption.
Lidocain * (Xylocain®)	**initial** 1 – 2 mg/kg KG als Bolus-Injektion, **später** 1 – 2 mg/min als Infusion	Hemmung der ventrikulären Erregbarkeit durch Membranstabilisierung bei nur geringer Beeinflussung der Kontraktilität		

* Diese Medikamente können beim Fehlen eines venösen Zuganges auch verdünnt intratracheal verabfolgt werden.

** Wird neuerdings im Rahmen der kardio-pulmonalen Wiederbelebung abgelehnt [11b] und nur noch bei extremer Hypokalzämie oder elektromechanischer Dissoziation empfohlen [25a].

2-4-6 ml Orciprenalin (Alupent®) 1 : 10 verdünnt = 1 Amp. à 0,5 mg = 1 ml mit 9 ml phys. NaCl verdünnt zur reinen Betarezeptorenstimulation wird ebenfalls noch häufig empfohlen. Bei einer höheren Flimmergefahr besitzt diese Substanz jedoch eine geringe Erfolgsrate [11a, 15, 17] und ist nur bei Atropin-resistenten Blockformen indiziert.

Nachteile und Gefahren des zentralvenösen (bzw. direkt kardialen) Zuganges:
Unterbrechung der extrathorakalen Herzmassage,
Fehllagen des zentralen Katheters,
Pleura- und Lungenverletzungen, Spannungspneumothorax, intramurale Injektion mit Schädigung des Myokards oder des Reizleitungssystems sowie die Entwicklung eines Hämatoperikards.

3. Elektroschock

Der Elektroschock (Defibrillation) kann bei allen Formen des Herzstillstandes, also auch bei Asystolie, ohne genaue Abklärung der Ursache angewendet werden. Dies gilt um so mehr, als in der Hälfte der Fälle Kammerflimmern die Ursache des Herzstillstandes darstellt, bei dem eine Defibrillation die Therapie der Wahl ist [8, 23].

Voraussetzungen für eine ausreichende kardiale Antwort auf den Stromstoß sind:

Optimale Oxygenierung durch Beatmung mit reinem Sauerstoff, Ausgleich der bestehenden metabolischen Azidose mit Bikarbonat und Tonisierung des Myokards mit Adrenalin.

Richtige Elektrodenplazierung im Bereich des Manubrium sterni und der Herzspitze (s. Abb. 4) unter Druck.

Externe Defibrillationsdosen:
150-300-400 Joule (= Wattsekunden)
Faustregel: 6 Joule/kg Körpergewicht

Vorsicht: Im Augenblick des Stromdurchgangs darf keine der beteiligten Hilfspersonen mit dem Patienten in irgendeinem Kontakt stehen!

Bei Flimmern anschließend Lidocain (Xylocain®) 1-2 mg/kg als Bolus, gefolgt von 2 mg/kg/Minute als Infusion über 24 h. Bei Erfolglosigkeit: Wiederholung nach O_2-Beatmung und Adrenalingabe um eventuell „feines" Flimmern in „grobes" und damit besser konvertierbares zu überführen.

D. Drogen (Drugs)

Zufuhrwege: Zentralvenöse Applikation mittels eines über die Vena subclavia bzw. Vena jugularis interna – beide Gefäße sind auch im Schock und bei Kreislaufversagen punktierbar – oder über eine periphere Vene in die Cava superior bzw. den rechten Vorhof plazierten Katheters. Sofern ein peripher-venöser Zugang sicherbar, genügt initial auch dieser.

- Bei suffizienter Herzmassage auch **periphere Medikation** möglich.
- Unter Umständen **intrakardiale Gabe.**
- Atropin, Adrenalin, Orciprenalin und Lidocain können bei Fehlen jeglichen venösen Zuganges in üblicher Dosierung (Tabelle 2), allerdings verdünnt mit Aqua dest. 1 : 10, via Tubus auch **intratracheal** verabfolgt werden. Rascher Wirkungsbeginn sowie ein Depoteffekt stellen gegenüber der klassischen intravenösen Gabe besondere Charakteristiken dar [20].
- Eine **intramuskuläre oder gar subkutane Verabfolgung** von Medikamenten ist abzulehnen, weil eine während des akuten Geschehens ungenügende Resorption den pharmakologischen Effekt zunichte macht und nach Ingangkommen einer suffizienten Zirkulation der nun einsetzende Transport zu den Angriffspunkten eine therapeutisch völlig unübersichtliche Situation verursacht.

Korrektur der metabolischen Azidose: Innerhalb kürzester Zeit entwikkelt sich beim Herzstillstand eine erhebliche metabolische Azidose, die, falls sie nicht rechtzeitig ausgeglichen wird, exzessive, mit dem Leben nicht mehr vereinbare Werte erreicht und sämtliche weiteren Therapiemaßnahmen zum Scheitern verurteilt.

Als Puffer stehen zur Verfügung:

8,4%ige (= 1molare) Natriumbikarbonatlösung, die pro Milliliter 1 Millival (mval) Puffer enthält sowie bei Gefahr einer kritischen Natriumbelastung

0,3molare THAM-Lösung

1,0molare THAM-Lösung.

Dosierung

1. Während des akuten Geschehens:
   Initial 1-2 mval Puffer pro kg Körpergewicht, dann alle 5-10 Minuten jeweils weitere 1 mval Puffer pro kg Körpergewicht.
2. Ein exakter Ausgleich läßt sich nur nach den Daten einer Blutgasanalyse, unter Umständen auch nach dem Wert des Standardbikarbonats, durchführen, die im Akutfall mindestens viertelstündlich zur Verfügung stehen sollten. Benötigte mval Puffer = negativer Basenüberschuß × kg Körpergewicht des Patienten × 0,3.

1 mval Puffer sind in 1 ml 8,4 % Natriumbikarbonat oder
in 1 ml 1molarer THAM-Lösung bzw.
in 3 ml 0,3molarer THAM-Lösung enthalten.

Hinsichtlich der sonstigen in der **Akutphase einer kardiopulmonalen Wiederbelebung geeigneten Pharmaka,** ihrer Dosierung, Wirkungsweise, Nebeneffekte und Applikationsart sei auf Tabelle 2 verwiesen.

Hierbei sind die Beatmung mit reinem Sauerstoff, der Azidoseausgleich mit Natriumbikarbonat sowie die kardiozirkulatorische Stimulation mit Katecholaminen in der angegebenen Sequenz als obligatorische Schritte der Pharmakotherapie anzusehen. Lidocain (Xylocain®) ist demgegenüber nur zur Prophylaxe und Behandlung einer gesteigerten ventrikulären Erregbarkeit indiziert. Atropin hat seine Bedeutung vor allem bei vagal ausgelösten Ereignissen.

Die routinemäßige Gabe von Kalzium wird nach neueren Befunden [11 b] gänzlich abgelehnt und bleibt nur besonderen Konstellationen vorbehalten (Hypokalzämie, elektromechanische Entkoppelung).

E. EKG, Elektroschock

Diagnostik der dem Herzstillstand zugrundeliegenden kardialen Störung erst nach Durchführung der Soforttherapie.

Elektroschock (Defibrillation): s. oben.

F. Flüssigkeitstherapie (fluids) und sonstige Maßnahmen

Bei begleitendem **Volumenmangel** ist nach den im Kapitel „Schock“ erarbeiteten diagnostischen und therapeutischen Gesichtspunkten und

Richtlinien zu verfahren. Als Sofortmaßnahme empfiehlt es sich, die **Beine des Patienten hochzulagern.** Die so erzielte „Taschenmesserposition“ bedingt einen zentralen Volumenzuwachs von etwa 30% (Autotransfusion).

Das **Osmodiuretikum Mannit** soll in einer von den aktuellen Kreislaufverhältnissen abhängigen Dosierung von 100-200 ml der 20%igen Lösung der Entstehung eines hypoxischen Hirnödems vorbeugen.

Dexamethason (Fortecortin® initial 2 × 100 mg/6 Stunden dann 8 mg/6 Stunden) wird ebenfalls zur Protektion und Normalisierung der durch die Folgen des Kreislaufstillstandes bedrohten zerebralen Integrität empfohlen [20].

Thiopental (Thiopental Lentia®) 10 mg/kg, wenn nötig fraktioniert, so früh wie möglich nach Wiederingangkommen einer ausreichenden spontanen Zirkulation, gefolgt von 20 mg/kg, ebenfalls wenn von der Kreislaufsituation her erforderlich, fraktioniert oder in Form einer Infusion in den ersten 6 Stunden nach dem Ereignis soll (vor allem nach experimentellen Beobachtungen) ebenfalls zerebral-protektive Potenzen besitzen, die im wesentlichen durch eine Minderung des zerebralen Sauerstoffbedarfes, eine Senkung des intrakraniellen Druckes und eine Erhöhung der Hypoxietoleranz des Gehirnes bedingt sind [20]. Gleiches scheint für das nebenwirkungsärmere Etomidat (Hypnomidate®) zuzutreffen.

Eine solche Therapie routinemäßig durchzuführen kann wegen der bislang noch bestehenden Unsicherheit hinsichtlich des zu erwartenden Behandlungserfolges und ihren Nebenwirkungen, wobei Etomidat günstiger als Thiopental abschneidet, im Augenblick noch nicht empfohlen werden. In jedem Fall jedoch können diese Substanzen zu einer notwendigen Sedierung des Patienten verwendet werden.

Nachsorge

War eine Wiederbelebung primär erfolgreich, so sind die Patienten sorgfältig weiter zu behandeln („postresuscitation desease“), wobei eine Intensivstation die besten Voraussetzungen für eine lückenlose Überwachung und eventuelle noch erforderliche Unterstützung der Vitalfunktionen einschließlich der Durchführung weiterer definitiver

Therapiemaßnahmen bietet (prolonged life support [19]). Selbstverständlich muß ein derartiger Transport unter ärztlicher Aufsicht erfolgen.

Anmerkungen zu „Definition und Problematik“

Bei der eingangs erwähnten Safarschen Definition [18] des Herzstillstandes ist vor allem folgender Passus von Bedeutung: „A patient who was not expected to die at the time“ – daß es sich nämlich um Patienten handelt, deren Tod unerwartet und plötzlich eintritt.

Diese Definition steckt über eine Deskription des Zustandes hinaus für den praktisch Tätigen und mit der Notsituation Konfrontierten klar und deutlich Indikation und Grenzen einer Reanimation ab. Somit sollten nur solche Patienten, deren Tod, wie Negovski [13, 14] es formulierte, zu diesem Zeitpunkt *„unbegründet“* und deren Herz, um mit Beck [2] zu sprechen, *„noch zu gut zum Sterben ist“* (hearts too good to die), wiederbelebt werden und nicht solche, bei denen der Herzstillstand den voraussehbaren und unausweichlichen Schlußpunkt eines unheilbaren Krankheitsgeschehens darstellt.

Besteht jedoch ein infaustes Leiden und *begründet das Recht zu sterben* [26], so ist jeder Reanimationsversuch, wie Thielicke [24, 25] es deutlich machte, als *„Terror der Humanität“* zu werten und darf nicht *„als Dogma von der Machbarkeit aller Dinge“* gelten. Spätestens hier nämlich schlägt *„der ärztliche Heilungsauftrag in den Frevel des Inhumanen um“*, so daß der bekannten Devise *„let him die in comfort and with dignity“* stattgegeben werden sollte. Dieses Bild ändert sich jedoch schlagartig, wird man zum *Herzstillstand eines Unbekannten* gerufen: Hier bereitet es auch dem Erfahrenen zunächst oft Schwierigkeiten, in der Kürze der zur Verfügung stehenden Zeit und mit einfachen Mitteln eine sichere Todesfeststellung zu treffen. Im allgemeinen ist über die Zeitdauer des Ereignisses nur Ungenaues eruierbar. „Prima vista“ oft nicht erkennbare Umstände wie Unterkühlung, Intoxikation, hämorrhagischer Schock oder Kammerflimmern können eine den irreversiblen biologischen Tod verzögernde Wirkung haben und damit eine reelle Wiederbelebungschance bieten.

Immer wieder auftretende Berichte von „Scheintoten“ bestätigen dies. In Anbetracht dieser Tatsachen und in Hinblick auf medikolegale

Konsequenzen im Sinne des Paragraphen 330c des Strafgesetzbuches sollte in jedem so gelagerten Fall ein Wiederbelebungsversuch unternommen werden.

Anmerkungen zu „Diagnose“

Die Diagnose des Herzstillstandes bietet im allgemeinen keine größeren Probleme. Allerdings ist keine Zeit mit nicht zweckdienlichen Maßnahmen zu verlieren. Zur *Palpation des Pulses* eignen sich vor allem die Femoralarterie sowie die Halsschlagader, wohingegen er an der Arteria radialis bereits bei mäßigen Schockzuständen nur noch schwer auszumachen ist. Ein *Auskultationsversuch* des Herzens schafft nur selten zusätzliche Klarheit, da die Herztöne im wesentlichen von den herrschenden Drucken abhängen und damit bereits bei mäßigen Hypotensionsgraden kaum mehr zu registrieren sind.

Bevor eine *„Nullinie“ im EKG* als Richtlinie für weitere Therapiemaßnahmen bzw. für den Behandlungsabbruch herangezogen wird, sollte man sich unbedingt von der richtigen Handhabung und Einstellung des Gerätes vergewissern, da nicht selten Bedienungsfehler ein derartiges Phänomen bedingen. In diesem Zusammenhang ist zu erwähnen, daß auch sehr feine Kammerflimmerwellen eine Asystolie vortäuschen können.

Anmerkungen zu „Akutbehandlung“
(siehe auch Tabelle 1)

Zu A. Sicherung und Freihaltung der Atemwege

Die Freihaltung der Atemwege bietet im allgemeinen wenig Probleme. Es muß jedoch betont werden, daß, trotz der höheren technischen Ansprüche an den Durchführenden, nur die endotracheale Intubation sicher in der Lage ist, einen freien Luftweg zu garantieren und eine häufig deletäre Aspiration von Mageninhalt zu verhindern. Demgegenüber sind einfach zu handhabende Rachentubi, vor allen in Händen Ungeübter, keineswegs unproblematisch. Wiegen sie doch viel-

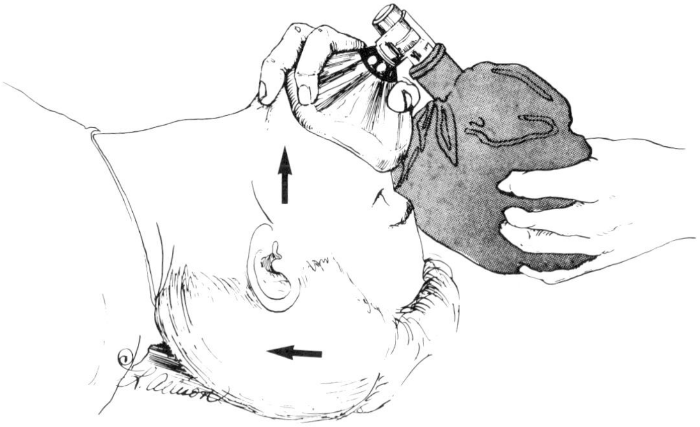

Abbildung 2. Esmarchscher Handgriff und Maskenbeatmung. Man beachte die Überstreckung des Kopfes und das Vorziehen des Unterkiefers.

fach den Therapeuten in einer falschen Sicherheit, da sie konstruktionsbedingt nicht in der Lage sind, eine Aspiration zu verhindern und bei falscher Größenwahl das Gegenteil des gewünschten Effektes, nämlich eine Verlegung der Atemwege erreichen [17]. Zudem sei daran erinnert, daß derartige „Luftbrücken" bei Rückkehr der Reflexe nicht selten Erbrechen und Laryngospasmen auslösen. Außerdem kann ein derartiges Hilfsmittel nie eine exakte Kopf- oder Kieferhaltung ersetzen (Abb. 2).

Zu B. Beatmung

Mit aller Deutlichkeit muß an dieser Stelle nochmals darauf hingewiesen werden: Ohne ausreichende **Beatmung** keine erfolgreiche kardiozirkulatorische Wiederbelebung! Denn: „if you take care for the respiration, the circulation cares for itself."

Die **Mund-zu-Mund-Beatmung** stellt, wie Elam [3] schon 1954 nachweisen konnte, eine voll ausreichende Methode dar, um beim Beatmeten physiologische Blutgaswerte zu erzielen.

Bedeutsam ist, daß die Hyperventilation des Atemspenders durch eine Erniedrigung des exspirierten Kohlensäuregehaltes bei gleichzeitigem Anstieg des Sauerstoffanteiles eine zusätzliche Verbesserung des Beatmungseffektes bringt.

Die **früher propagierten Beatmungsmethoden** nach Sylvester oder Holger Nielsen sind nicht in der Lage, eine suffiziente Ventilation zu erreichen und haben daher nur noch in den seltenen Fällen, bei denen eine orale Giftaufnahme, etwa von E 605, eine direkte Mund-zu-Mund-Beatmung verbietet, ihre eventuelle Berechtigung.

Eine **Maskenbeatmung mittels Ambubeutel** (Abb. 2) oder ähnlichem Gerät ist wegen der Gefahr der Magenüberblähung und resultierender Regurgitation problematisch. Darüber hinaus ist die Handhabung etwas schwierig.

> Die **optimale Form** stellt zweifelsfrei die **Ventilation mit einem ausreichenden Sauerstoffanteil über einen Endotrachealtubus** dar. Die Verwendung eines positiv-endexspiratorischen Beatmungsdrukkes (= PEEP) zwischen 5 und 10 cm H_2O hilft dabei, pulmonalen Komplikationen vorzubeugen.

Zu C. Zirkulation

Die *Maßnahmen zur Wiederherstellung einer ausreichenden Zirkulation* haben gleichzeitig mit der Freihaltung der Luftwege und der künstlichen Beatmung sofort nach Diagnosestellung, in jedem Fall aber noch innerhalb der tolerablen Ischämiezeit des Gehirns, also in der schmalen Grauzone zwischen klinischem und biologischem Tod zu erfolgen.

An erster und wesentlichster Stelle ist hier die 1960 zufällig von Kouwenhoven, Jude und Knickerbocker [8] wiederentdeckte und für das normal schlagende Herz ungefährliche **extrathorakale Herzmassage** zu nennen. Durch rhythmische Annäherung des unteren Sternumdrittels um etwa 4-6 cm gegen die Wirbelsäule kommt es zur Kompression des Herzens mit dem Auswurf einer entsprechenden Blutmenge (Abb. 3). Die so erzielten peripheren Blutdruckwerte liegen in Größenordnungen von 90-150 mm Hg. Obwohl das dabei geförderte Volumen nur etwa 30-50 % der Norm, entsprechend einem Herzindex von maximal 1 L/m^2 Körperoberfläche beträgt, reicht es im allgemeinen dennoch aus, um die Spanne zwischen klinischem und biologischem

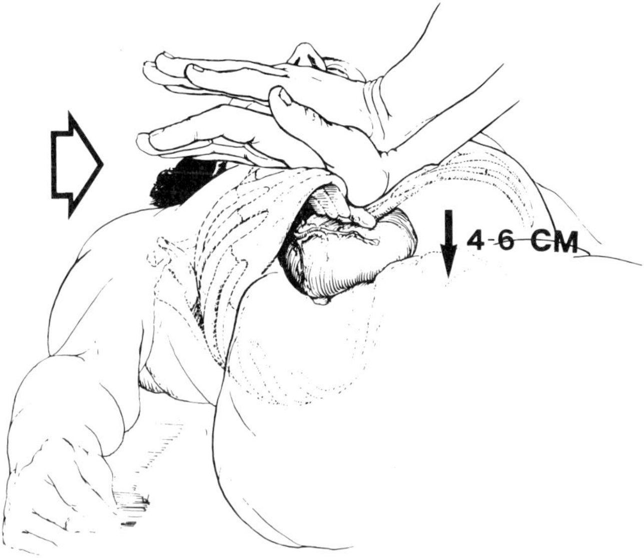

Abbildung 3. Prinzip der extrathorakalen Herzmassage. Man beachte den Massagepunkt und die Handhaltung.

Tod weit über das 3-Minuten-Limit hinaus bis zu einem definitiven Therapieerfolg auszudehnen.

Da diese Überbrückung aber nicht unbegrenzt durchgeführt werden kann, ist der **Einsatz mechanischer Wiederbelebungsgeräte** – von der Einhelfer- oder Transportsituation abgesehen – nicht generell zu befürworten. Die Empfehlung, die extrathorakale Herzmassage routinemäßig mit 1-2 kräftigen Faustschlägen auf das Präkordium zu beginnen, um reflektorische Störungen zu beheben, ist nach neueren Untersuchungen [20], vom Adams-Stokeschen Anfall abgesehen, kaum erfolgversprechend. Am besten wird der Patient auf eine harte Unterlage plaziert und unter Beachtung einer korrekten Technik mit einer Frequenz von 60 bis 80 Kompressionen pro Minute massiert, wobei keine „Beatmungspausen" nötig sind. Dabei beinhaltet der Begriff der *korrekten Technik* nicht nur die Wahl des richtigen Druckpunktes, nämlich des unteren Sternumdrittels, sondern auch eine richtige Arm- und Handhaltung des Helfers. Dabei wird die zur Thoraxkompression notwendige Kraft zweckmäßigerweise durch Verlagerung des eigenen Körpergewichtes auf die im Ellenbogengelenk *gestreckten Arme* erzielt, wobei die übereinandergelegten Handflächen den Massagestoß weiterleiten (Abb. 3). Die Überlegenheit einer Fußdruckmassage konnte bisher nicht nachgewiesen werden. Der für eine ausreichende extrathorakale Herzmassage erforderliche Kraftaufwand beläuft sich nach den Untersuchungen von Johansen und Ruben [7] auf etwa 25 bis 50 kp. Trotz dieser doch beachtlichen Werte hat das Vorgehen stets „gefühlvoll" zu erfolgen, da nicht die Zahl der frakturierten Rippen als Maß für die Güte der extrathorakalen Massage angesehen werden kann. Bei unsachgemäßer Technik oder eingeschränkter Elastizität des Brustkorbes sind Verletzungen des knöchernen Thoraxskelettes mit ihren möglichen Folgen keine Seltenheit. So gibt etwa Stoeckel [23] an, daß derartige iatrogene Traumen ein Viertel aller Reanimationskomplikationen ausmachen und verständlicherweise mit höherem Alter der Patienten zunehmen.

Die **Grenzen dieses Vorgehens** sind dann erreicht, wenn die klinischen Zeichen seiner Effektivität – tastbarer peripherer Puls, Rosigwerden der Haut, Verengung der Pupillen sowie Einsetzen der Spontanatmung und möglicherweise Wiederkehr des Bewußtseins – ausbleiben. Das gleiche gilt bei Kranken, bei denen aufgrund ihrer anatomischen Gegebenheiten entweder eine Kompression des Herzens von außen unmöglich ist (z. B. Faß-, Emphysemthorax) oder eine Instabilität des Thoraxes eine elastische Rückkehr des Brustkorbes nach einer Kompression in seine Ausgangslage unmöglich macht (z. B. Rippenserienfraktur, Sternumfraktur).

Die **intrakardiale Injektion** von Medikamenten ist heute in Anbetracht der zentralen Kathetertechniken, wie etwa der direkten Punktion der Vena jugularis interna oder anonyma, wegen ihrer, vor allem bei wiederholter Durchführung, hohen Komplikationsrate, in den Hintergrund getreten und nur noch im Ausnahmefall indiziert.

Bleiben externe Herzmassage und noch zu besprechende Pharmakotherapie ohne Erfolg, so kann – am günstigsten nach EKG-Kontrolle – der Versuch eines Elektroschockes (Abb. 4) unternommen werden. Da nach Jude und Mitarbeitern [8] sowie einer Literaturübersicht von Stoeckel [23] dem „Herzstillstand" in 30-40% Kammerflimmern, in etwa 50% eine Asystolie und dem Rest Rhythmusstörungen ver-

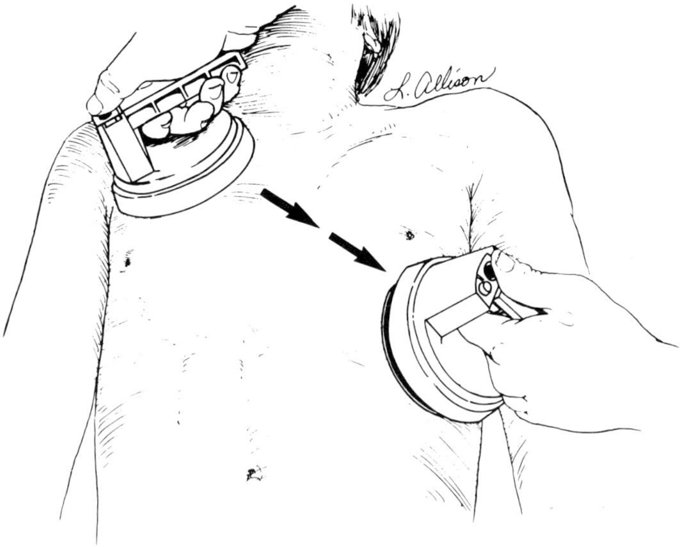

Abbildung 4. Elektrodenplazierung bei der externen Defibrillation. Der Stromdurchgang erfolgt zweckmäßigerweise in Richtung der elektrischen Herzachse.

schiedenster Art zugrunde liegen, wird mit einer Defibrillation bereits in knapp der Hälfte der Fälle eine kausale Therapie betrieben. Ist in der Kürze der Zeit keine EKG-Diagnostik möglich, so kann, ebenfalls nach den Erfahrungen von Jude [8], ein für das asystolische Herz schadloser Schockversuch unternommen werden. Unabdingbare Voraussetzung jedoch für eine ausreichende kardiale Antwort sind gute Oxygenation durch suffiziente Beatmung, Korrektur der sich rasch entwickelnden metabolischen Azidose sowie die Tonisierung des Herzmuskels durch Katecholamine.

Zu D. Drogen

Drogen – entsprechend dem Buchstaben „D“ des Wiederbelebungsalphabetes – sind als „medikamentöse Ergänzung der mechanischen Reanimationsmaßnahmen“ unerläßlich. Von den diesbezüglich entscheidenden Pharmaka gehören – abgesehen von Sauerstoff und Atropin – Natriumbikarbonat, Kalzium und Katecholamine sowie im Einzelfall auch Lidocain zu den „obligatorischen Medikamenten der ersten Phase“. Es ist heute ein allgemein akzeptiertes Faktum, daß ohne die Kenntnis von der fundamentalen Bedeutung des Azidoseausgleiches die wesentlichsten Kapitel der Pharmakotherapie des akuten Herzstillstandes nicht hätten geschrieben werden können. Aber wie so häufig kann auch hier des Guten zuviel geschehen: Eine überschießende Alkalisierung nämlich führt durch Linksverschiebung der Sauerstoffdissoziationskurve zu einer deutlichen Verschlechterung der Gewebsoxygenation.

So empfehlen Rackwitz, Jahrmärker et al. [16] bei gesichertem mehrminütigem Kreislaufstillstand zur „Blindpufferung“ eine initiale Bikarbonatdosis von 150 mval. Diese Puffertherapie sollte durch 10minütige Gabe von jeweils 1 mval/kg Körpergewicht so lange fortgeführt werden, bis sich eine suffiziente Spontanaktion des Herzens einstellt. Die Autoren halten dabei nach dem Motto „so viel wie nötig, aber so wenig wie möglich“ einen vollständigen Azidoseausgleich für nicht unbedingt erforderlich und damit pH-Werte bis 7,25 für noch durchaus tolerabel. Selbstverständlich ist eine gezielte Korrektur erst anhand der in der Akutphase meist nicht sofort erhältlichen Blutgaswerte möglich. Nach dieser Pufferung können dann die Katecholamine ihre volle Wirksamkeit entfalten. Hinsichtlich der Wahl, welchem Derivat – Orciprenalin, Epinephrin oder Noradrenalin – der Vorzug zu geben ist, ist festzustellen, daß einem begleitenden α-adrenergen Angriff – wie ihn Adrenalin und Noradrenalin, aber auch Dopamin in höherer Dosierung, besitzen – ein bisher häufig unterschätzter Stellenwert zukommt [15, 17, 20].

So konnte Redding [17] im Tierexperiment bei Herzstillständen, bedingt durch eine Asystolie, mit Adrenalin und Noradrenalin die besten, mit einem reinen β-Stimulator dagegen die mit Abstand schlechtesten Reanimationsergebnisse verzeichnen. Auch beim Kammerflimmern erwies sich die Vorbehandlung mit Adrenalin in Kombination mit Natriumbikarbonat als Pharmakotherapie der Wahl. Die Bedeutung einer zusätzlichen α-adrenergen Stimulation bestätigt auch die Beobachtung, daß eine bestehende α-Blockade die pharmakologische Reanimation erheblich erschwert, wohingegen die Blockade der β-Rezeptoren keine diesbezüglichen Nachteile mit sich bringt.

Zu E. EKG, Elektroschock

Hier sei betont, daß das EKG nicht zur Soforttherapie, wohl aber zur definitiven Diagnose unerläßlich ist.

Zu F. Flüssigkeitstherapie und sonstige Maßnahmen

Zur Flüssigkeitstherapie empfiehlt sich primär, da Blut in den meisten Fällen initial weder erforderlich noch verfügbar ist, die Gabe eines geeigneten Volumenersatzstoffes. Warnen dagegen möchten wir vor der vielfach geradezu enthusiastisch propagierten Applikation von kristalloiden Lösungen, zumal Hirnödem und „Schocklunge" häufige Reanimationskomplikationen darstellen. Darüber hinaus können die frühzeitige Entwässerung mit Mannit und die wiederholte Gabe pharmakologischer Dosen von Dexamethason (Fortecortin® 2 × 100 mg im Abstand von 6 Stunden, dann weiter 8 mg alle 6 Stunden) möglicherweise einer solchen Entwicklung vorbeugen.

Zur weiteren **Nachsorge** einer erfolgreichen Reanimation sind die Patienten mindestens 48 Stunden lang auf einer Intensivbehandlungseinheit zu beobachten, die eine kontinuierliche Überwachung und eventuelle Unterstützung der vitalen Funktionen ermöglicht und die Durchführung weiterer definitiver Therapiemaßnahmen erlaubt.

Sieht man von allgemeinpflegerischen Maßnahmen einmal ab, so sind in diesem Zusammenhang folgende Punkte von Bedeutung:

- Eine **differenzierte Kreislaufbehandlung** mit Katecholaminen und/oder Vasodilatatoren, Rhythmuskontrolle und bedarfsorientierter Volumengabe.
- Eine **angepaßte Beatmungsbehandlung** unter besonderer Berücksichtigung eines Ventilationsmusters mit positiv-endexspiratorischem Druck (PEEP).
- Die **Korrektur und Bilanzierung** des Wasser- und Elektrolythaushaltes sowie des Säure-Basen-Status.
- **Fortführung der zerebral-protektiven Maßnahmen** in Form von Beatmung, Steroidmedikation und evtl. Osmotherapie.

Anmerkungen zu „Organisation der kardiopulmonalen Wiederbelebung“

Eine erfolgreiche kardiopulmonale Wiederbelebung in Klinik und Praxis ist aber nicht nur vom Bestehen eines suffizienten und wie vorstehend dargelegten Therapieschemas („plan of action“) [27] abhängig, sondern unabdingbar mit einer straffen Organisation verknüpft. Als diesbezüglich entscheidende Punkte müssen hervorgehoben werden:

1. **Jeder Arzt** muß wissen, welche Sofortmaßnahmen bei Eintreten eines Herzstillstandes zu ergreifen sind. Er muß also mit der Mund-zu-Mund-Beatmung, der extrathorakalen Herzmassage, den Grundzügen der Pharmakotherapie sowie nach Möglichkeit mit der Technik der endotrachealen Intubation vertraut sein. Je seltener ein Arzt mit einem derartigen Ereignis konfrontiert wird, um so häufiger sind die Grundprinzipien der kardiopulmonalen Wiederbelebung praktisch und theoretisch zu rekapitulieren.
2. **Schwestern, Pfleger und medizinisches Hilfspersonal** dürfen hierbei nicht ausgenommen werden, denn ihre entscheidende und häufig lebensrettende Aufgabe ist es, bis zum Eintreffen eines Arztes für die Freihaltung der Atemwege, eine ausreichende Beatmung und eine suffiziente Herzmassage zu sorgen und im weiteren Reanimationsverlauf sinnvoll und zeitsparend zu assistieren [27].
3. In jeder Praxis oder Klinik sollte ein festes **Behandlungsschema des Herzstillstandes („plan of action“)** [19, 27] existieren, das am besten noch zusätzlich an *Knotenpunkten* wie Schwesternzimmer, Ordination, Notaufnahme, Intensivpflege und Operationssaal in Form von *einprägsamen Merktafeln* aushängt und dessen wesentlichste Schritte den Beteiligten im Rahmen von *Vorträgen und praktischen Übungen* wiederholt nähergebracht werden müssen [19, 27]. Nur so kann einer unkoordinierten und kopflosen Polypragmasie mit Vergeudung für den Patienten entscheidender Sekunden vorgebeugt werden. Als Bestätigung des Gesagten konnten Lemire und Johnson [10] mit zunehmendem Training aller Beteiligten eine Verbesserung des Reanimationserfolges um 67 % verzeichnen. Da die Ischämiezeit, das heißt also das Intervall zwischen Herzstillstand und dem Beginn ausreichender Wiederbelebungsmaßnahmen,

über Erfolg und Mißerfolg einer Reanimation entscheidet, kommt dieser ebenso wie der *Laienhilfe* eine ausschlaggebende Bedeutung zu. So fanden Lund und Skulberg [11] bei Anoxiezeiten unter 1 Minute, daß 61 % von 59 Patienten aus dem Krankenhaus entlassen werden konnten. Betrug diese Frist jedoch 1-5 Minuten, so waren es nur noch 17 %. Belief sich die Zeit bis zum Ingangkommen einer ausreichenden Zirkulation auf 5-10 Minuten, dann lag die Erfolgsquote nur noch bei 9 %. Schließlich waren bei Anoxiezeiten von über 10 Minuten lediglich 2 von 218 Patienten zu retten. Da sich 60 % aller Infarkttodesfälle außerhalb von Krankenhäusern mit geschultem Personal ereignen und bis zum Eintreffen entsprechender Notfallteams wertvolle Zeit verstreicht, kommt der „Laienhilfe" eine nicht zu unterschätzende Bedeutung zu. Von 75 Patienten, die zunächst von Laien durch Mund-zu-Mund-Beatmung und extrathorakale Herzmassage versorgt wurden, überlebten 36 %. Ohne eine entsprechende Primärhilfe reduzierte sich dagegen diese Zahl auf erschreckende 8 %, da hier die Reanimation bis zum Eintreffen des Notarztes verzögert wurde.

4. In Anbetracht der immensen Bedeutung dieses Zeitfaktors muß zumindest in der Klinik ein **Alarmplan** existieren, der festlegt, **wer, wann und wie** herbeigerufen wird. In größeren Krankenhäusern sind häufig **Spezialteams** mit der Reanimation betraut. In kleineren Kliniken oder in der Praxis ist es **der nächst erreichbare Arzt,** der die Leitung und Durchführung aller Wiederbelebungsmaßnahmen zu übernehmen hat. Bis zu seinem Eingreifen haben Schwestern oder Pfleger die entscheidenden Reanimationsmaßnahmen einzuleiten und für die Herbeischaffung des erforderlichen Instrumentariums zu sorgen. Außerhalb dieser Bereiche kommt diese Aufgabe zwangsweise meist medizinischen Laien zu.
5. Die erfolgreiche Wiederbelebung eines Patienten mit „akutem Herzstillstand" hängt aber nicht ausschließlich vom Wissen und Können der mit dieser Notsituation konfrontierten Helfern ab, sondern auch von der **baldigst möglichen Verfügbarkeit der erforderlichen Intrumentarien und Medikamente.**

   Die primären und ohne jegliche technische Hilfsmittel durchzuführenden Maßnahmen der Mund-zu-Mund-Beatmung und der extrathorakalen Herzmassage (basic life support [19, 27]) überbrücken

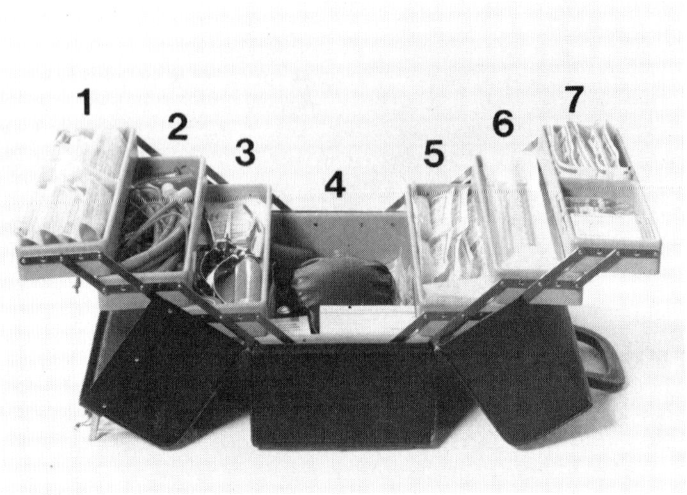

Abbildung 5. Beispiel eines Notfallkoffers zur Aufbewahrung und Transport aller zur kardiopulmonalen Wiederbelebung erforderlichen Gerätschaften und Pharmaka.

den Zeitraum zwischen „klinischem" und „biologischem" Tod lediglich kurzfristig und unvollständig.

Zur weiteren und erfolgversprechenden Therapie (advanced life support [19, 27]) ist daher das Vorhandensein ausreichender Gerätschaften, also eines Intubationsbesteckes mit sämtlichem Zubehör, einer Beatmungsmöglichkeit (z. B. Ambubeutel), Venenpunktionsgerät, Defibrillator und der zur Pharmakotherapie verwendeten Medikamente erforderlich.

Berücksichtigt man, daß sich eine Vielzahl der „Herzstillstände" nicht in den für derartige Ereignisse ausgestatteten Behandlungsschwerpunkten ereignet, sondern meist in entlegenen Krankenzimmern, auf der Toilette, im Bad oder an sonstigen „reanimationsstrategisch" ungünstigen Orten passiert, so wird deutlich, welche Schwierigkeiten das Herbeischaffen des nötigen Instrumentariums bereiten kann.

Da zudem nur selten ein allen Hilfspersonen bekanntes „Inhaltsverzeichnis" für dieses Notfallgepäck besteht, vereitelt häufig das Feh-

Tabelle 3. Vorschlag zur Basisausstattung des in Abbildung 5 dargestellten „Reanimationskoffers".

Fach 1
Plastikverweilkanülen (z. B. Braunüle®) verschiedener Größe,
Injektionsnadeln, Stöpsel, 3-Wege-Hähne, Befestigungspflaster

Fach 2
2 × Venenkatheter (z. B. Bardic-I-Cath®)
Intrakardialnadeln

Fach 3
Verschiedene Einmalspritzen

Fach 4
Beatmungsbeutel mit Maske, PEEP-Ventil und Sauerstoffzuleitungsschlauch
1 Blutdruckapparat
1 Taschenlampe
2 Infusionsbestecke
2 Magenschläuche
250 ml Natriumbikarbonat 8,4%
200 ml Humanalbumin 5%,
100 ml Humanalbumin 20%,
1 Foliensack für wiederzuverwendendes Material

Medikamente
1 Amp. Akrinor®
2 Amp. Alupent® 5 mg
4 Amp. Arterenol® 1 mg
2 Amp. Atosil®
2 Amp. Atropin®
2 Amp. Beloc®
2 Amp. Calcium 10%ig®
4 Amp. Dobutrex®
1 Amp. Dolantin®
4 Amp. Dopamin Guilini®
2 Amp. Fortecortin® 100 mg
2 Amp. Hypnomidate®
2 Amp. Isoptin®
4 Amp. Lanicor® 0,25 mg
2 Amp. Lasix®
2 Amp. Lysthenon® 2%
6 Amp. Suprarenin®
2 Amp. Tagamet®
2 Amp. Thiopental Lentia®
2 Amp. Trinitrosan®
2 Amp. Valium®

Forts. s. S. 28

Tabelle 3. Vorschlag zur Basisausstattung des in Abbildung 5 dargestellten „Reanimationskoffers“ (Fortsetzung).

2 Amp. Xylocain® 2 %
2 Amp. Xylocain® 20 %

Fach 5
Komplettes Intubationsbesteck
1 Laryngoskophandgriff
2 Erwachsenenspatel
1 Kinderspatel
1 Säuglingsspatel
1 Führungsmandrin
2 gerade Klemmen
1 Schere
1 Rolle schmales Pflaster
1 Rolle breites Pflaster

Fach 6
Intubationszubehör
Guedel-Tuben 1, 3, 5
Endotrachealtuben 4,0 bis 10,0 mit passenden Ansatzstücken
Absaugkatheter für alle Tubengrößen

Fach 7
freibleibendes Zubehör

len von wesentlichen Kleinigkeiten den Einsatz des Herbeigebrachten. Aus diesen Erfahrungen heraus stellten wir einen „Reanimationskoffer“ zusammen (Abb. 5) der, ergänzt durch einen tragbaren Defibrillator, an zentralen, allen bekannten und jederzeit zugänglichen Knotenpunkten aufbewahrt wird. Diese Kombination erfüllt die Forderung nach Übersichtlichkeit, rascher Einsetzbarkeit sowie leichter Transportabilität. Die Ausstattung sollte dabei auf das Notwendige beschränkt bleiben: Intubationsbesteck, Beatmungsgerät, Venenkatheter und Pharmaka sind dabei unverzichtbare Bestandteile. Wesentlich erscheint es uns, alle beinhalteten Gegenstände auf der Deckelinnenseite schriftlich zu fixieren. Diese Maßnahme erleichtert den Überblick, erspart also zeitraubendes Suchen und dient dem für die Vollständigkeit des Instrumentariums Verantwortlichen zur zeitsparenden und schnellen Kontrolle (Tabelle 3).

6. Letztlich ist die **Reanimationschance** um so größer, je geschulter die Ärzte, je vertrauter sie mit den Elementarmaßnahmen von

Mund-zu-Mund-Beatmung, Herzmassage, Intubation und Pharmakotherapie sind;
- je trainierter die Hilfskräfte und
- je starrer primär ein festes Therapieschema eingehalten wird, das nicht durch kopflose Polypragmasie aus dem Geleise geworfen wird;
- je lückenloser der Alarmplan ist und je rascher ein auf entsprechende Notfälle vorbereiteter Arzt zur Stelle ist;
- je schneller das erforderliche Instrumentarium herbeigeschafft wird

und last not least
- je lückenloser und intensiver ein entsprechend gefährdeter Patient vor Eintreten eines Herzstillstandes überwacht und nach dem Ereignis weiterbehandelt wird.

Häufig gemachte Fehler oder: Was man bei der kardiopulmonalen Wiederbelebung nicht tun sollte

1. **Unterlassen eines Reanimationsversuches** wegen vermeintlich zu langer Dauer des Ereignisses – Angaben von Zeugen sind diesbezüglich selten zuverlässig – oder Präjudizierung der Anamnese des Patienten sowie ungenügender Kenntnis der Begleitumstände (Unterkühlung, Medikamentintoxikation etc.).
2. **Versuch einer Wiederbelebung** bei Kranken, deren Leiden „das Recht zu sterben" begründet [13, 14, 18, 24, 25, 26].
3. **Zeit mit im Augenblick unnötigen und für die Akutbehandlung unwesentlichen Maßnahmen** verlieren, wie
   langwierige Versuche, Hilfe herbeizuholen. Dies ist Aufgabe des zweiten oder dritten Helfers der zu dem Ereignis stößt,
   - frustrane Bemühungen, die Diagnose zu erhärten,
   - Intubationsversuche von diesbezüglich unerfahrenem Helfer.
4. **Vernachlässigung der gleichzeitigen Beatmung** des Patienten. Wobei Störungen der Atmung häufig die primäre Ursache eines (asphyktischen) Herzstillstandes sind.
5. **Falsche Technik der extrathorakalen Herzmassage** [17, 19, 20, 27], wobei

- die Wahl eines exzentrischen Druckpunktes mit der Folge von Rippenfrakturen,
- falsche Hand- und Fingerhaltung,
- nicht durchgestreckte Ellenbogen mit daraus resultierender
- ungenügender Kraftentwicklung und rascher Ermüdung des Helfers
- zu gefühllose und zu schnelle Massage, die keine diastolische Füllung mehr zuläßt sowie – im Vergleich zur Entlastung zu kurze Kompressionsphase, die am häufigsten zu beobachtenden Fehler darstellen.

6. **Zu zaghafte Dosierung der empfohlenen Pharmaka.** Nach Redding [17] ist die Behandlung eines Herzstillstandes nicht der geeignete Zeitpunkt für die Gabe homöopathischer Dosen.
7. Die **ausschließliche Gabe von β-Rezeptoren-stimulierenden Substanzen** wie Orciprenalin (Alupent®) oder Dobutamin (Dobutrex®), da der α-adrenergen Komponente ein nicht zu unterschätzender Stellenwert bei der kardialen Reanimation zukommt [11 a, 15, 17, 25 a].
8. Eine **zu enthusiastische Blindpufferung** der vermuteten Azidose. Die Beschränkung der initialen Bikarbonatdosis auf – je nach Länge des Ereignisses – 1 bis 2 mval/kg Körpergewicht und frühestmögliche Kontrolle des Säure-Basen-Status mittels einer Blutgasanalyse eliminiert diesbezügliche Probleme weitestgehend. Darüber hinaus ist zu beachten, daß es im Zuge der Pufferung mit Bikarbonat zu einer respiratorischen Azidose kommt, die durch eine entsprechende Beatmung korrigiert werden muß [16].
9. **Behandlungsversuch mit zentral stimulierenden Substanzen** (Analeptika). Ein derartiges Vorgehen ist absolut kontraindiziert, führt es doch zu einer Zunahme des zerebralen Sauerstoffverbrauches und damit zu einer Vergrößerung der für den Erfolg der Reanimationsbemühungen entscheidenden Sauerstoffschuld.
10. Die **unkritische Thiopentalgabe** bei nicht entsprechend stabilisierten, überwachten und vital-unterstützten (Kreislauf, Atmung) Patienten sowie bei mangelnder Erfahrung des Therapeuten [17 a].
11. **Unterlassen einer entsprechenden Nachsorge** („postresuscitation desease"). Ein besonderes Augenmerk ist in diesem Zusammenhang auf die frühzeitige Erkennung reanimationsspezifischer

Komplikationen zu lenken. Rippenfrakturen mit begleitenden Lungenverletzungen sowie Milz- oder Lebereinrisse mit intraabdomineller Blutung sind keine Seltenheit und können unerkannt den Erfolg einer primär erfolgreichen Wiederbelebung rasch zunichte machen. Pulmonalen Komplikationen im Sinne einer „Schocklunge“ beugt eine angepaßte Respiratorbehandlung unter Berücksichtigung eines positiv endexspiratorischen Druckes (PEEP) vor [10 a, 25 a].

12. **Zu früher Abbruch der Wiederbelebungsmaßnahmen.** Solange Hinweise für eine, wenn auch beschränkte Effizienz der therapeutischen Bemühungen wie Pupillenmiose oder gar Reaktion auf Licht, peripher tastbarer Massageerfolg, Atmungsbemühungen, indifferente Hautfarbe bestehen, sind die Maßnahmen gegebenenfalls noch über Stunden fortzuführen. Ansonsten kann die kardiopulmonale Reanimation, am besten im Konsens aller Beteiligten, nach 30 bis 60 Minuten eingestellt werden.

Ausblick

Trotz der heute großzügigen und breiten Anwendung der kardiopulmonalen Wiederbelebung dürfen die *Chancen für eine komplette Wiederherstellung* nicht überschätzt werden. So geben Lemire und Johnson [10] in ihrer Veröffentlichung „Is cardiac resuscitation worthwhile?“ bei 1204 Reanimationen eine endgültige Erfolgsquote von 19,1 % an, wobei allerdings mit *zunehmendem Training sämtlicher Beteiligter* eine deutliche Verbesserung erkennbar war. So konnten von den ersten 126 Patienten nur 13,5, von den letzten 642 bereits beachtliche 22,6 % definitiv wiederbelebt werden. Demgegenüber ist eine vorübergehend erfolgreiche Reanimation nach Angaben in der Literatur in 47-78 % der Fälle zu erwarten. Daß das *Alter der Patienten* für die Prognose eine entscheidende Rolle spielt, zeigt auch eine erst jüngst erschienene Publikation von Füsgen und Summa [4], wonach von 335 zum Teil auch mehrfach reanimierten Kranken unter 60 Jahren 16,9 % nach Hause entlassen werden konnten. Ein halbes Jahr später waren noch 13,8 % am Leben. Bei den über 60jährigen dagegen konnten nur noch 5,1 % die Klinik verlassen und lediglich 3,2 % erlebten die 6-Monats-Frist. Diese Erfahrungen decken sich auch mit den Angaben von Stoeckel [23], wonach nur 5 % der höheren Altersklasse eine Reanimation definitiv überlebten. Bei Kindern dagegen betrug diese Rate nach den Erhebungen von Horatz erfreuliche 39,9 %. Die weitaus günstigste Prognose hat nach den Untersuchungen von Simmendinger und Törpisch [21] der *„plötzliche und unerwartete" Herzstillstand unter Operationssaalbedingungen.* Hier beläuft sich der primäre Reanimationserfolg auf 86,2 % und die definitive Wiederherstellung auf 60,1 % gegenüber den Zahlen des Gesamtkollektivs von 54,8 bzw. 37,4 %. Bleibt also festzuhalten, daß durchschnittlich *jeder 2. Patient primär wiederbelebt werden kann, aber nur jeder 5.-6. Kranke das Ereignis definitiv übersteht.*

Dieser Ausblick wäre sicher unvollständig, wüßte man nicht, wie die von der Reanimation selbst Betroffenen zu „ihrem, wohl mit persönlichsten Problem" stehen.

So konnte im Rahmen einer Fragebogenaktion ermittelt werden, daß sich alle erfolgreich wiederbelebten Patienten der Altersgruppe unter 60, falls notwendig, für einen erneuten Reanimationsversuch aussprachen, es aber nur zu zwei Dritteln vernünftig fanden, auch alte Menschen unbedingt wiederzubeleben. Von den über 60jährigen dagegen wären 77 % mit einer nochmaligen Reanimation nicht mehr einverstanden, wobei der verbleibende Rest zu dieser Frage keine bestimmte Meinung hatte.

Literatur

[1] Ahnefeld, F. W.: Sekunden entscheiden – Lebensrettende Sofortmaßnahmen. Springer, Berlin 1981.

[2] Beck, C. S., D. S. Leighinger. Hearts too good to die – our problem. Ohio State Med. J. 56, 1221 (1960).

[3] Elam, J. O.: Respiratory and circulatory resuscitation. In: Fenn W. O., H. Rahn (eds.): Handbook of physiology, Section 3, Vol. II, p. 1265. Williams & Wilkins, Baltimore 1965.

[4] Füsgen, I., J. D. Summa: Reanimation im Alter. Inn. Med. 3, 95 (1976).

[4a] Goodman, L. S., A. Gilman: The pharmacological basis of therapeutics. MacMillan, New York–Toronto–London 1980

[5] Hensler, Ph. G.: Anzeige der hauptsächlichsten Rettungsmittel derer, die auf plötzliche Unglücksfälle leblos geworden sind oder in naher Lebensgefahr schweben. Iversen, Altona 1770.

[6] Horatz, K.: Komplikationen

bei der Wiederbelebung. Anaesthesiologie und Wiederbelebung 15, 16 (1966).

[7] Johansen, S. H., H. Ruben: Relationship between displacement and pressure in closed chest cardiac compression. Lancet I, 1130 (1964).

[8] Jude, J. R., W. B. Kouwenhoven, G. G. Knickerbocker: Cardiac arrest – report of application of external cardiac massage on 118 patients. J. Amer. med. Ass. 178, 1063 (1961).

[9] Körner, M.: Der plötzliche Herzstillstand. Springer, Berlin 1967.

[10] Lemire, J. G., A. L. Johnson: Is cardiac resuscitation worthwhile? New Engl. J. Med. 286, 970 (1972).

[10a] Lindner, K. H., W. Dick, P. Lotz, E. Pfenninger: Abdominale Kompression und PEEP-Beatmung während der kardiopulmonalen Reanimation. Anaesthesist 33, 20 (1984).

[11] Lund, I., A. Skulberg: Cardiopulmonary resuscitation by lay people. Lancet II, 702 (1976).

[11a] Meuret, G.: Pharmakotherapie in der Reanimation nach Herz-Kreislaufstillstand. Anaesthesiologie und Intensivmedizin, 162. Springer 1984.

[11b] Meuret, G., H. F. O. Schindler, K. L. Scholler: Hat Calcium in der Reanimation eine Berechtigung? Anästhesist 33, 108 (1984).

[12] Minuck, M.: Cardiac arrest in the operating room. Canad. Anaesth. Soc. J. 23, 357 (1976).

[13] Negovski, V. A.: Reanimatology – the science of resuscitation. In: Stephenson, H. E.: Cardiac arrest and resuscitation. Mosby, St. Louis 1974.

[14] Negovski, V. A.: Reanimation – Die ärztliche Kunst der Wiederbelebung. Econ, Düsseldorf 1969.

[15] Otto, C. W., R. W. Yakaitis: Comparison of dopamine, dobutamine, and epinephrine in CPR. Anesthesiology 53, 148 (1980) (Suppl.).

[16] Rackwitz, R., H. Jahrmärker, K. Theisen, R. Halbritter, H. P. Otter, M. Haider: Pathogenese und Therapie der Azidose bei Reanimation. Intensivmedizin 12, 1 (1975).

[17] Redding, J. S.: Cardiopulmonary resuscitation: an algorithm and some common pitfalls. Amer. Heart J. 98, 788 (1979).

[17a] Rockoff, M. A., H. M. Shapiro: Barbiturates following cardiac arrest: Possible benefit or Pandora's box? Anesthesiology 49, 385 (1978).

[18] Safar, P.: Resuscitation, controversial aspects. Int. Symposium Wien 1962. Springer, Berlin 1963.

[19] Safar, P.: Cardiopulmonary cerebral resuscitation. Laerdal, Stavanger 1981.

[20] Safar, P.: Advances in cardiopulmonary resuscitation. Springer, Berlin 1977.

[21] Simmendinger, H. J., P. Törpisch: Der Herz-Kreislauf-Stillstand im Operationssaal. Z. prakt. Anästh. 8, 288 (1973).

[22] Stauch, M.: Kreislaufstillstand und Wiederbelebung. Thieme, Stuttgart 1977.

[23] Stoeckel, H.: Ergebnisse kar-

diozirkulatorischer Wiederbelebung. Z. prakt. Anästh. 4, 189 (1969).

[24] Thielicke, H.: Theologische Ethik. 3, 435 (1964).

[25] Thielicke, H.: Wer darf leben? Der Arzt als Richter. Wunderlich, Tübingen 1968.

[25a] Tonczar, L.: Kardiopulmonale Wiederbelebung. Anaesthesiologie und Intensivmedizin (Springer), 147 (1982).

[26] Zenker, R.: Das Recht zu sterben. Münch. med. Wschr. 118, 167 (1976).

[27] Standards and guidelines for cardiopulmonary resuscitation (CPR) and emergency cardiac care (ECC). J. Amer. med. Ass. 244, 453 (1980).

2 Alarmierende Symptome und ihre Differentialdiagnose

Thoraxschmerz (plötzlicher Schmerz im Brustkorb)

C. Halhuber

Erkrankungen, bei denen Schmerzen in der Brust angegeben werden, betreffen zu 60 % das Herz, zu 24 % Lunge und Pleura, zu 6 % das Abdomen, zu 6 % das Mediastinum und zu 4 % die Thoraxwand. Nur einige der im folgenden genannten Krankheitsbilder sind potentiell vital bedrohlich. Sie müssen ausgeschlossen bzw. vermutet oder erkannt werden und sind Anlaß zu Sofortmaßnahmen und zur sofortigen Krankenhaus-Einweisung, möglichst in ärztlicher Begleitung.

Woran gedacht werden muß

1. Kardiale Schmerzursachen

- *Akuter Myokardinfarkt* (s. S. 73).
- *Instabile Angina pectoris* (s. S. 107).
- *Stabile* (Belastungs-)*Angina pectoris, Stenokardie.*
- *Hypertensiver Notfall* jeder Genese („Hochdruckkrise“) (s. S. 182).
- *Rhythmusstörungen* (s. S. 126).
- *Perikarditis,* ausgeprägter Perikarderguß, Perikardtamponade (s. S. 210).

- *Schwerer Herzklappenfehler,* z. B. Aortenstenose (Auskultationsbefund!).
- *Mitralklappenprolaps-Syndrom* (besonders bei marfanoidem Habitus bzw. Trichterbrust): Auskultationsbefund („Click-murmur"), Rhythmusstörungen, typischer echokardiografischer Befund).
- *Kardiomyopathie,* z. B. hypertrophe (obstruktive) KMP (HOCM).
- *Syndrom X* (Frauen, path. Fahrradergometrie, unauffällige Koronargefäße).

Ein Notfall ist im allgemeinen nur beim akuten Myokardinfarkt, schweren Rhythmusstörungen, dem hypertensiven Notfall und der Perikardtamponade gegeben.

> Die weitaus häufigste, potentiell bedrohliche Ursache eines akuten Thoraxschmerzes ist der Herzinfarkt.

Er ist gekennzeichnet durch die typische, schwere, anhaltende Stenokardie, typische EKG-Zeichen und Enzymveränderungen, die allerdings oft erst nach Stunden nachweisbar werden. Allein die typische Schmerzanamnese muß zur Verdachtsdiagnose und zur Krankenhaus-Einweisung führen. Das gilt für den unkomplizierten ebenso wie für den durch Rhythmusstörungen, Herzinsuffizienzzeichen oder Schockzeichen komplizierten Infarkt.

2. Extrakardiale Schmerzursachen

- *Akutes disseziierendes Aorten-Aneurysma* (s. S. 220).

> Diese Diagnose wird leider nur in 30% der Fälle intra vitam gestellt.

- *Erkrankungen der Lunge und der Pleura:*
  Lungenembolie, Lungeninfarkt.

(Spontan-)Pneumothorax, ggf. Spannungspneumothorax.
Akute Pleuritis sicca, Pleuroperikarditis.
Tracheo-Bronchitis, Pleuro-Pneumonie.
Tumoren bzw. Tumormetastasen.

- *Erkrankungen des Abdomens:*
  Magenulkus, Magenperforation.
  Gallenkolik, akute Cholezystitis, Gallenblasenperforation.
  Akute Pankreatitis.
  Hiatus-Hernie, Hiatus-Insuffizienz.
- *Erkrankungen des Ösophagus bzw. Mediastinums:*
  Ösophagus-Divertikel, Mega-Ösophagus, Ösophagus-Spasmen.
  Ösophagitis, z. B. Refluxösophagitis, Ösophagusperforation z. B. nach Bronchoskopie, Ösophagoskopie, Sternalpunktion.
  Ösophagusulkus oder -karzinom, Ösophagusstenose, Ösophagusruptur.
  Mediastinitis bei Retro-Pharyngealabszeß, kalter Abszeß von der Wirbelsäule her, Medialstinal-Tumor.
- *Erkrankung der Thoraxwand:*
  z. B. Herpes zoster.
- *Erkrankungen der Muskeln, Knochen, Gelenke und Halbgelenke des Brustkorbs:*
  (z. B. Tietze-Syndrom: Sternum-Empfindlichkeit durch akute aseptische Entzündung eines parasternalen Rippenknorpels.)
- *Periarthritis humeroscapularis*
  Erkrankungen der Wirbelsäule:
  (z. B. Spondylarthrose, Spondylarthritis ankylopoetica, Scheuermannsche Erkrankung).
- *Funktionelle „Herz"-Beschwerden:*
  Dyskardie, Pseudostenokardie, Pseudoangina, Herzneurose, Da-Costa-Syndrom:
  Psychogene Herzbeschwerden, „Herz"-Beschwerden ohne organische Ursache (der Patient hat etwas auf dem Herzen, nicht am Herzen!).

Wie man diagnostisch verfahren soll

Schmerzen im Thoraxraum sind ein äußerst häufiges und vieldeutiges Symptom. Differentialdiagnostisch müssen alle in diesem Bereich liegenden Organe in Betracht gezogen werden, außerdem Magen (Duodenum), Gallenblase und Pankreas. In manchen hochakuten Notfällen (z. B. Herzinfarkt, Lungenembolie, Perikardtamponade) muß die Verdachtsdiagnose in kürzester Zeit gestellt werden und zu raschem Handeln führen (z. B. Defibrillation, Perikardpunktion). Dennoch ist ein systematisches und diszipliniertes Vorgehen – manchmal in verkürzter Form – wichtig!

> Die geduldige, eingehende Befragung des Patienten und seiner Umgebung ist gerade beim plötzlichen Schmerz im Brustkorb mindestens so ergiebig wie alle anderen diagnostischen Maßnahmen.

Anamnese

Schmerzanalyse

- Schmerzlokalisation?
- Schmerzcharakter?
- Schmerzbeginn?
- Schmerzauslösung und -beeinflußbarkeit?

Bedeutung begleitender Symptome

- Husten?
- Dyspnoe?
- Übelkeit, Erbrechen?

Körperliche Untersuchung

Inspektion

Palpation

Auskultation

Perkussion

Blutdruckmessung

Messung der Körpertemperatur

EKG

Laboruntersuchungen
Röntgenuntersuchung des Thorax in 2 Ebenen, ggf. Abdomenleeraufnahme
Sonstige Untersuchungen

Anamnese

Schmerzanalyse

Schmerzlokalisation	Hinweis auf:
Retrosternal-präkardial	stabile und instabile Angina pectoris, Herzinfarkt, hypertensiver Notfall, Perikarditis, Perikardtamponade, HOCM, Mitralklappenprolaps, schwere Aortenstenose, Erkrankungen des Ösophagus, des Mediastinums, von Muskeln und Gelenken, Hyperventilations-Syndrom.
Lokalisation Herzspitze	Dyskardie, Mitralklappenprolaps ggf. Herpes zoster.
Ausstrahlung in die rechte Schulter	Herzinfarkt (selten), rechtsseitiger Pneumothorax, rechtsseitige Pneumonie, rechtsseitige Pleuritis, Magenerkrankung, Gallenblasenerkrankung, ggf. Herpes zoster.
Ausstrahlung in die linke Schulter	stabile und instabile Angina pectoris, Herzinfarkt, schwere Aortenstenose, hypertensiver Notfall, Perikarditis, Perikardtamponade, disseziierendes Aorten-Aneurysma, linksseitiger Pneumothorax, linksseitige Pleuritis, linksseitige Pneumonie, linksseitige Tumoren, Pankreatitis, ggf. Herpes zoster.
Ausstrahlung in das Epigastrium	stabile und instabile Angina pectoris, Hinterwandinfarkt, Basalpleuritis, Hiatus-Hernie, Pankreatitis, Perikarditis, akutes disseziierendes Aorten-Aneurysma, Erkrankungen von Ösophagus und Magen, ggf. Herpes zoster.

Tabelle 1. Zur Differentialdiagnose.

Schwere, ggf. instabile Angina pectoris, Stenokardie, Verdacht auf Herzinfarkt (Mißverhältnis von Sauerstoffangebot und -bedarf)	**Funktionelle Herzbeschwerden, Pseudoangina, Dyskardie** (Mißempfindung in der Herzgegend ohne Koronarinsuffizienz)
Charakter der Empfindungen:	
Einschnürung, Enge, Druck, Schwere, Oppression, Brennen, nicht immer mit Todesangst. Wortarme, undramatische Schilderung.	Reißen, Stechen oder Schneiden. Vielerlei an bunt wechselnden Symptomen (z. B. Seufzeratmen). Ausführliche dramatische Schilderung, evtl. Weinen dabei
Ort:	
Retrosternal; Patient greift mit der ganzen Hand zum Brustbein. Ausstrahlung in linken, auch beide Arme, Zähne des Unterkiefers, Oberbauch, zwischen Schulterblätter.	Meist umschrieben in der Herzspitzengegend; Patient zeigt mit Finger darauf, Schmerz wandert im ganzen Körper, auch in linken Arm. Druckempfindlichkeit der Brusthaut.

Fortsetzung Tabelle 1. Zur Differentialdiagnose.

Auslösend:	
Auch beginnende körperliche Anstrengung (z. B. schnelles oder Aufwärtsgehen), besonders in der Morgenkälte, reiche Mahlzeit. Infarkt eher in Ruhe, nach Anstrengungen.	Vegetative oder psychische Belastung (Wetter, Streß, Aufregung), nur bestimmte Bewegungen; Zwerchfellhochstand.
Dauer:	
Wenige Minuten, meist zeitlich genau angegeben z. B. 5 – 15 Minuten. Bei Infarkt mehr als 15 – 20 Minuten, aber auch Stunden.	Sekunden- oder Dauerschmerz, z. B. tagelang.
Besserung:	
Durch Nitrokörper, Beendigung der Belastung	Durch Suggestivmittel (auch Nitrate als Plazebo!), Bewegung.

(Angesichts der Häufigkeit funktioneller Herzbeschwerden und der organisatorischen (z. B. Intensivstation) und ggf. therapeutischen Konsequenzen bei Verdacht auf instabile Angina pectoris oder Herzinfarkt ist diese Differentialdiagnose von besonderer praktischer Bedeutung.)

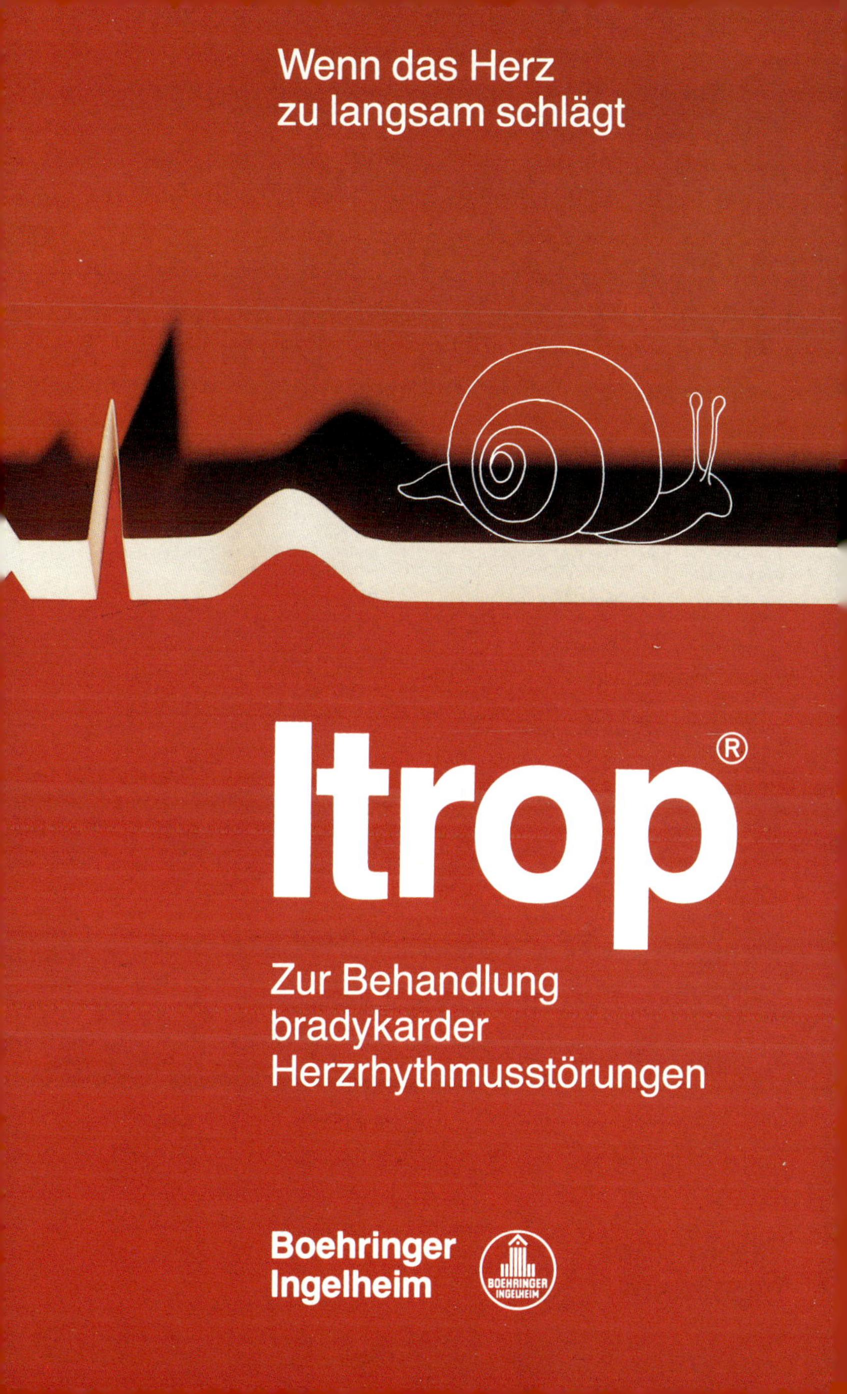

Wenn das Herz
zu langsam schlägt
Itrop®
Zur Behandlung
bradykarder
Herzrhythmusstörungen
Boehringer
Ingelheim
BOEHRINGER
INGELHEIM

Itrop®

Zusammensetzung:
1 Ampulle zu 1 ml enthält 0,5 mg,
1 Filmtablette 10 mg Ipratropiumbromid.

Indikationen:
Vorwiegend vagal-bedingte Sinusbradykardien, Bradyarrhythmien mit sinuatrialen Blockierungen, AV-Blockierungen II. Grades vom Wenckebach-Typ und bradykardes Vorhofflimmern.

Kontraindikationen:
Glaukom bzw. Glaukomverdacht, Prostatahypertrophie, mechanische Stenosen im Bereich des Magen-Darm-Kanals, Tachykardien, Megakolon.

Während der Schwangerschaft, besonders in den ersten 3 Monaten, wird die für Arzneimittel übliche Zurückhaltung empfohlen.

Nebenwirkungen:
Mundtrockenheit, Völlegefühl, Appetitlosigkeit, Obstipation, Akkommodationsstörungen, Auslösung von Glaukomanfällen, Miktionsstörungen, Minderung der Schweißdrüsensekretion mit einhergehendem Wärmestau, Hautrötung, in seltenen Fällen auch supraventrikuläre und ventrikuläre Extrasystolien/Tachykardien bis zum Kammerflimmern.

Boehringer Ingelheim KG, 6507 Ingelheim am Rhein

Wechselwirkungen:
Die anticholinerge Wirkung von Itrop wird durch Anti-Parkinson-Mittel, Chinidin und trizyklische Antidepressiva verstärkt.

Dosierung:
Die Einstellung auf Itrop kann mit einmaliger i.v. Gabe von 1 Ampulle oder mit oraler Gabe von $\frac{1}{2}$–$1\frac{1}{2}$ Tabletten erfolgen.

Die orale Erhaltungsdosis beträgt 2–3mal 1–$1\frac{1}{2}$ Tabletten täglich.

Weitere Informationen sind der Packungsbeilage oder dem wissenschaftlichen Prospekt zu entnehmen.

Packungen: (Stand Februar 1984)	A.V.P.
5 Ampullen (1 ml/0,5 mg)	DM 54,48
20 Filmtabletten (N 1) (10 mg)	DM 28,25
50 Filmtabletten (N 2) (10 mg)	DM 57,50
100 Filmtabletten (N 3) (10 mg)	DM 101,89
Klinikpackungen	

Boehringer Ingelheim

> Besonders weit ausstrahlende Schmerzen (retrosternaler Beginn, Ausstrahlung in Halsregion, Rücken, Abdomen, Beine) sind pathognomonisch für ein disseziierendes Aorten-Aneurysma – oder psychogen! Bei dermatomartiger Ausstrahlung und brennendem Charakter ist an die Schmerzen zu denken, die bei Herpes zoster den Hauteffloreszenzen vorausgehen.

Schmerzcharakter:
Zur praktisch wichtigen Differenzierung von Schmerzen bei Angina pectoris und Herzinfarkt einerseits und funktionellen Herzbeschwerden (Dyskardie) andererseits siehe Tabelle 1.

Zum Schmerzcharakter bei Erkrankung abdomineller Organe siehe Kapitel Akutes Abdomen (Gesamtausgabe).

Schmerzentwicklung:	Hinweis auf:
Schlagartig	disseziierendes Aorten-Aneurysma, Lungenembolie, nekrotisierende Pankreatitis, (Spontan-)Pneumothorax, traumatische Perikardtamponade, Ösophagusruptur.
Innerhalb kurzer Zeit	Herzinfarkt, Perikarditis, Perikardtamponade, Pleuritis, Pneumonie, Tumorerkrankungen, Mehrzahl der akuten abdominalen Erkrankungen, Herpes zoster, Dyskardie, hypertensive Krise.
Exazerbation eines chronischen oder chronisch rezidivierenden Schmerzes	penetrierendes Ulkus, akuter Schub einer chronischen Pankreatitis, maligne Perikardtamponade, Tumor-Krankheiten, instabil werdende Angina pectoris, Erkrankungen von Muskeln und Gelenken des Brustkorbs, Lungenembolien nach Vorläufer-Embolien.
Schmerzauslösung und -beeinflußbarkeit:	
Atemabhängig	Perikarditis, zwerchfellnahe Erkran-

	kungen, Pleuritis, basale Pleuro-Pneumonie, Lungenembolie, Pneumothorax, Cholezystitis, perforiertes Ulkus, Dyskardie, Erkrankungen des Mediastinums, z. B. Pneumomediastinum nach Ösophagusruptur.
Belastungsabhängig	Stabile und instabile Angina pectoris, schwere Aortenstenose, Herzinfarkt (z. B. bei jungen Männern unter sportlicher Höchstbelastung), Lungenembolie nach erster körperlicher Belastung, z. B. nach Fraktur oder Operation.
Nicht belastungsabhängig	Herzinfarkt, instabile Ruhe-Angina-pectoris, hypertrophe obstruktive Kardiomyopathie, Mitralklappenprolaps, abdominelle Erkrankungen.
Nahrungsabhängig	Erkrankungen des Ösophagus, des Magens, Duodenums, der Galle, des Pankreas, manchmal Angina pectoris.
Haltungsabhängig	Perikarditis, Hiatus-Hernie, Pankreatitis, Pneumothorax, Refluxösophagitis, Erkrankungen von Muskeln und Gelenken des Brustkorbs.
Positiver Nitrateffekt	Angina pectoris, Ösophagusspasmus, Herzinfarkt, funktionelle Herzbeschwerden (Plazebo-Wirkung!).

Bedeutung begleitender Symptome	Hinweis auf:
Husten	Tracheo-Bronchitis, Erkrankungen des Mediastinums, Erkrankungen der Pleura, Lungenödem (z. B. bei Herzinfarkt, hypertensivem Notfall, akutem disseziierenden Aorten-Aneurysma), Tumorerkrankungen.
Dyspnoe	Lungenembolie, Herzinsuffizienz (vor allem bei Herzinfarkt, akutem disseziie-

	renden Aorten-Aneurysma, dekompensierter Aortenstenose, Perikardtamponade), Spontanpneumothorax, Pneumonie, Pleuraerguß.
Übelkeit, Erbrechen	Meist Hinweis auf ösophageale bzw. abdominelle Ursache der thorakalen Schmerzen (siehe Akutes Abdomen). Gelegentlich auch bei Herzinfarkt.

Grund- oder Begleiterkrankungen

Zu erfragen sind beim Patienten bzw. seinen Angehörigen weiterhin:
Sind kardiale bzw. pulmonale Erkrankungen bekannt, z. B.:
Angina pectoris, früherer Herzinfarkt, früherer Spontanpneumothorax, Bronchial- bzw. Lungenerkrankungen?
Ist eine Hypertonie bekannt? Welche Risikofaktoren lassen sich eruieren?
Sind abdominale Erkrankungen bekannt (z. B. Magen- oder Duodenalulzera, Gallensteine, durchgemachte Pankreatitis)?
Sind Malignome oder maligne Systemerkrankungen bekannt?
Welche Medikamente waren verordnet, wurden eingenommen?
Macht die Vorgeschichte eine Lungenembolie wahrscheinlich?
(S. auch Tabelle 2).

Hinweise auf kürzlich abgelaufene, rezidivierende leichtere Lungenembolien bei Verdacht auf schwere Lungenembolie

- Anamnestisch gehäufte, kurzfristige, leichte Schmerzen oder Ziehen in einem oder beiden Beinen oder in der Hüftgegend.
- Auftreten wiederholter unklarer Anfälle von Thoraxschmerz, Dyspnoe, Tachykardie und/oder Rhythmusstörungen.
- Fieberschübe unklarer Genese (+/– Husten).
- Zunehmende Belastungsdyspnoe ohne Ödemneigung.
- Typische Besserung bei Hochlagerung und Ruhigstellung der gewickelten Beine.

Obwohl in leichten und mittelschweren Fällen Lungenembolie und Herzinfarkt ähnlich behandelt werden können, erfordern schwere Fälle die Einweisung in die richtige Spezialabteilung bzw. Konsequenzen wie Pulmonalisangiographie, Embolektomie, also eine frühzeitige Differentialdiagnose.

Tabelle 2. Zur Differentialdiagnose.

Myokardinfarkt		**Lungenembolie**
männlich	bevorzugtes Geschlecht	weiblich
Leer od. Angina pectoris, evtl. früherer Infarkt, Risikofaktoren? (Bei jungen Frauen z. B. Rauchen und Ovulationshemmer),	Vorgeschichte	Nach längerer Bettruhe, z. B. bei Herzkrankheit, Operation, beim ersten Aufstehen, nach Defäkation, nach Trauma, nach Fraktur, in Gravidität, nach Geburt, bei Adipositas, Ovulationshemmern, maligne Erkrankungen. In 90% tiefe Bein-Beckenvenenthrombose. Selten bei Vorhofflimmern, Rechtsherzinsuffizienz, Rechtsherzinfarkt. Luftembolie: traumatisch oder iatrogen. Fettembolie: traumatisch.
Zunehmender Druck, Engegefühl, retrosternal mit Ausstrahlung in den linken Arm, Oberbauch, Unterkiefer, zwischen die Schulterblätter. Atemunabhängig. Atmung nicht schmerzbehindert.	Schmerz	Oft schlagartig beginnend, Stechen, Oppression, auch an für Infarkt untypischer Stelle; Ausstrahlung: Arme, Oberbauch, Schultern, Rücken; atemabhängig bzw. schmerzhafte Behinderung der Atmung.
Nur bei (beginnendem) Lungenödem.	Husten Dyspnoe	Oft initial mit blutigem Sputum, Hämoptoe. oft Cyanose.

Tabelle 2. Fortsetzung. Zur Differentialdiagnose.

Myokardinfarkt männlich	bevorzugtes Geschlecht	**Lungenembolie** weiblich
Bei Herzinsuffizienz 3. Herzton, umgekehrte Spaltung des 2. Herztons. Bei Lungenödem feuchte RG's bis Distanzrasseln. Ggf. Perikardreiben (nach Tagen).	Auskultation	Vorhofton, weit und fix gespaltener 2. Herzton, betonter Pulmonalklappenschlußton. „Stille" Lunge od. initial feinblasige RG's. Ggf. Pleurareiben.
Tachy- oder Bradykardie, Rhythmusstörungen aller Art, oft anhaltend.	Herzfrequenz	Tachykardie, „kleiner" Puls, meist nur flüchtig.
Ø bis 38^5 am 2., 3. Tag	Fieber	Frühsymptom, oft schon prämonitorisch und bei vorangegangenen thromboembolischen Schüben; bei Infarktpneumonie ansteigend.
Anstieg von CK-MB, CK, OT, LDH, HBDH, Leukozyten, zum entsprechenden Zeitpunkt (s. Herzinfarkt S. 189)	Labor	Leukozytose über 10.000, LDH Anstieg am 2., 3. Tag, CK-MB bleibt unbeeinflußt. Blutgase: arteriell Hypoxämie, Abfall des pCO_2 durch Hyperventilation.
Ø bis Zeichen der Linksinsuffizienz, des Lungenödems	Thoraxaufnahme	Ø oder Gefäßrarefizierung, -Abbruch, Transparenzsteigerung im Postemboliebereich, Hilusverplumpung, allseits verbreiterter Herzschatten, verstrichene Herztaille, prominenter Pulmonalisbogen bzw. Amputation d. A. pulm. Zwerchfellhochstand, basaler Pleuraerguß, basale Atelektasen, keilförmige Verschattung

Tabelle 2. Fortsetzung. Zur Differentialdiagnose.

Myokardinfarkt männlich	bevorzugtes Geschlecht	**Lungenembolie** weiblich
		in Lungenrandnähe, auch ovalär nach 24 Std. oder Bild der unspezifischen Bronchopneumonie. Die genannten radiologischen Kriterien sind wenig verläßlich.
Erstickungs-T oder monophas. ST-Hebung über dem Infarktareal, „Spiegelbild“, z. B. ST-Senkung in den gegenüberliegenden Ableitungen, breites, tiefes Q oder QS, später symmetrisch terminal negatives T in den infarktnahen Ableitungen. EKG-Veränderungen anhaltend.	EKG	Ø oder: S_I-Q_{III}-Typ, ST-Senkung in I, II, ST-Hebung in III, Steil- bis Rechtstyp, ggf. RSr’, Transitionszonen-Verschiebung nach links, T-Negativierung in V1 – V4. Ggf. Vorhofflimmern. Die genannten EKG-Veränderungen sind meist flüchtig.
Oft im Verlauf auftretend	Schock	Oft als Initialsyndrom, vor Schmerz oder, nach schubweisem Verlauf, bei foudroyanter Lungenembolie.
Ø	Perfusions-Szintigraphie, Ventilations-Szintigraphie	Aktivitätsausfall über den betroffenen Arealen, Differenzierung ob Verlegung des Hauptastes oder Verlegung mehrerer Segmentarterien nicht möglich.
Selektive Koronarangiographie und Lävokardiographie nach Akutstadium	Arteriographie	Selektive Pulmonalisangiographie mit Messung der Drucke vor Embolektomie oder Fibrinolyse im Akutstadium.

Körperliche Untersuchung

> Bei unklaren plötzlichen Schmerzen im Brustkorb ist eine sorgfältige körperliche Untersuchung obligat!

Inspektion

Allgemeine Inspektion	Hinweis auf:
„unruhiger" Patient	Dyskardie, Gallenkolik, kardiogener Schock (bei Herzinfarkt, Lungenembolie, Perikardtamponade, akutem disseziierendem Aorten-Aneurysma).
„stiller" Patient	Herzinfarkt, schwere Aortenstenose, hypertensiver Notfall, Pneumothorax, Pneumonie, Kardiomyopathie, maligne Erkrankungen.
sitzender Patient	Perikarditis, Pankreatitis, Hiatus-Hernie, Refluxösophagitis, manche Lungenembolien, Lungenödem (bei Herzinfarkt, hypertensivem Notfall, akutem disseziierenden Aorten-Aneurysma).
blaß-zyanotischer, schwitzender Patient	(kardiogener) Schock, Lungenödem
marfanoider Habitus	disseziierendes Aorten-Aneurysma, Spontanpneumothorax.
allgemeine Kachexie	Tumoren und maligne Systemerkrankungen, chronische Pankreatitis, schwere Aortenstenose.
Inspektion von Thorax und Abdomen	
gestaute Halsvenen	Herzinfarkt mit Rechtsherzinsuffizienz, dekompensierte Aortenstenose, Perikardtamponade, akutes Cor pulmonale.
hebender Herzspitzenstoß	schwere Aortenstenose.
paradoxe Pulsation	Herzwand-Aneurysma bei Herzinfarkt.

marfanoider Habitus, Trichterbrust	Mitralklappenprolaps-Syndrom, akutes disseziierendes Aorten-Aneurysma, Spontanpneumothorax.
seitendifferente Atmung	Pneumothorax, Pleuraerguß, Pleuritis.
Gitterzyanose der vorderen Bauchwand	Pankreatitis.
Palpation	Hinweis auf:
paradoxe Ventrikelpulsation	Herzwandaneurysma.
hebender Herzspitzenstoß, Schwirren	Aortenstenose.
abgeschwächte Herzpulsation	Perikardtamponade.
abgeschwächter Stimmfremitus	Pneumothorax.
einseitig gesteigerter Stimmfremitus	Pneumonie.
Myogelosen	Erkrankungen von Muskeln und Gelenken des Brustkorbs.
lokal umschriebener Druckschmerz	Erkrankungen von Galle, Magen, Pankreas, Muskeln und Gelenken des Brustkorbs, Dyskardie.
ungleiche, fehlende, wechselnde Pulse der Extremitäten bzw. Kopfgefäße	disseziierendes Aorten-Aneurysma, hypertensiver Notfall auf dem Boden einer Aortenisthmusstenose.
Auskultation	
3. Herzton, feuchte Rasselgeräusche	Herzinsuffizienz bei Herzinfarkt, hypertensivem Notfall, dekompensiertem Vitium, rheumatischer bzw. bakterieller Karditis, Kardiomyopathie.
feuchte Rasselgeräusche	Bronchopneumonie, Lungenödem.
Distanzrasseln	Lungenödem.
abgeschwächtes	Pneumothorax.

Atemgeräusch	
Pleurareiben	Pleuritis sicca.
Perikardreiben	Perikarditis, Dressler Syndrom.
abgeschwächte Herztöne, Perikardton	Perikardtamponade.
„Click-murmur"	Mitralklappenprolaps.
vitientypische Geräusche	Vitien, HOCM, disseziierendes Aorten-Aneurysma, Infarktkomplikationen (s. S. 96).
Rhythmusstörungen	Herzinfarkt, Lungenembolie.

Bei der Ösophagusruptur – spontan nach langem Erbrechen bzw. Husten oder nach instrumenteller Manipulation – findet sich auskultatorisch das sog. Hammansche Knirschen („wie Schnee unter den Schuhen"), außerdem:

- heftige retrosternale, epigastrische oder präkordiale Schmerzen
- freie Luft im Mediastinum
- ein Hautemphysem
- ein Pleuraexsudat oder Hydropneumothorax
- ggf. ein Schock.

Perkussion	Hinweis auf:
Dämpfung	Pleuraerguß, Pneumonie
Resonanzverstärkung	großer Pneumothorax (sonst nur abgeschwächtes Atemgeräusch)

Blutdruckmessung an beiden Armen und beiden Beinen

Werte möglichst mit bisher bekannten Werten in Beziehung setzen!

Hypertone Werte können pathognomonisch für den hypertensiven Notfall sein, können aber auch Zeichen der Katecholamin-Stimulation durch Angst und Schmerz sein, z. B. bei Herzinfarkt.

Normotone Werte können bei bekannter Hypertonie erste Zeichen eines beginnenden Schocks sein.

Hypotone Werte können Hinweis auf einen Präschock – Schock sein, kommen aber auch bei schwerer Aortenstenose vor.

Ungleiche bzw. wechselnde Werte können u. a. auf ein disseziierendes Aorten-Aneurysma hinweisen.

Messung der Körpertemperatur

Erhöhte Werte weisen auf einen entzündlichen bzw. malignen Prozeß hin, finden sich aber auch bei Herzinfarkt, meist ab dem 2. Tag (38-39°) und bei Lungenembolie; als Frühsymptom bei vorausgegangenen kleinen thromboembolischen Schüben.

Tabelle 3. Zur Differentialdiagnose im EKG.

Akutes Cor pulmonale bei Lungenembolie (selten Lungenödem, schwerer Asthmaanfall, schwere Pneumonie)	**Hinterwandinfarkt**
Veränderungen sehr flüchtig (Stunden bis 1 oder 2 Tage)	Entwicklung der Stadien über Tage
Q III eher schlank und tief	Q III (D) > 0,04 sec., d.h. breit und tief
Q aVF, Q II „unbeteiligt“, wie Q I	Q aVF, Q II „spielen mit“, wie Q III
S I	—
T-Negativität im III	terminale T-Negativität in II aVF III (D), nicht rechtspräkordial
ST-Hebung in V1-V2 (III)	ST-Senkung in V1-V2
Verschiebung der Übergangszone nach links, rS-Komplex bis V5 oder V6	—
terminale T-Negativität in V1-V3 (V4)	symmetrisch positives T in V1-V3
Inkompletter, selten kompletter Rechtsschenkelblock mit Verbreiterung von QRS und Verspätung der größten Negativitätsbewegung in V1-V2	—

EKG

Bei akuten Thoraxschmerzen ist ein EKG (12 Ableitungen) obligatorisch zur Beantwortung folgender Fragen:

- Zeichen eines akuten Herzinfarktes mit oder ohne Rhythmusstörungen? (siehe Herzinfarkt S. 77)
- Zeichen einer akuten Rechtsherzbelastung bei Lungenembolie (siehe Tabelle 3).

> Gleichzeitiges Auftreten von Atemnot und Rhythmusstörungen (ggf. Schocksymptomen) mit dem Thoraxschmerz spricht für einen Herzinfarkt oder eine Lungenembolie, selten für ein disseziierendes Aorten-Aneurysma.

- Linkshypertrophiezeichen bei schwerer Aortenstenose oder hypertensivem Notfall auf dem Boden einer chronischen Hypertonie?
- Rhythmusstörungen?
- Monophasische ST-Hebung mit Elevation des J-Punktes (die nicht an das Versorgungsgebiet einer Koronararterie gebunden ist) bei Perikarditis?
- Niedervoltage bei Perikardtamponade?

Als typisches McGinn-White-Syndrom wird bezeichnet: „die Bildung eines S in I und eines tiefen Q in III (SI QIII-Typ) mit einem Qr oder QR in aVR, Rs in aVL, Rs, qRs oder qR in aVF. Die ST-Strecke ist gesenkt in I, II und aVL, gehoben in III, aVR und aVF.

Der SI-QIII-Typ sowie die ST-Veränderungen in den Extremitätenableitungen sind sehr flüchtig, oft nur einige Stunden, selten 1 bis 2 Tage nachweisbar. Man findet sie deshalb in nicht mehr als 15 % der Fälle. Auch der Rechtsschenkelblock besteht meist nur kurze Zeit. Infolgedessen sind die EKG-Veränderungen des akuten Cor pulmonale oft nicht vollständig vorhanden, häufig nur partiell oder diskret ausgebildet (z. B. nur transitorisches S in I oder rsr' in V1, nur negative T in V1-V2 oder rS-Komplexe in V1-V4 usw.). Die EKG-Diagnose des akuten Cor pulmonale erfordert darum häufige und fortlaufende EKG-Kontrollen. Protrahierter verlaufen dagegen die Ischämiezeichen des rechten Ventrikels, nämlich die T-Negativität in III und vor allem rechtspräkordial, welche über Wochen bestehen bleiben können und deshalb der Entdeckung durch eine EKG-Untersuchung weniger häufig entgehen (Nachweis in etwa 60 % der Fälle).

Die klinisch und elektrokardiographisch wichtigste Differentialdiagnose gegenüber einem akuten Herzinfarkt erfolgt vor allem aufgrund des viel rascheren Ablaufes, des analogen Verhaltens der Ableitungen I und II, des tiefen S in T, des typischen aVR, der Rechtsverspätung, der Verschiebung der Übergangszone nach links und des P pulmonale.

In aVF ist Q meist unauffällig, kann aber bei Rechtsschenkelblock und Querlage auch bei Lungenembolien relativ tief werden. Beim Hinterwandinfarkt dagegen verhalten sich die Ableitungen II und III identisch. Q in aVF ist breit und tief, in aVR besteht ein rS.

Gegenüber dem rudimentären Vorderwandinfarkt läßt sich das akute Cor pulmonale dadurch abtrennen, daß die T-Negativität nicht so spitz ist und eher in V1-V2, als in V3-V4 auftritt.“ [1]

Laboruntersuchungen

> Da Erkrankungen mit akutem Thoraxschmerz zu 60 % das Herz betreffen und davon der Herzinfarkt die weitaus häufigste ist, muß die CK-MB als wichtigste Laborparameter angesehen werden.

Parameter	*Untersuchung z. B. in Hinblick auf:*
CK–MB, CK, OT, PT, LDH, HBDH	1. akuter Herzinfarkt 2. Leberstauung (bei Rechtsherzinsuffizienz, Schock), z. B. bei Lungenembolie
Elektrolyte, vor allem Kalium	Rhythmusstörungen medikamentöse Therapie
Harnpflichtige Substanzen, vor allem Kreatinin	Nierenfunktionsstörungen (z. B. bei hypertensiver Krise) medikamentöse Therapie

Blutbild Differentialblutbild	entzündliche Prozesse, maligne Erkrankungen
Gerinnungsstatus	medikamentöse Therapie, z. B. Antikoagulation, Fibrinolyse
Amylasen	Pankreatitis
Blutgasanalyse	Lungenembolie (kardiogener) Schock
Alkalische Phosphatase Bilirubin	„Gallenkolik" mit Cholostase

Hämoglobin, Hämatokrit, Blutzucker, Urinstatus und anderes je nach Verdachtsdiagnose.

Röntgenuntersuchung

1. *Thoraxübersichtsaufnahme in 2 Ebenen*

Sie dient u. a. zum Nachweis (bzw. Hinweis auf) oder Ausschluß von:

- Herzvergrößerung
- Stauungsherzinsuffizienz – Lungenödem
- Vitientypische Konfiguration des Herzens
- Perikarderguß
- Aorten-Aneurysma
- Pleuraerguß
- Pneumothorax
- Pneumonische oder neoplastische Infiltrate
- Lungenembolie – Lungeninfarkt
- Affektion des Mediastinums

(Freie Luft unter dem Zwerchfell kann ein Hinweis auf ein Pneumoperitoneum sein.
Atelektasen im linken Unterfeld können ein indirektes Zeichen einer Pankreatitis sein.)

> Röntgenbefunde sollten nie isoliert, sondern nur in der Synopsis von Anamnese und klinischem Befund interpretiert werden!

2. *Abdomenübersichtsaufnahme*
Zur Indikation, Durchführung und möglichen Befundinterpretation bei abdominaler Ursache akuter thorakaler Schmerzen siehe Akutes Abdomen (Gesamtausgabe).

> Anamnese, körperliche Untersuchung, EKG, Laboruntersuchungen und Röntgenuntersuchungen sind bei allen Notfall-Patienten mit akuten Thoraxschmerzen durchzuführen. Oft sind kurzfristige Wiederholungen erforderlich.

Sonstige Untersuchungen

Sie werden meist gezielt durchgeführt, wenn Anamnese, körperliche Untersuchung, Laborparameter und Röntgenübersichtsaufnahmen von Thorax und Abdomen den Verdacht auf ein bestimmtes Krankheitsbild gelenkt haben.

Echokardiographie:	Perikarderguß, Vitien, Mitralklappenprolapssyndrom, hypertrophe (obstruktive) Kardiomyopathie, akutes disseziierendes Aorten-Aneurysma
EKG-Monitoring:	schwere Rhythmusstörungen, alle schweren Herzerkrankungen, insbesondere bei akutem Myokardinfarkt, alle schwerkranken Patienten
Hämodynamisches Monitoring:	schwere Herzerkrankungen, insbesondere bei kompliziertem, akutem Herzinfarkt, Lungenembolie
Koronarangiographie, Lävokardiographie:	Vitien, akutes disseziierendes Aorten-Aneurysma, instabile Angina pectoris

Perfusionsszintigraphie:	Lungenembolie
Pulmonalisangiographie:	Lungenembolie
Oberbauchsonographie:	Gallenkolik, akute Pankreatitis

Endoskopie, Notfallmagendurchleuchtung, i.v. Cholezystangiographie und andere: siehe Akutes Abdomen.

Was man auf jeden Fall tun darf

(Sofortmaßnahmen bei noch ungeklärter Diagnose)

- **Lagerung** des Patienten
  nach Wunsch, z. B. in „Herzbettposition“.
- Verbale **Beruhigung** des Patienten und der Angehörigen.
- **Anforderung** des Transportfahrzeuges.
- **Schaffung eines stabilen Venenzugangs**
  500 ml Lävulose 5 % als langsame Dauertropfinfusion anschließen, z. B. 30 Tropfen/min.
- **Sedierung**
  Diazepam (z. B. Valium®): 5-10-20 mg fraktioniert i.v. oder Triflupromazin (z. B. Psyquil®): 5-10 mg i.v. (Psyquil vor allem bei Übelkeit und Brechreiz).
- **Schmerzbekämpfung**
  Metamizol-Natrium (z. B. Novalgin®): 2-5 ml langsam i.v. oder Morphinum hydrochloricum: 5-10 mg i.v. oder Fentanyl (Fentanyl®): ½-1 Ampulle i.v. bei schwerem Schmerzzustand, langem Transport, wenn eine abdominale Ursache des Thoraxschmerzes ausgeschlossen ist.

Cave: Verschleierung der Symptome einer Peritonitis!

- **Dokumentation für den weiterbehandelnden Arzt, besonders wichtig!**
- **Nitratgabe**
  z. B. bei Verdacht auf Herzinfarkt als häufigste und bedrohlichste Ursache von Thoraxschmerz:
  Isosorbiddinitrat (z. B. Isoket-Spray): 1-4 × 2-3 Spraystöße tief einatmen lassen oder

Isoket® (Tbl. 5 mg): 1-3 Tbl. sublingual oder
Nitroglyzerin (z. B. Nitrolingual-Spray): 1-3 × 1-2 Spraystöße auf die Zunge sprühen, nicht inhalieren lassen! oder
Nitrolingual® (Kapseln 0,8 mg): 1-3 Kapseln zerbeißen lassen.
Keine Depot- bzw. Retardpräparate verwenden!

Wichtig:
Gegen schnellwirkende Nitrokörper in hoher Dosierung bestehen heute bei Verdacht auf akuten Herzinfarkt zur Schmerzbekämpfung – vor allem aber bei Herzinsuffizienz und Lungenödem zur Senkung der Vorlast – keine Einwände mehr, im Gegenteil: sie sind die Mittel der Wahl!
Voraussetzung:
Annähernd normale Blutdruckwerte, d. h. systolisch über 100 mm Hg. Keine Schocksymptomatik!

- **Hypoxie-Behandlung**
  Kontrollierte Sauerstoffgabe über Nasensonde, 3-4 Ltr./min, ggf. intermittierend.
  Cave: zentrale Atemlähmung, z. B. bei Cor pulmonale.
- **Behandlung von starkem oder schmerzhaftem Husten**
  Hydrocodon-HCL (Dicodid®): 1/2-1 Ampulle s.c.
  Cave: Summation mit Opiaten!
- **Behandlung von Brechreiz, Erbrechen:**
  Metoclopramid (z. B. Paspertin®): 10 mg i.v.
- **Behandlung von spastischen Schmerzen**
  Bei Verdacht auf abdominale Ursache des Thoraxschmerzes Butylscopolaminiumbromid (Buscopan®): 20 mg i.v.
- **Eiliger Transport des Notfall-Patienten**
  In ärztlicher Begleitung, möglichst vorangemeldet, auf die nächste Intensivstation.

Gerade beim Herzinfarkt sterben heute in der Bundesrepublik noch etwa 60% der Patienten außerhalb des Krankenhauses, meist an rhythmogenen, d.h. abwendbaren Komplikationen. Die erste(n) Stunde(n) ist (sind) die gefährlichste(n), aber nur ein Drittel der Patienten ruft innerhalb der ersten halben Stunde den Arzt. Bis zu dessen Eintreffen vergeht durchschnittlich eine weitere halbe Stunde. Die Krankenhausaufnahme sollte daher nicht „iatrogen" verzögert werden!

Was man nicht tun sollte

1. *Man sollte nicht:* intramuskulär injizieren (wegen Beeinflussung der CK-Bestimmung, späterer Antikoagulation oder Fibrinolyse, unklarer Resorption).
2. *Man sollte nicht:* auf stabilen Venenzugang verzichten, auch wenn der Zustand des Patienten (noch) gut ist.
3. *Man sollte nicht:* Sedativa und Analgetika schnell und schematisch injizieren. Cave: Atemdepression und Blutdruckabfall.
4. *Man sollte nicht:* Opiate bei ungeklärter abdomineller Situation geben!
   Wenn unverzichtbar wegen schwerster Schmerzzustände, langem Transport: unbedingt dem Chirurgen schriftlich mitteilen!
5. *Man sollte nicht:* bei Infarktverdacht den Patienten zu Hause lassen, weil das EKG (noch) unauffällig ist. Ähnliches gilt für den Verdacht auf eine Lungenembolie.
6. *Man sollte nicht:* bei hypertensivem Notfall die Blutdrucksenkung aufschieben (s. S. 187).
7. *Man sollte nicht:* bei Perikardtamponade die Perikardpunktion aufschieben (s. S. 214).
8. *Man sollte nicht:* bei Spannungspneumothorax die Pleurapunktion aufschieben.
9. *Man sollte nicht:* Antibiotika bei unklarer Diagnose geben. (Cave: Verschleierung eines entzündlichen Prozesses!)

10. *Man sollte nicht:* oral Nahrung oder Flüssigkeit geben oder die Aufnahme zulassen, solange ösophageale – abdominale Ursachen des Thoraxschmerzes nicht ausgeschlossen sind.
11. *Man sollte nicht:* den Patienten auf dem Transport ohne ärztliche Begleitung lassen.
12. *Man sollte nicht:* die Dokumentation von Anamnese, Befunden und Maßnahmen mit Zeitangaben für den weiterbehandelnden Arzt unterlassen.

Anmerkungen zu „Thoraxschmerz“

Kardiale Schmerzursachen (Herzinfarkt)

Merke:

- ○ Auch jüngere Frauen (Rauchen, „Pille“) erleiden zunehmend häufig einen Herzinfarkt.
- ○ Vor allem bei alten Diabetikern kann der Verlauf bezüglich des Schmerzes atypisch sein: unter Umständen machen Rhythmusstörungen und Herzinsuffizienz-Zeichen auf den abgelaufenen Infarkt bei dieser Personengruppe aufmerksam.

Schmerzanalyse

Eine typische Angina pectoris macht Erkrankungen des Abdomens, des Mediastinums und der Thoraxwand wenig wahrscheinlich.

1. Schmerzen wie bei stabiler (Belastungs-)Angina pectoris

- ○ **Schwere Aortenklappen-Stenose:** Auch bei normalen Koronargefäßen kommt es durch die massive linksventrikuläre Hypertrophie zu ischämiebedingten Schmerzen und EKG-Veränderungen. Bei steigendem Druckgradienten wird bei gleichbleibendem Schlagvolumen der Sauerstoffbedarf des Myokards immer größer, während die Koronardurchblutung nicht in demselben Maß gesteigert werden kann. Tritt eine echte Angina pectoris auf, so muß eine beträchtliche bis schwere Stenose vermutet werden mit einem Druckgradienten über 80 mm Hg. Vor allem bei älteren Patienten können EKG und Thoraxübersichtsaufnahme dennoch unauffällig sein, subjektiv bestehen Angina-pectoris-Anfälle, Schwindel, ggf. Synkopen. Der Auskultationsbefund sollte zur baldigen invasiven Abklärung und ggf. zum prothetischen Klappenersatz führen.

- **Schwere Aortenklappeninsuffizienz:** Mit steigender Volumenbelastung steigt der O_2-Bedarf des linken Ventrikels, außerdem kann es bei schwerer Regurgitation an den Koronarostien zeitweise zum Effekt einer Wasserstrahlpumpe kommen, wodurch die Koronardurchblutung erschwert wird. Dennoch sind Angina-pectoris-Beschwerden seltener als bei der Aortenstenose. Auskultationsbefund, ggf. Thoraxübersicht sollten zur invasiven Abklärung, ggf. zum prothetischen Klappenersatz führen.
- **Mitralklappenprolaps-Syndrom:** Auch hierbei kann es zum typischen Angina-pectoris-Schmerz kommen, dessen Ursache unklar ist. Die Diagnosestellung erfolgt durch den typischen Auskultationsbefund („Click-murmur") und durch die Echokardiographie.
- **Hypertrophe, obstruktive Kardiomyopathie:** Sie führt häufig zur typischen Angina pectoris. Mechanismus der Schmerzentstehung noch unklar. Das Ruhe-EKG zeigt neben den Hypertrophiezeichen oft Veränderungen wie bei einer koronaren Herzerkrankung: auffallend tiefe Q-Zacken, konvexbogige ST-Strecken-Senkungen mit terminal negativen T-Wellen. Anhand von EKG-Kriterien läßt sich oft nicht zwischen Infarkt und HOCM differenzieren, jedoch sind die EKG-Veränderungen bei HOCM häufig etwas diffus, ohne infarkttypische Lokalisation. In ausgeprägten Fällen läßt sich die Diagnose durch die Auskultation stellen. Sie wird durch die Echokardiographie gesichert. Bei typischer Angina pectoris und mehr oder minder typischem EKG ist die Einweisung unter dem Verdacht auf einen Herzinfarkt natürlich gerechtfertigt.

2. Schmerzen wie bei akutem Herzinfarkt

Perikarditis: Plötzlicher starker thorakaler Schmerz, der einen kardialen Notfall, d. h. einen Herzinfarkt imitieren kann.
Keine Angina-pectoris-artigen Prodrome.
Dauer: Stunden bis Tage.
Lokalisation: gesamtes Präkordium meist mit Ausstrahlung in linke Schulter- und Halsregion. Sehr spezifisch: Trapezius-Kantenschmerz.

Schmerzqualität: scharf, schneidend, aber auch stumpf, brennend, krampfend, drückend, stechend.

Schmerzauslösung: Zunahme bei Inspiration, Rückenlage, Thoraxrotation, Abnahme im Sitzen, bei Bewegung des Thorax nach vorne.

EKG: ST-Hebungen ohne „Spiegelbild“, T-Abflachung oder T-Negativierung, diffus und nicht wie beim Infarkt auf eine Region begrenzt.

Auskultation: 3-Komponenten-Reibegeräusch, das der Vorhofsystole, der Kammersystole, der Kammerdiastole entspricht (Reiben und Schmerzen können unabhängig voneinander auftreten, das Reiben kann auch noch gut hörbar sein, wenn sich ein größerer Perikarderguß [gekammert?] gebildet hat).

Echokardiographie: Echo-arme Zone an Hinter- bzw. zusätzlich Vorderwand, pathognomonisch für einen Perikarderguß.

Akutes disseziierendes Aorten-Aneurysma: s. S. 220.

Lungenembolie: Bei massiver Lungenembolie ist der Schmerz dem eines frischen Herzinfarktes täuschend ähnlich. Die Ursache ist wahrscheinlich ein verminderter koronarer Fluß, bedingt durch erniedrigten Aortendruck bei Rechtsüberlastung mit erhöhten Drucken in Lungenarterie und rechtem Ventrikel. Die medikamentöse Behandlung ist in beiden Fällen gleich. Kleinere Lungenembolien sind abgesehen von dem charakteristischen Symptomentrias Fieber, Tachykardie und Tachypnoe typischerweise symptomarm.

Pneumothorax:

Anamnese:

1. Trauma? Stich, Schuß, Kontusion, Rippenfraktur, Sportunfall beim Tauchen.
2. Iatrogen? Subklavia – Jugulariskatheter, Stellatumblockade, Interkostal-Anästhesie, Überdruckbeatmung, Tracheotomie, Ösophagus-Bronchialperforation.
3. Spontan? Pleura-Lungenerkrankungen bekannt? (Emphysem, Wabenlunge, Asthma, TBC, Lungenfibrose, Neoplasma, Pneumonie, Pleuritis). Familiäre Belastung? Rezidiv?

Symptomatik: plötzlicher stechender, einseitiger Schmerz, zunehmende Dyspnoe, Tachypnoe, Reizhusten, Zyanose.

Wenn Spannungspneumothorax oder offener Pneumothorax: Einflußstauung, Zyanose, Schocksymptomatik.

Auskultation: abgeschwächtes bis aufgehobenes Atemgeräusch, abgeschwächte bis negative Bronchophonie der kranken Seite.

Perkussion: hypersonorer Klopfschall, Schachtelton, eingeschränkte Zwerchfellbeweglichkeit auf der kranken Seite.

Röntgenuntersuchungen

1. **Bei Verdacht auf Perikarderguß, Perikardtamponade:**
   Kleinere Ergüsse von weniger als 400 ml sind radiologisch oft nicht nachweisbar, können aber hämodynamisch bei rascher Entwicklung bis zur Tamponade wirksam werden. Bei Verdacht: Echokardiographie!
2. **Bei Verdacht auf Lungenembolie:**
   Ein unauffälliges Thoraxröntgenbild schließt eine Lungenembolie nicht aus. Das lehrbuchmäßige Bild des Lungeninfarkts in Form eines stumpfen Kegels mit einer vom Hilus abgesetzten Spitze ist eher selten. Bei weniger als 10% der Lungeninfarkte zeigt sich eine pleurale Reaktion mit Ergußbildung. Vorbestehende kardiopulmonale Erkrankungen erschweren oder verunmöglichen oft die radiologische Diagnose.
3. Bei hämodynamisch kompliziertem Herzinfarkt:
   Hier erlauben weder klinische noch radiologische Kriterien die exakte Beurteilung der aktuellen Ventrikelfunktion. So können der Füllungsdruck deutlich erhöht sein, Stauungszeichen aber radiologisch noch nicht nachweisbar sein oder der Füllungsdruck ist wieder normalisiert, während die Stauungszeichen persistieren (s. Herzinfarkt S. 91).
4. Auch bei **schwerer Aortenstenose,** die zu akutem Thoraxschmerz führt, kann die Thoraxübersichtsaufnahme (fast) unauffällig sein.

Literatur

[1] Csapo, G.: Konventionelle und intrakardiale Elektrokardiographie. Documenta Geigy, Ciba-Geigy GmbH, Wehr/Baden (1980).

3 Akut bedrohliche Zustandsbilder

Kardiologische Notfälle

K.-A. Bungeroth und C. Halhuber

Hypertensiver Notfall
(C. Halhuber)

Phäochromozytom

Der Herzinfarkt

C. Halhuber

Vorbemerkungen (Definition und Synonyma)

Der Herzinfarkt (Myokardinfarkt) ist durch eine umschriebene Nekrose unterschiedlicher Ausdehnung charakterisiert. Betroffen sind vor allem das Septum und die freie Wand der linken Kammer. Isolierte Infarkte der Vorhöfe und der rechten Kammer sind selten.

Ätiopathogenese

Die Myokardnekrose ist Folge eines kritischen Mißverhältnisses zwischen Sauerstoffbedarf und Sauerstoffangebot in einem umschriebenen Herzmuskelbezirk. Sie entsteht zu 90% im Rahmen einer koronaren Herzerkrankung. Großen transmuralen Infarkten liegt fast immer ein thrombotischer koronarer Gefäßverschluß zugrunde, der sich auf dem Boden eines Deckplatteneinrisses eines stenosierenden koronarsklerotischen Polsters entwickelt hat. Dabei entspricht die Infarktlokalisation dem postokklusiven Versorgungsgebiet der entsprechenden Kranzarterien. Im Rahmen der Auslösemechanismen werden u. a. Katecholamin-Ausschüttung, Plättchenaggregation und Spasmen, auch ohne koronare Herzerkrankung, z. B. bei jüngeren Patienten, diskutiert. Auch Embolien (z. B. bei Endocarditis lenta, Mitralstenose), Traumata oder entzündliche Prozesse der Gefäßwand kommen ursächlich in Frage, sind aber Raritäten.

Typische Krankheitszeichen (Leitsymptome)

Länger (mehr als 15 Minuten) dauernder, bezüglich Lokalisation und Charakter der Beschwerden typischer *schwerer Angina-pectoris-Anfall* (Thoraxschmerzen), oft begleitet von folgenden subjektiven und vegetativen Symptomen: Schweißausbruch, Übelkeit, Erbrechen, Dyspnoe, motorische Unruhe, Todesangst, Vernichtungsgefühl, Schwindel, Kollaps, Synkopen und Oberbauchsymptomatik.
Bezeichnende *EKG-Veränderungen.*
Anstieg der infarkttypischen Enzyme.
Diese drei Leitsymptome des unkomplizierten akuten Infarkts (Thoraxschmerz, EKG-Veränderungen, Enzym-Anstieg) müssen schon

hier durch Nennung häufiger Komplikationen ergänzt werden:
Rhythmusstörungen (70 bis 95%),
Herzinsuffizienz und Lungenödem (50%),
Präschock und Schock (10 bis 15%).

Notfallanamnese

Der Notfallanamnese kommt für die Verdachtsdiagnose Herzinfarkt besondere Bedeutung zu, weil EKG und Enzyme bei Infarktbeginn oft entweder nicht verfügbar oder noch nicht typisch verändert sind.

1. Liegt ein besonders schwerer, nach Charakter und Lokalisation typischer „Angina pectoris"-Anfall vor?
2. Wann hat der Schmerz begonnen (Uhrzeit notieren!)?
3. Hält der Schmerz schon mehr als 15 Minuten unverändert an?
4. Hat der Patient schon früher einen Herzinfarkt durchgemacht?
5. Ist eine Angina pectoris bekannt gewesen?
6. Hat eine bekannte Angina pectoris in den letzten Tagen oder Wochen an Intensität, Häufigkeit und Dauer der Anfälle zugenommen bzw. ist in Ruhe aufgetreten?
7. Waren die letztvergangenen Anfälle durch Nitrokörper schlechter zu beeinflussen?
8. Sind Risikofaktoren eruierbar? Hochdruck, Fettstoffwechselstörungen, Diabetes (gemeinsames Vorkommen bei adipösen Patienten), Rauchen?
   Bei jungen Männern Nikotinabusus und Hypertonie?
   Bei jungen Frauen Nikotinabusus und „Antibabypille"?
   Liegt eine familiäre Belastung vor?

Bejahung von Frage 3-8 sind Argumente für Infarktverdacht!

Während der oft hyperventilierende Herzneurotiker seine Beschwerden wort- und gestenreich, d. h. dramatisch schildert, ist für den Infarkt-Kranken die wortarme Dissimulation typisch, gerade auch wenn der äußere Eindruck des Patienten der eines Schwerkranken ist.
(Todes-)Angst und Vernichtungsgefühl werden vom Herzneurotiker oft spontan geklagt und beteuert, können aber beim Infarkt-Patienten oft erst retrospektiv eruiert werden.

Notfalluntersuchung (typische klinische Befunde)

Während sich die Verdachtsdiagnose „Herzinfarkt" aus der Anamnese ergibt und durch EKG und Enzymanstieg bestätigt wird, dient die Notfalluntersuchung (Inspektion, Palpation, Auskultation von Thorax und Abdomen sowie Blutdruckmessung und Pulspalpation) vor allem dem Ausschluß bzw. der Erkennung und Differenzierung von Infarkt-Komplikationen bzw. anderer behandlungsbedürftiger Notfallsituationen.

Inspektion:
Flache, schnelle, angstvolle Atmung? Orthopnoe? Distanz-Rasseln, Husten, schaumig-sanguinolentes Sputum? (Linksherzinsuffizienz). Gestaute Halsvenen (= erhöhter Venendruck) bei Oberkörperlagerung von 45 Grad? (Rechtsherzinsuffizienz). Blasse Zyanose? Kalter Schweiß? Kapillarzirkulation im Nagelbett herabgesetzt? Motorische Unruhe? Bewußtseinstrübung? (Prä-Schock).

Palpation:
Palpabler dritter Herzton? (Herzinsuffizienz). Paradoxe präkordiale oder apikale systolische Auswärtspulsation? (Verdacht auf Herzinfarkt) [18].

Auskultation:
Regelmäßige oder unregelmäßige Tachykardie? (Ob Vorhofflimmern oder gehäufte Extrasystolen durch EKG unterscheiden.)

Regelmäßige oder unregelmäßige Bradykardie? (z. B. totaler AV-Block, dabei Intensitätswechsel des 1. Herztons mit Kanonenschlägen und Pfropfungswellen im Jugularvenenpuls.)

3. Herzton? (Herzinsuffizienz.)

Mittel- und grobblasige Rasselgeräusche, „Kochen" basal oder über allen Lungenfeldern? (Lungenödem.)

Meso- bis spätsystolisches Geräusch über der Herzspitze? (Papillarmuskel-Dysfunktion z. B. bei Hinterwandinfarkt.)

Selten: Bandförmiges holosystolisches Geräusch über der Herzspitze mit Fortleitung in die Axillarregion? (Akute Mitralinsuffizienz bei Papillarmuskelabriß.)

Ohrnahes systolisch-diastolisches Reibegeräusch? (Begleit-Perikarditis bei meist mehr als 2 Tage zurückliegendem Infarktereignis.)

Blutdruckmessung:
Bisherige Blutdruckwerte erfragen und dokumentieren!

Hypertonie: Anamnestisch oder erst jetzt durch Hyperzirkulation – mit Tachykardie – im Rahmen des Infarktgeschehens (Katecholamin-Ausschüttung, Angst, Schmerzen)?

Normotonie: Anamnestisch oder erst jetzt als „Pseudo-Normotonie" bei anamnestischer Hypertonie und Blutdruckabfall im Rahmen eines kardiogenen Schocks?

Hypotonie: Anamnestisch oder erst jetzt bei beginnendem kardiogenem Schock? Auch bei ausgeprägter Vagotonie – dann mit Bradykardie – oder Volumenmangel (Erbrechen? Schwitzen? Diuretische Behandlung? Verminderte Flüssigkeitsaufnahme?) möglich.

> Die bisher aufgczählten, mit einfachen klinischen Mitteln am Krankenbett feststellbaren Symptome können auf hämodynamische bzw. rhythmogene Komplikationen eines Herzinfarktes hinweisen, auch wenn die übrige Symptomatik eher atypisch ist und das EGK (noch) keine Veränderungen zeigt.

Differentialdiagnose

Folgende Krankheitsbilder mit potentiell vitaler Bedrohlichkeit müssen vom Herzinfarkt abgegrenzt werden:

- *Instabile Angina pectoris* (s. S. 112)
  Überwachung und Therapie wie bei gesichertem Herzinfarkt. Ärztlich überwachter Transport ins Krankenhaus!
- *Perikarditis,* Perikarderguß, Perikardtamponade (s. S. 210).
- *Disseziierendes Aorten-Aneurysma* (s. S. 220).
- *Schwere Aortenstenose:*
  Schwere Angina pectoris, Dyspnoe, Synkopen, typischer Palpations- (Schwirren, hebender Spitzenstoß) und Auskultationsbefund (spindelförmiges, rauhes Austreibungsgeräusch über dem 3. Interkostalraum links parasternal, dem Aortenareal und über den Karotiden), Pulsus tardus et parvus. Im EKG typische Widerstandshyper-

trophie, im Thoraxröntgenbild – solange kompensiert – ein eher kleines Herz (Herzklappenkalk, echokardiographisch Bild der Aortenstenose).

- *Hypertensiver Notfall* (s. S. 182).
- *Pleuritis*, Pleuraerguß
- *Lungenembolie*
- *Spontanpneumothorax*
- *Akutes Abdomen*

Spezielle und Laboruntersuchungen

1. **Ruhe-EKG** (bei Verdacht auf Rhythmusstörungen möglichst langer Streifen). Im Zweifelsfall Vergleich mit früherem EKG!

Tabelle 1. Infarkt-EKG: Entwicklung in den infarktnahen Ableitungen.

Minuten bis Stunden	Initialphase	– ST-Senkung	Innenschichtalteration (Läsion)
		– spitzes hohes T	Innenschicht-Ischämie („Erstickungs-T“)
1 - 10 Tage	akute Phase	– konvexe ST-Hebung	Außenschichtalteration (Läsion)
		– charakteristische Q-Zacke	irreversible Nekrose (transmural)
		– negative T-Zacke	Außenschicht-Ischämie „Koronares T“

Eine Infarkt*diagnose* ohne EKG ist unvollständig!

Dabei muß aber bedacht werden:

a) Oft gehen die klinischen Erscheinungen und die Enzymveränderungen den EKG-Zeichen um Stunden voraus.

b) Die Einweisung in das Krankenhaus in ärztlicher Begleitung muß bei klinischem Infarkt*verdacht* unabhängig vom EKG-Befund erfolgen.

c) In seltenen Fällen bleiben die typischen EKG-Veränderungen (z. B. bei einem reinen Septuminfarkt) völlig aus oder sind z. B. bei Linksschenkelblock oder Schrittmacher-EKG maskiert. Die Diagnose Herzinfarkt ergibt sich dann aus Klinik und Enzymanstieg.

Tabelle 2. Normalwerte der Enzymaktivitäten im Serum und deren Veränderungen nach akutem Herzinfarkt.

Enzym	Normalbereich bis	Anstiegsbeginn nach Std.	Anstiegsmaxim. nach Std.	Normalisierung nach Std.	Spezifität
CPK	50 U/l	4 - 8	18 - 36	48 - 72	kann auch aus Skelettmuskulatur stammen, jedoch nicht aus Leber oder Lunge, Hämolyse-unabhängig.
CK-MB	10 U/l	4 - 8	16 - 32	40 - 60	„herzspezifisch", um 1 - 2 Zehnerpotenzen niedriger in Skelettmuskulatur und Uterus
SG-OT	240 U/l 15 U/l	8 - 10	24 - 40	240 - 480	kann auch aus Leber und Lunge stammen.

2. Enzymdiagnostik

Bei einem Myokard-Infarkt (Zerstörung von Herzmuskelzellen) kommt es zu typischen Veränderungen, die jedoch erst einige Stunden nach dem Infarkt sicher erfaßbar sind.

Therapie

Therapieziele:

- ○ Ruhigstellung und Schmerzbekämpfung
- ○ Verhütung, Früherkennung bzw. Frühbehandlung bedrohlicher kardialer Komplikationen:
  gefährliche Herzrhythmusstörungen, Herzinsuffizienz, Lungenödem, Pumpversagen mit (Prä)schock, Herzruptur mit Herztamponade, akute Mitralinsuffizienz durch Papillarmuskelabriß, akuter Ventrikelseptumdefekt durch Septumruptur.
- ○ Eingrenzung der Infarktausdehnung, Verbesserung der Spätprognose.

○ Verhütung von späteren extrakardialen Komplikationen (wie Thrombosen, Embolien), iatrogenen Schädigungen und unerwünschten Therapie-Nebenwirkungen.

Sofortmaßnahmen außerhalb des Krankenhauses

A. Bei unkompliziertem Herzinfarkt (ohne Hinweis auf rhythmogene oder hämodynamische Komplikationen)

Bei jedem Verdacht auf (drohenden oder beginnenden) Herzinfarkt ist so zu verfahren, als sei die Diagnose bereits gesichert!

1. Verbale *Beruhigung* des Patienten und der Angehörigen, persönliche Zuwendung des Arztes. Notarztwagen rufen (lassen!).
2. *Lagerung* des Patienten nach Wunsch, z. B. halbsitzend bei Atemnot, flach und „Beine hoch" bei Kollaps und (Prä-)Schock.
3. Schaffung eines *stabilen Venenzugangs,* möglichst am Unterarm. 5%ige Lävulose-Infusionslösung anschließen und langsam (etwa 30 Tropfen pro Minute) einlaufen lassen (s. S. 100).
4. *Vermeidung intramuskulärer Injektionen* (s. S. 100):
   Ggf. streng subkutan injizieren!
   Umstrittene Ausnahme: intramuskuläre Arrhythmieprophylaxe mit Lidocain z. B. Xylocain 10% (gebrauchsfertige Spritzampulle): 300 mg in den M. deltoideus.
5. Medikamentöse *Ruhigstellung* und *Schmerzbekämpfung:*
   Sedativa und Analgetika sehr langsam in den Venenzugang spritzen (s. S. 100). **Cave:** Atemdepression!

   Sedierung:
   Diazepam (z. B. Valium®): 5-10 mg i.v. oder
   Triflupromazin (z. B. Psyquil®): 5-10 mg i.v.
   Psyquil vor allem bei Übelkeit und Brechreiz!
   Schmerzbekämpfung:
   Wenn die Sedierung nicht innerhalb von 10 Minuten auch für die Schmerzstillung ausreicht, dann Morphium als Mittel der Wahl, zumal die Schmerzstillung auch für die Schockprophylaxe und zur Verhütung von Rhythmusstörungen wichtig ist.

Morphinum hydrochloricum: 5-10 mg i.v. (s.c.)
Morphium vor allem bei Lungenödem!
oder
Levomethadon (z. B. Polamidon®): 1/2 bis 1 Amp. i.v. (s.c.) oder
Fentanyl: 1/2 bis 1 Amp. i.v.
Fentanyl bei stärksten Schmerzen! oder
Tilidin (z. B. Valoron): 20-40 Tropfen.

6. *Nitrat-Gabe:*
Isosorbiddinitrat (z. B. Isoket®-Spray): 1-4 × 2-3 Spraystöße tief einatmen lassen!
oder
Nitroglyzerin (z. B. Nitrolinqual®-Spray): 1-3 × 1-2 Spraystöße auf die Zunge sprühen, nicht inhalieren lassen!
oder Nitrolingual® (Kps. 0,8 mg): 1-3 Kapseln zerbeißen lassen!
Isoket® (Tbl. 5 mg): 1-3 Tbl. sublingual.
Keine Depot- bzw. Retard-Präparate verwenden!

Wichtig:
Gegen schnellwirkende Nitrokörper in hoher Dosierung bestehen heute bei Verdacht auf akuten Herzinfarkt zur Schmerzbekämpfung (vor allem aber bei Herzinsuffizienz und Lungenödem zur Senkung der Vorlast) keine Einwände mehr.
Voraussetzung:
Annähernd normale Blutdruckwerte, d. h. systolisch über 100 mm Hg, keine Schocksymptomatik!

7. *Arrhythmieprophylaxe* (s. a. S. 102):
Lidocain (z. B. Xylocain® 2 %): 100-150 mg als Bolus i.v. An diesen Bolus Xylocain-Dauertropfinfusion anschließen:
5 ml 20 %ige Xylocain®-Lösung auf 500 ml 5 %ige Lävulose. 60-90 ml/Std. = 3-4 mg/min = 30-40 Tr./min.
30 Tropfen pro Minute = etwa 3 mg pro Minute.
Wenn Infusion nicht möglich, für den Transport: Im Anschluß an den 100-mg-Bolus 300 mg (Fertigspritze) in den M. deltoideus.
Oder: Bolus von 100 mg 15 Minuten nach Erst-Bolus i.v. wiederholen.

8. *Hypoxie-Behandlung:*
   Sauerstoffgabe, wenn möglich, 3-4 Liter pro Minute durch Nasensonde.
9. *Transport:*
   in ärztlicher Begleitung, möglichst auf eine internistische Intensivstation.
10. *Dokumentation:*
   von Anamnese, Symptomatik und Therapiemaßnahmen. Auf dem Transport wiederholte Blutdruck- und Pulskontrollen, wiederholte Auskultation! Tragbaren, batteriebetriebenen EKG-Schreiber oder Monitor angeschlossen lassen bis zum Eintreffen auf der Intensivstation.

> Keine „routinemäßige“ Digitalisierung ohne Insuffizienzzeichen, auch nicht bei älteren Patienten, da Sauerstoffverbrauch, Stenokardieneigung und Arrhythmiebereitschaft zunehmen können!

Derzeit sterben in der Bundesrepublik noch 60 % der Infarktpatienten außerhalb des Krankenhauses in den ersten 6-10 Stunden nach Beginn der Symptomatik. Nur ein Drittel der Patienten ruft innerhalb der ersten halben Stunde den Arzt. Bis zum Eintreffen vergeht durchschnittlich eine weitere halbe Stunde. Diese Stunden sind für den Patienten besonders bedrohlich, die Krankenhausaufnahme sollte deshalb nicht durch die EKG- oder Enzym-Sicherung der Diagnose verzögert werden, sonst ist „der Tod schneller als die Diagnose“! Umstritten ist die Direkteinweisung ohne Hausbesuch bzw. ambulante Untersuchung, die vereinzelt empfohlen wird, da die Entscheidung dazu auf der Interpretation der Schmerzen beruht.

B. Bei rhythmogenen Komplikationen (Herzrhythmusstörungen)

I. Bei Herz-Kreislauf-Stillstand (Kammerflimmern oder – viel seltener – Asystolie):

○ Sofortige Reanimation! (s. S. 4).
○ Lagerung flach auf harter Unterlage! (Fußboden!).
○ Faustschläge auf das untere Sternumdrittel.
○ Atemwege freimachen.

- ○ Mund-zu-Mund-(Nase-)Beatmung (ggf. Intubation).
- ○ Herzmassage.
- ○ Defibrillation mit 200-400 WS (auch bei Asystolie), ggf. wiederholt.
- ○ Schaffung eines stabilen Venenzugangs (V. subclavia oder femoralis).
- ○ Azidoseausgleich mit 8,4%igem Natriumbikarbonat: 100 ml i.v. rasch einlaufen lassen.
- ○ ggf. elektrische Stimulation (Schrittmacher).

II. Behandlung von Herzrhythmusstörungen, wenn kein EKG-Gerät verfügbar ist:

In diesem Falle können nur tachykarde und bradykarde Rhythmusstörungen unterschieden werden. (Zur Behandlungsnotwendigkeit siehe Anmerkungen S. 102.)

Die medikamentöse Therapie mit spezifischen antiarrhythmischen Substanzen ist problematisch, da die vorliegenden Rhythmusstörungen eigentlich erst differenziert sein müßten. Der Notfall zwingt jedoch zum Handeln, wenn der Patient durch Rhythmusstörung in eine kritische Situation gerät.

- *Tachykardie* über 120/min: Lidocain (z. B. Xylocain® 2%): 100 mg i.v. An diesen Bolus Xylocain-Dauertropfinfusion anschließen:
  30 Tr./min (etwa 3 mg/min) einfließen lassen.
  (Herstellung: 1 Spezial-Amp. Xylocain® 20% [5 ml/1000 mg] in 500 ml Lävulose 5%.)
  Anstelle von Lidocain ist auch Mexiletin (Mexitil®) geeignet (Dosierung und Anwendungshinweise s. S. 89).
  Bei Lidocain- bzw. Mexiletin-Unwirksamkeit: Verapamil (z. B. Isoptin®):
  5-10 mg langsam i.v., sofern keine Behandlung mit Beta-Blockern vorausgegangen ist und der systolische Blutdruck über 90 mm Hg liegt.
- *Bradykardie* unter 50/min: Atropin: 0,5-2 mg i.v., oder Ipratropiumbromid (Itrop®): 0,5 mg i.v.
  Wenn Erfolg ausbleibt: Orciprenalin (z. B. Alupent®): 0,2-0,5 mg

i.v. Da bradykarde Rhythmusstörungen oft durch elektrische Stimulation (Schrittmacher) behandelt werden müssen, stellt die medikamentöse Therapie mit Atropin/Alupent meist nur eine Übergangslösung bis zur Schrittmachertherapie dar.

III. Behandlung von Herzrhythmusstörungen, wenn EKG-Gerät vorhanden ist:

- *Gehäufte ventrikuläre Extrasystolen bei einer Grundfrequenz unter 60/min:*
  Atropin 0,5-2 mg i.v.
  (Die Anhebung der Grundfrequenz soll die Extrasystolen zum Verschwinden bringen!)
- *Gehäufte ventrikuläre Extrasystolen bei einer Grundfrequenz über 60/min.:*
  Lidocain (z. B. Xylocain® 2%): 100-150 mg i.v. als Bolus.
  An diesen Bolus Xylocain-Dauertropfinfusion anschließen:
  30 Tr./min (etwa 3 mg/min) einfließen lassen.
  (Herstellung: 1 Spezial-Amp. Xylocain® 20% [5 ml/1000 mg] in 500 ml Lävulose 5%.) oder Mexiletin (Mexitil®) Dauertropfinfusion (s. S. 89)!

> Ventrikuläre Extrasystolen sind vor allem dann behandlungspflichtig, wenn mehr als 5/min, Salven von 2 und mehr oder polytope Formen auftreten bzw. wenn ein R-auf-T-Phänomen beobachtet wird.

- *Kammertachykardie:*
  Kardioversion.
  Wenn außerhalb des Krankenhauses nicht möglich: wie bei gehäuften ventrikulären Extrasystolen bei einer Grundfrequenz von über 60/min.
- *Supraventrikuläre Tachykardie mit hoher Kammerfrequenz:*
  Verapamil (z. B. Isoptin®): 5-10 mg sehr langsam i.v.
- *Vorhofflimmern mit hoher Kammerfrequenz:*
  Verapamil (z. B. Isoptin®): 5-10 mg sehr langsam i.v. Zusätzlich beim nicht digitalisierten Patienten: Digoxin (z. B. Novodigal®): 0,4-0,8 mg i.v.

> Ein großer Teil der frühen Todesfälle ist auf Rhythmusstörungen zurückzuführen, die prinzipiell behandelbar sind, wenn sie vermutet oder erkannt werden und wenn die richtigen Maßnahmen sofort eingeleitet werden.

C. Bei hämodynamischen Komplikationen

I. Herzinsuffizienz-Lungenödem:

1. Lagerung: Hochlagern des Oberkörpers, Herabhängenlassen der Beine.
2. Nitrate: Nitroglyzerin (z. B. Nitrolingual® Kps. 0,8 mg):
1-2 Kps. in 5-10min. Abständen 1-4 × (Kps. ggf. anstechen und Inhalt dem Patienten auf die Zunge spritzen!) oder
Isosorbiddinitrat, z. B. Isoket Spray (Spray-Stoß 1,25 mg):
2-3 Spray-Stöße in 5-10min. Abständen 1-4 ×.

> Rasch wirksame Nitrate bessern die Atemnot in 3-5 Minuten!

3. Schmerzstillung, Sedierung: Morphinum hydrochloricum:
5-10 mg i.v.
Diazepam (z. B. Valium): 5-10 mg i.v.
4. Diuretika: Furosemid (z. B. Lasix®): 40-80 mg i.v. und mehr.
5. Hypoxiebehandlung: Sauerstoff 10-12 l/min.

II. Kardiogener Schock (s. S. 151):

1. Sympathikomimetika:
Dopamin 50 mg: 18-36 (72) Tr./min = 180-360 (720) μg/min.
oder Dobutamin 250 mg: 10-25 Tr./min (= 200-1500 μg/min) in 250 ml 0,9 %iger Kochsalzlösung als Dauertropfinfusion.
2. Azidoseausgleich:
Natriumbikarbonat 8,4 %ig: 100 (bis 250) ml i.v. rasch einlaufen lassen.
3. Hypoxiebehandlung:
Sauerstoff 10-12 l/min.
4. Diuretika:
Furosemid (z. B. Lasix): 40-80 mg i.v. [28].

> Bei frühzeitigem Einsatz aller verfügbaren therapeutischen Maßnahmen kann eine gewisse Senkung der hohen Letalität bei kardiogenem Schock erreicht werden. (Sie sind jedoch nur beim Schock und nicht etwa bei einem Kollaps indiziert!)

Sofortmaßnahmen im Krankenhaus

A. Sofortmaßnahmen bei unkompliziertem Herzinfarkt

1. Verordnung von *Bettruhe* im Herzbett.
2. *Information* des Patienten über die Intensivstation und die geplanten Maßnahmen! Elektroden anlegen, z. B. für die Monitorüberwachung. Oberkörper für die ersten Stunden frei lassen, wenn Herzmassage oder Defibrillation erforderlich.
3. Schaffung eines *stabilen* (ggf. zentralen) *Venenzugangs.*
   5 %ige Lävulose über Infusionseinheit anschließen.
   Röntgen-Lagekontrolle des Zentralvenenkatheters.
   Ggf. Einschwemmkatheter zur hämodynamischen Überwachung.
4. *Hypoxiebehandlung:*
   Sauerstoffgabe über „Brille" etwa 4-6 l/min für 24-48 Std.
   Cave: chronisches Cor pulmonale.
5. *Sedierung:*
   wie „außerhalb des Krankenhauses" (s. S. 79).
   Bald auf Diazepam, z. B. Valium® Tbl. 10 mg, umstellen: 1 × 1 Tbl. 8- bis 6stündlich.
6. *Schmerzbekämpfung:*
   wie „außerhalb des Krankenhauses" (s. S. 79).
   Wiederholung der i.v. Gabe von Opiaten frühestens nach 1 Std., besser alle 4-6 Std. Bedenken, daß z. B. Morphium seinen Maximaleffekt auch bei i.v. Gabe erst nach 20 Minuten entfaltet. Tageshöchstdosen für Opiate nicht überschreiten. Nebenwirkungen beachten. Blutgase kontrollieren.
7. *Nitratgabe:*
   Eine „routinemäßige" Nitratgabe (z. B. Isoket® pro infusione, 100 mg/100 ml in 500 ml 5 %ige Glukose): 1,2-3 bis 6 ml pro Std. über Infusionseinheit wird diskutiert [1, 4, 10, 17].
   Cave: ein systolischer Druck von 90 mm Hg ist im allgemeinen als kritische untere Grenze anzusehen.

8. Ggf. *Arrhythmieprophylaxe* (s. Anmerkungen S. 102):
   Lidocain (z. B. Xylocain® 2 %ig): 100-150 mg i.v. als Bolus.
   An diesen Bolus Xylocain-Dauertropfinfusion anschließen: 3-4 mg/min.
   Reduktion der Dosis um 50 % bei Herzinsuffizienz, Lebererkrankungen, Untergewicht, Alter > 70 Jahre.
   In ähnlicher Weise ist Mexiletin (Mexitil®) prophylaktisch geeignet. (Dosierung und Applikationsmodus s. S. 89).
9. *Thromboseprophylaxe* (s. Anmerkungen S. 101):
   Heparin (z. B. Liquemin®): 5000 I.E. als Bolus, anschließend 30 000 bis 40 000 I.E. tgl. in 500 bis 1000 ml 5 %ige Lävulose, solange Patient immobilisiert. Absolute Kontraindikationen beachten.
   Bei relativen Kontraindikationen:
   Low-dose-Prophylaxe mit Heparin (z. B. Liquemin 500®, Fertigspritze 0,5 ml = 5000 I.E. Natrium Heparinat): 2-3mal täglich subkutan. Bei erhöhtem Thrombembolierisiko „überlappend“ auf Phenprocoumon (z. B. Marcumar) nach Quickwert umstellen.
   Kontraindikationen beachten! Bett-Stützstrümpfe (z. B. Fa. Kendal, 8425 Neustadt/Donau, Raffineriestraße 8) anlegen!
   Frühmobilisation bei unkompliziertem Verlauf!
10. Ggf. Thrombolyse (s. Anmerkungen S. 102).

B. Bei rhythmogenen Komplikationen des akuten Herzinfarktes

Rhythmusstörungen sind in der akuten Phase eines Herzinfarktes häufig und vor allem als Vorläufer fatalen Kammerflimmerns gefürchtet.
Rhythmusstörungen sind aber auch dann sofort behandlungsbedürftig, wenn sie das Herzminutenvolumen und den arteriellen Druck kritisch beeinträchtigen bzw. durch Erhöhung des myokardialen Sauerstoffbedarfs bzw. Erniedrigung des Sauerstoffangebotes die Vitalität gefährdeter Myokardbereiche bedrohen [28]. So können extreme Tachykardien und Bradykardien zum kardiogenen Schock führen, wenn die kritische Herzfrequenz über- oder unterschritten wird und das Herzzeitvolumen unter 2 l/min. absinkt.
Bei herzinsuffizienten Patienten kann die obere kritische Herzfrequenz gesenkt, z. B. auf 120/min., und die untere angehoben sein, z. B. auf 45/min.

1. Tachykarde Rhythmusstörungen

a) Herz-Kreislauf-Stillstand:

> Ursache eines Herz-Kreislauf-Stillstands im Rahmen eines akuten Infarktgeschehens ist wesentlich häufiger ein Kammerflimmern als eine Asystolie. Im Zweifelsfall kann wie bei Kammerflimmern vorgegangen werden (Reanimation s. S. 4)!

Lagerung: flache, harte Unterlage, z. B. Fußboden.
Faustschläge auf das untere Sternumdrittel.
Atemwege freimachen.
Mund-zu-Mund-(Nase-)Beatmung, ggf. Intubation.
Herzmassage.
Defibrillation mit 200-400 WS, ggf. wiederholt.
Schaffung eines stabilen Venenzugangs (Vena subclavia oder Vena femoralis).
Azidoseausgleich mit 8,4 %igem Natriumbikarbonat:
100(-250) ml i.v. rasch einlaufen lassen.
Rezidivprophylaxe wie bei Kammerflattern, Kammerflimmern

> Die Behandlung eines akuten Herz-Kreislauf-Stillstands muß so rasch wie möglich einsetzen, da auch eine nur kurze Verzögerung schon zu einer erheblichen Minderung der Wiederbelebungschancen führt. Mittels mechanischer kardiopulmonaler Wiederbelebungsmaßnahmen kann nur ein minimaler Kreislauf aufrechterhalten werden. Daher ist eine Defibrillation so schnell wie möglich durchzuführen.

b) Kammerflimmern, Kammerflattern, Kammertachykardie:
Faustschläge auf das untere Sternum (ggf. nach Sedierung mit 10 mg Diazepam, z. B. Valium® i.v.).
Defibrillation mit 200 bis 400 WS.
Rezidivprophylaxe mit Lidocain (z. B. Xylocain® 2 %):
100 mg als Bolus i.v.

Lidocain-Dauertropfinfusion: 2-4 mg pro min (Herstellung siehe S. 80), anschließend für 12 bis 24 Std. oder
Mexiletin (z. B. Mexitil®): 150 bis 200 mg i.v. initial als Bolus und
Mexiletin-Dauertropfinfusion anschließend:
250 mg in 30 Min.
250 mg über 2 1/2 Std.
500 mg über 8 Std.
500 bis 1000 mg über 24 Std. [31] oder
Ajmalin (z. B. Gilurytmal®), Propafenon (z. B. Rytmonorm®) als alternative Mittel der 2. Wahl.
Überwachung in Kardioversions- bzw. Reanimationsbereitschaft.
Ggf. Hypoxämie-, Azidose-, Elektrolytausgleich vor erneuter Defibrillation bei Rezidiv.
Ggf. Orciprenalin (z. B. Alupent®): 0,5 mg i.v. bei Therapieresistenz, um feine Flimmerwellen in gröbere zu verwandeln vor erneuter Defibrillation.

c) Ventrikuläre Extrasystolen:
Gehäufte ventrikuläre Extrasystolen sind bei fast allen Patienten kurz nach dem akuten Infarktereignis zu beobachten: Multiforme, in Salven oder als R-auf-T-Phänomen auftretende ventrikuläre Extrasystolen signalisieren eine Ventrikelirritabilität (warning arrhythmias).

Angesichts ihrer großen Häufigkeit bei Patienten mit und ohne Kammerflimmern bei frühzeitig beginnender, längerer Rhythmusüberwachung wird ihre Bedeutung für die Voraussagbarkeit von Kammerflimmern auch in Zweifel gezogen. Daß sie mit einer erhöhten Frühmortalität korreliert sind, hängt wohl mit ihrem Auftreten bei Patienten mit großen Infarkten und Schock zusammen und wohl nicht mit der Arrhythmie als solcher.

> Die ventrikulären Extrasystolen sind behandlungsbedürftig, wenn sie sich bei gehäuftem Auftreten ungünstig auf die Hämodynamik und myokardiale Sauerstoffbilanz auswirken bzw. wenn sie als „Vorläufer-Arrhythmie“ anzusehen sind.

Unter der Voraussetzung einer stattgehabten Arrhythmie-Prophylaxe mit Lidocain empfiehlt sich zunächst die zusätzliche Gabe eines kleinen Lidocain-Bolus (50 mg i.v.) und gleichzeitige stufenweise Erhöhung der Lidocain-Infusionsrate, da in erster Linie ein unzureichender Wirkspiegel angenommen werden muß [28].

Gleiches gilt analog für die Anwendung von Mexiletin (Mexitil®), siehe weiter unten.

Lassen sich ventrikuläre Extrasystolen durch Lidocain oder Mexiletin nicht beseitigen, kann nach 5 bis 10 Minuten ein Therapieversuch mit Ajmalin (z. B. Gilurytmal®) und bei fortbestehender Rhythmusstörung nach weiteren 10 Minuten mit Propafenon (z. B. Rytmonorm®) unter Kontrolle von QRS-Breite und QT-Dauer dauergeführt werden.

- ○ Lidocain (z. B. Xylocain®): 50 mg i.v. und Lidocain-Infusionsrate steigern (max. 5 mg/min) bei Lidocain-Vorbehandlung.
- ○ Lidocain (z. B. Xylocain 2%): 100 bis 150 mg i.v. als initialer Bolus (wenn nicht mit Lidocain vorbehandelt wurde) und
- ○ Lidocain-Dauertropfinfusion (s. S. 80): 2 bis 4 mg/min für 12 bis 24 Std. anschließend [32] oder
- ○ Mexiletin (Mexitil®): Kurzinfusion mit Perfusor von 187 mg (3/4 Ampulle) innerhalb von 15 Minuten
- ○ anschließend 150 mg/Std. Mexitil® als Langzeitinfusion über 3 Std. bezogen auf 75 kg/KG, entsprechend 2 mg/Std. je kg KG.
- ○ Danach Drosselung der Infusionsgeschwindigkeit auf 37,5 mg/Std./75 kg, entsprechend 0,5 mg/Std./kg KG. Diese Dosierung kann, je nach Zustand und Reaktion des Patienten über 12 Std. beibehalten werden. Oder
- ○ Ajmalin (z. B. Gilurytmal®): 50 mg langsam i.v. bei Lidocain-Unwirksamkeit nach 5 bis 10 Minuten oder
- ○ Propafenon (z. B. Rytmonorm®): 1 bis 2 mg pro kg Körpergewicht langsam i.v. bei Ajmalin-Unwirksamkeit nach weiteren 10 Min.

d) Vorhofflimmern, Vorhofflattern, Vorhoftachykardie:

1. Karotisdruckversuch.
2. Verapamil (z. B. Isoptin): 5 bis 10 mg i.v.
3. Digoxin (z. B. Novodigal®): 0,4 bis 0,8 mg i.v.
4. Elektrische Kardioversion: **Erstmaßnahme** bei Herzinsuffizienz oder kardiogenem Schock! Cave: Vorbehandlung mit Digitalis.

Nur Vorhofflattern mit hoher Kammerfrequenz stellt eine echte Notsituation dar und sollte in der Regel schnell durch Kardioversion beherrscht werden.

5. Alternativ: Schnelle Vorhofstimulation (s. auch Anmerkungen S. 138).

e) Vorhofextrasystolen:
(Nur selten therapiebedürftig: s. Anmerkungen S. 104).

f) Sinustachykardie:
1. Sinustachykardie als Ausdruck der Katecholamin-Stimulation (Angst, Schmerzen):
   Analgesie und Sedierung verstärken!
   Ggf. – nach Ausschluß einer Herzinsuffizienz – Betarezeptorenblocker, z. B.
   Propranolol (Dociton®): 0,1 mg/kg KG fraktioniert i.v. oder Propafenon (Rytmonorm®): 1-2 mg/kg KG i.v.
2. Sinustachykardie als Ausdruck einer Herzinsuffizienz: Behandlung der Herzinsuffizienz s. S. 95.

2. Bradykarde Rhythmusstörungen
Bei Sinusbradykardie, sinuatrialen Blockierungen, bradykardem Vorhofflimmern oder Vorhofflattern, Vorhoftachykardie mit langsamer Kammerfrequenz, bei atrioventrikulären oder faszikulären Blockierungen ist die Indikation für eine temporäre (und eventuell permanente) Schrittmacher-Stimulation – unabhängig von der Infarktlokalisation – **immer** gegeben, wenn zerebrale (Schwindel, Synkopen, Verwirrtheit) oder kardiale (Hypotension, ventrikuläre Arrhythmien, Stauungsherzinsuffizienz) *Symptome* als Bradykardiefolge auftreten. Während bei Patienten mit *Hinterwandinfarkt* eine Schrittmachertherapie im allgemeinen nur bei Auftreten solcher Symptome notwendig wird, ist bei Patienten mit *Vorderwandinfarkt* auch bei asymptomatischem Verlauf die Indikation für einen temporären Schrittmacher bei kombinierten oder alternierenden faszikulären Blockierungen gegeben bzw. wenn eine faszikuläre Blockierung mit einem AV-Block Grad I oder Grad II vorliegt.

Bei folgenden neuaufgetretenen Konstellationen im Rahmen eines akuten Herzinfarkts ist also ein passagerer Schrittmacher grundsätzlich indiziert [12]:

1. Vorderwandinfarkt und AV-Blockierung (I.), II. oder III. Grades (bei I. Grad, wenn die PQ-Zeit größer als 0,24 sec ist [28]).
2. Vorderwandinfarkt und Rechtsschenkelblock und linksanteriorer Hemiblock.
3. Vorderwandinfarkt und Rechtsschenkelblock und linksposteriorer Hemiblock.
4. Vorderwandinfarkt und alternierendes Auftreten von Links- und Rechtsschenkelblock.
5. Vorderwandinfarkt und linksanteriorer Hemiblock und AV-Block I. oder II. Grades.
6. Vorderwandinfarkt und linksposteriorer Hemiblock und AV-Block I. oder II. Grades.

„Bei isoliertem Rechtsschenkelblock oder Linksschenkelblock und Vorderwandinfarkt erscheint eine Schrittmacherbehandlung gerechtfertigt" [12].

> Patienten mit Vorderwandinfarkt sind beim plötzlichen Übergang einer niedriggradigen Blockierung in einen AV-Block III. Grades gefährdet, weil bei ihnen mit einem spät einfallenden Ersatzrhythmus und einer Kammerfrequenz unter 40 Schlägen/min bzw. plötzlichen Asystolien zu rechnen ist. Die Blockierung liegt meist distal vom His-Bündel und zeigt kaum Rückbildungstendenzen.

Bei Patienten mit *Hinterwandinfarkt* ist auch bei komplettem AV-Block die Gefahr eines plötzlichen Herztodes gering, da es durch früh einfallende suprabifurkale Ersatzzentren meist zu einer ausreichenden Herzfrequenz um 50 Schlägen/min kommt. Der AV-Block III. Grades tritt kaum plötzlich, sondern meist nach niedriggradigen Blockierungen auf und ist meist reversibel (Tage bis Wochen).

C. Bei hämodynamischen Komplikationen des akuten Herzinfarktes

○ Ein akuter Herzinfarkt wird als hämodynamisch kompliziert angesehen, wenn eine Herzinsuffizienz, ein kardiogener Schock, eine Hypovolämie/Hypotonie oder eine Hypertonie/Hyperkinesie im Verlauf des akuten Geschehens auftreten.

- Klinische und radiologische Kriterien allein erlauben keine exakte Beurteilung der aktuellen Ventrikelfunktion des infarzierten Herzens. Der zentrale Venendruck steht nicht in direkter Beziehung zum linksventrikulären Füllungsdruck.
- Die Hämodynamik des Herzens und ihre eventuelle Beeinträchtigung durch einen frischen Infarkt, akute Veränderungen und Therapiefolgen können jedoch mit Hilfe des Swan-Ganz-Ballonkatheters genauer definiert werden. Diese Methode ist heute so weit vereinfacht, daß sie auch bei kritisch kranken Patienten ohne besondere Gefährdung durchgeführt werden kann.
- Man unterscheidet nach Füllungsdruck bzw. pulmonalem Kapillardruck und Herzindex fünf hämodynamische Klassen. Diese Einteilung ermöglicht eine spezifische Therapie mit differenten Pharmaka [30]. Möglicherweise verbessert eine an hämodynamischen Kriterien orientierte Therapie nicht nur die aktuelle Ventrikelfunktion, sondern trägt dazu bei, eine langsame oder schubweise Ausdehnung des Infarktes zu verhindern, die bei manchen Patienten im Verlauf der ersten Infarktwoche zum Bild des kardiogenen Schocks führt.

Indikationen zum hämodynamischen Monitoring sind:

- Präschock, Schock
- Lungenstauung, Lungenödem
- Maligne Rhythmusstörungen
- Schwerer, anhaltender Schmerzzustand
- Hoher CK-MB-Anstieg
- Große Infarktausdehnung im EKG
- Anhaltende Tachykardie >120/min
- Anhaltende Hypotonie <90 mm Hg
- Verlauf in Schüben, Rezidiv
- Verdacht auf Papillarmuskel- oder Septumruptur

- Die hämodynamische Überwachung sollte durchgeführt werden, bis Vasodilatatoren und/oder positiv inotrope Substanzen nicht mehr erforderlich sind und der Zustand des Patienten sich stabilisiert hat. Bei einzeitig verlaufenden Infarkten kann die Überwachung meist beendet werden, wenn PC-Druck und Herzindex über 12 bis 15 Stunden stabil sind. Verschlechterungen trotz einer anfangs stabilen Phase von mehr als 4 Stunden sind nicht selten. Verschlechterungen nach 24 Stunden bedeuten ein Rezidiv. Muß das Monitoring mehr als 72 Stunden fortgesetzt werden, sollte ein Katheterwechsel vorgenommen und ein neuer Venenzugang gesucht werden. Während der gesamten Messung bekommt der Patient 15 000-25 000 E. Heparin/24 Std. Dennoch treten harmlose lokale Venenreizungen und in etwa 2 % Thrombosen auf.

Hämodynamische Typisierung bei akutem Infarkt und spezielle Therapie

I. Kardiogener Schock

Bei einem Ausfall von mehr als 35 % linksventrikulärer Masse entwikkelt sich – akut oder protrahiert im Verlauf der ersten Woche – ein kardiogener Schock. Auch eine akute Mitralinsuffizienz bei Papillarmuskelabriß oder eine Ventrikelseptum- bzw. Ventrikelwandruptur können Schockursache sein.

Kriterien des kardiogenen Schocks

Herzfrequenz:	über 100 Schläge/min
Blutdruck:	unter 80 mm Hg systolisch
Urinproduktion:	unter 30 ml pro Stunde
Pulmonaler Kapillardruck:	über 22 mm Hg
Herzindex:	unter 1,8 l/min pro m^2 Körperoberfläche
Bewußtsein:	beginnende Eintrübung

Der kardiogene Schock hat bei einer Letalität von 80 bis 100 % eine äußerst ungünstige Prognose. Bei frühzeitigem Einsatz der im folgenden genannten therapeutischen Maßnahmen kann eine – wenn auch nur

Tabelle 3. Hämodynamische Typisierung bei akutem Infarkt und spezielle Therapie.

Charakterisierung	Häufigkeit (%)	Füllungs- bzw. PC-Druck (mm Hg)	Herzindex (l/min./m²)	Spezifische Therapie
I Kardiogener Schock	~ 10	erhöht: >22	erniedrigt: < 1,8	Dopamin, Dobutamin, Nitrate, Natrium-Nitroprussid, Ballongegenpulsation, Bypass, Infarktektomie.
II Herzinsuffizienz	~ 25	>18	< 2,2	Diuretika, Nitrate, Natrium-Nitroprussid (Digitalis)
III Hyperkinesie, Hyperfunktion	~ 5	normal: >12 < 14	erhöht: >3,5	Analgetika, Sedativa, Beta-Rezeptorenblocker, ggf.Nitrate.
IV Hypovolämie	~ 5	erniedrigt: < 8	erniedrigt: < 2,4	Volumenersatz (Plasmaexpander)
V „Normalfunktion“	~ 50	normal bzw. „optimal“: >12 < 18	normal: 2,2 - 3,5	keine spezielle Therapie

geringe – Senkung der ursprünglichen Letalität auf 70 bis 80 % erreicht werden.

1. *Sympathikomimetika:*
   - Dopamin — 180-360-720 µg/min
   - Dobutamin (z. B. Dobutrex) — 250-1500 µg/min
2. *Schleifen-Diuretika:*
   - Furosemid (z. B. Lasix) — 20-40-80 mg und mehr
3. *Vasodilatatoren:*
   - Isosorbiddinitrat (z. B. Isoket) — 60-600 µg/min

Natrium-Nitroprussid	
(z. B. Nipruss)	20-600 μg/min
4. *Sauerstoffzufuhr:*	10-14 l/min
5. *Azidoseausgleich:*	
Natrium-	
bikarbonat 8,4%	100 ml initial,
	dann nach Schätzung

6. *Elektrolytausgleich.*
7. *Ggf. intraaortale Ballongegenpulsation.*
8. *Ggf. kardiochirurgische Maßnahmen.*

II. Herzinsuffizienz

1. *Diuretika:*
   Furosemid (z. B. Lasix): 20-40-80 mg und mehr
2. *Vasodilatatoren:*
   Isosorbiddinitrat (z. B. Isoket): 60-600 μg/min
   Natrium-Nitroprussid (z. B. Nipruss): 20-600 μg/min
3. *Sauerstoff:*
   4 Liter/min

Cave:
1. Zu starke Senkung des Blutdrucks und damit des effektiven Koronarperfusionsdruckes und der myokardialen Durchblutung.
2. Zu starke Senkung des linksventrikulären Füllungsdruckes und Verminderung des Herzminutenvolumens.

Daher: Vasodilatatoren initial niedrig dosieren. Dosis nur stufenweise steigern in Abhängigkeit von Blutdruck und pulmonalem Kapillardruck (PCP).

> Vasodilatatoren dürfen nur gegeben werden, wenn:
> 1. pulmonaler Kapillardruck: nicht niedriger als 15-18 mm Hg
> 2. arterieller Blutdruck: nicht niedriger als 100/70 mm Hg

Bei akutem Lungenödem werden als erste Maßnahme rasch wirksame Nitrate oral, dann intravenös zusammen mit rasch wirksamen Schleifendiuretika (z. B. Lasix) i.v. und Morphium i.v. gegeben. Der Patient wird mit aufgerichtetem Oberkörper und herabhängenden Beinen gelagert, die Sauerstoffzufuhr auf 10-12 l pro Minute gesteigert.

III. Hyperkinesie bzw. hyperdyname Funktion (Hyperfunktion)
Siehe Anmerkungen S. 108.

IV. Hypovolämie - Hypotonie
Siehe Anmerkungen S. 109.

V. Hämodynamische „Normalfunktion"
Siehe Anmerkungen S. 110.

VI. Weitere hämodynamische Komplikationen

a) *Akuter Ventrikelseptumdefekt durch Septum-Perforation:*
Inzidenz etwa 1%. In seltenen Fällen schon in den ersten 24 Stunden, meist 4 bis 12 Tage nach klinischer Manifestation des akuten Infarktes. Leitsymptome: Wiederauftreten von Stenokardien, holosystolisches Geräusch links parasternal mit und ohne palpables Schwirren (50%), akute Dyspnoe und Blutdruckabfall, globale Herzinsuffizienz, Schock.
Einschwemmkatheter: Sauerstoffsättigungssprung zwischen rechtem Vorhof und rechtem Ventrikel, erhöhte Pulmonalarteriendrucke, vermindertes Herzminutenvolumen.
Linksventrikuläres Angiogramm (einschließlich Koronarangiographie): Links-Rechts-Shunt auf Ventrikelebene.
Differentialdiagnose: akute Mitralinsuffizienz.
Therapie: Nitroprussid-Natrium (s. S. 189), Dopamin, Dobutamin (wie bei schwerer Herzinsuffizienz bzw. kardiogenem Schock [19]). Operativer Verschluß.

b) *Akute Mitralinsuffizienz durch Papillarmuskel-Dysfunktion oder -Abriß:*
Inzidenz etwa 1%, meist innerhalb der ersten 10 Tage nach Infarkteintritt.
Leitsymptom: Systolikum mit p.m. über der Herzspitze und axillarer Fortleitung.

Einschwemmkatheter: hohe V-Welle in der pulmonalen Kapillardruckkurve.

Hämodynamik: Minderung des Herzminutenvolumens in Abhängigkeit von der Schwere der Mitralinsuffizienz durch das Regurgitationsvolumen, Erhöhung des pulmonalen Kapillardrucks.

EKG: meist Sinusrhythmus.

Thorax-Röntgen: linker Vorhof anfangs meist normal groß.

Therapie: Nitroprussid-Natrium (s. S. 189) zur Verminderung der Nachlast, Besserung des Verhältnisses von Schlagvolumen zu Regurgitationsvolumen, Erniedrigung des pulmonalen Kapillardrucks, Besserung der klinischen Symptomatik.

Zusätzlich Dopamin bzw. Dobutamin. Intraaortale Ballonpumpe. Rasche Verlegung in ein kardio-chirurgisches Zentrum.

Mortalität: 70% in den ersten 24 Stunden durch Herzinsuffizienz und kardiogenen Schock.

c) *Perikardtamponade durch Ventrikelruptur:*

bei 10% der in der Klinik versterbenden Patienten. In der Regel tödlich. Vereinzelt erfolgreiche Perikardpunktion (s. S. 214).

d) *Infarzierung des rechten Ventrikels:*

Leitsymptome: Rechtsherzinsuffizienz, Einfluß-Stauung, Blutdruckabfall, keine Lungenstauungszeichen. Mittlerer rechter Vorhofdruck: > 10 mm Hg.

Differentialdiagnose: Lungenembolie (s. S. 217) [21], konstriktive Perikarditis, Perikardtamponade (s. S. 217: echokardiographische Unterscheidung).

Therapie: vorsichtige Flüssigkeitsgabe zur Erhöhung des linksventrikulären Füllungsdruckes und damit des Herzminutenvolumens, Vasodilatatoren zur Reduktion des Widerstandes gegen den der Ventrikel auswirft.

Keine Diuretika! Keine intraaortale Ballonpumpe! Bei Hypotension: Dopamin bzw. Dobutamin.

Isolierte Infarkte der rechten Kammer (und der Vorhöfe) sind selten (3%), eine Rechtsherzbeteiligung ist bei infero-posterioren Infarkten häufig (10-30%) [21].

D. Weitere diagnostische und Überwachungsmaßnahmen

- ○ Kontrolle und Dokumentation des Inspektions-, Palpations- und Auskultationsbefundes.
- ○ EKG- und Frequenz-Monotoring (Alarmeinstellung bei 50/min als Minimum und 110/min als Maximum).
- ○ Blutdruckmessung, in der 1. Std. alle 15 Min., dann 2mal stündlich. EKG mit allen Ableitungen (tgl.).
- ○ Abnahme von Venenblut für CPK, CK-MB, GOT, LDH, alpha-HBDH, Blutbild, Blutzucker, Kreatinin, Harnstoff, Gerinnungsstatus, Natrium, Kalium. Blutgasanalyse, Analyse des Säure-Basen-Haushaltes (evtl. 4- bis 8stdl.).
- ○ Thorax-Aufnahme im Sitzen (oder Liegen) mittels C-Bogen (evtl. tgl.).
- ○ Flüssigkeitsbilanzierung: Bestimmung von Einfuhr und Ausfuhr, ggf. Blasenkatheter zur Messung der Urinausscheidung (bei Präschock – Schock stündlich).
- ○ Kontrolle der Atemfrequenz (2stdl.).
- ○ Temperaturmessung (2mal tgl.).
- ○ ZVD, besser Pulmonalarteriendrucke mittels mehrlumigen Einschwemmkatheters zur Messung von ZVD, des Pulmonalarteriendruckes, des pulmonalen Kapillardruckes (PCP), der AVDO2, des Herzzeitvolumens, ggf. zur (volumenlimitierten) Infusion.
- ○ „Blutige" arterielle Blutdruckmessung (A. radialis, brachialis, axillaris), z. B. bei kardiogenem Schock oder Therapie mit Vasodilatatoren.
- ○ Bedside-Echokardiographie? (LV-Diameter? Abstand E.-Septum? Wandbewegung?).
- ○ (Myokard-Bloodpool-Szintigraphie?).

Anmerkungen zu „Typische Krankheitszeichen (Leitsymptome)"

Bei alten Patienten, vor allem bei Diabetikern, können Infarkte mehr oder minder „stumm", d. h. schmerzlos verlaufen. Nur einige der genannten vegetativen Zeichen oder Komplikationen wie Rhythmusstörungen, Herzinsuffizienz und Schocksymptome weisen dann auf das akute Infarktereignis hin. Andere *subjektive* Symptome können indirekte Hinweise sein [25]:

Allgemeine Schwäche, Mattigkeit, schnellere Ermüdbarkeit.

Plötzlich einsetzendes Angstgefühl, innere Unruhe, Schlaflosigkeit, motorische Unruhe.

Zerebrale Symptome in Form von Verwirrungszuständen und apoplektiformen Erscheinungen.

Gastrointestinale Symptome in Form von Leibschmerzen, Übelkeit, Erbrechen, Völlegefühl, Appetitlosigkeit, Stuhlgang oder Diarrhoe (Vagusreizung).

Außerdem können folgende *objektive* Zeichen zur Diagnose eines sog. stummen Herzinfarktes führen:

Temperaturen unklarer Genese, Leukozytose unbekannter Ursache, plötzlicher Abfall des Blutdrucks oder fortlaufende Erniedrigung, vor allem bei vorbestehender Hypertension, sowie starke Abnahme der Blutdruckamplitude, plötzlich einsetzende Herzvergrößerung, perikarditisches Reiben [25].

Anmerkungen zu „Spezielle und Laboruntersuchungen"

Ruhe-EKG: Dabei sind folgende Fallgruben zu beachten, bei welchen eine Infarktdiagnostik erschwert sein kann, weil sie entweder einen Infarkt vortäuschen oder ihn maskieren: Linksschenkelblock, WPW, Cor pulmonale chronicum, Cor pulmonale acutum bei Lungenembolie, Lage-Q-III.

Enzymdiagnostik: Da CPK und CK-MB den frühesten und höchsten Anstieg und die höchste Kardioselektivität aufweisen, sind sie für die Herzinfarktdiagnostik am wichtigsten, aber auch die CK-MB ist keineswegs absolut sicher:

0 bis 17% falsch positive und 2 bis 18% falsch negative Ergebnisse sind beschrieben.

Bei engmaschigen Bestimmungen kann der maximale Enzymanstieg exakt festgelegt werden. Die Entwicklungsdynamik des Herzinfarkts und das Auftreten von Re-Infarkten werden durch den Enzymkurvenverlauf deutlich. LDH oder HBDH besitzen beim mehrere Tage alten Infarkt, bei dem die CPK bereits zur Norm zurückgekehrt ist, noch Aussagewert [10].

Anmerkungen zu „Sofortmaßnahmen im Krankenhaus“

1. Schaffung eines stabilen Venenzugangs

Die Schaffung eines stabilen Venenzugangs ist außerordentlich wichtig. Intramuskuläre Injektionen sollten unterbleiben:

a) Wegen der Beeinflussung der CPK-Werte.
Vor allem nach intramuskulären Injektionen kann die CPK, je nach Zahl der Injektionen, auf mehr als das 8fache der Norm ansteigen und bis zu einer Woche erhöht bleiben. Dieses Phänomen führt in der Klinik am häufigsten zur „enzymatischen Fehldiagnose“ Herzinfarkt. Bei Patienten mit Herzinfarkt, die i.m. Injektionen erhielten, bleibt die Gesamt-CPK-Aktivität lange erhöht, während die CK-MB den für den unkomplizierten Infarkt typischen Aktivitätsabfall zeigt [10].

b) Wegen der Interferenz mit einer in der Klinik möglicherweise angestrebten Antikoagulation oder Fibrinolyse.

c) Wegen des erforderlichen raschen Wirkungseintritts der Notfall-Medikamente.

d) Wegen der bei Kreislaufinsuffizienz und Präschock unklaren und unsicheren Resorption.

(Diese Einwände sind auch bei der intramuskulären Arrhythmie-Prophylaxe mit Xylocain zu erwägen!)

Da beim frischen Herzinfarkt ein bisher unkomplizierter Verlauf jederzeit in einen komplizierten und damit potentiellen, vital bedrohlichen übergehen kann, sollte man gerade in der Praxis auch dann nicht auf den stabilen Venenzugang verzichten, wenn es dem Patienten anscheinend gut geht.

2. Sedierung und Schmerzbekämpfung

Rasche Injektion größerer Dosen von z. B. Valium können besonders bei älteren Patienten zur Atemdepression führen. Dennoch ist beim kardialen Schmerz eine sofortige effektive Schmerzbeseitigung angezeigt, um den Patienten vom Schmerzerlebnis zu befreien und damit zugleich unerwünschte Auswirkungen des Schmerzes auf das kardiovaskuläre System wie Katecholamin-Ausschüttung und Steigerung von Herzfrequenz und Blutdruck zu verhindern. Kein Morphium, wenn ein akutes Abdomen bzw. eine Gallenblasen-Kolik nicht ausgeschlossen werden kann! Sonst sind Morphiate die Mittel der Wahl. Bei stärksten Schmerzen ist Fentanyl gerechtfertigt, von dem keine ungünstigen hämodynamischen Effekte bekannt sind. Pentazocin (z. B. Fortral®) kann zu einer Erhöhung des linksventrikulären enddiastolischen Drucks und des peripheren Widerstandes führen, somit zu einer Zunahme des myokardialen Sauerstoffverbrauchs, möglicherweise zu einer Vergrößerung der Nekrosezone. Die Bedeutung dieser Effekte wird nicht einheitlich beurteilt.

3. Nitratgabe

Schnell wirkende Nitropräparate reduzieren Sauerstoffverbrauch, Herzarbeit und linksventrikulären Füllungsdruck durch „venous pooling" und damit Schmerz und Dyspnoe („innerer Aderlaß"). Bei Patienten mit Linksinsuffizienz steigen Herzminutenvolumen und Schlagvolumen. Möglicherweise haben sie einen günstigen Einfluß auf Infarktgröße, Rhythmusstörungen und das Auftreten von Re-Infarkten bzw. die Frühmortalität. Auch bei unkomplizierten frischen Infarkten mit normaler Hämodynamik wird daher ihr routinemäßiger Einsatz als Basistherapie – möglichst unter Kontrolle der zentralen Hämodynamik – diskutiert [1, 4, 17].

4. Thrombose- und Embolienprophylaxe

Heparin (full-dose bzw. low-dose) wird zur Verhütung peripherer tiefer Venenthrombosen und Lungenembolien, aber auch wegen des Risikos arterieller Embolien gegeben. Sofern keine Kontraindikationen vorliegen, werden bei *hohem Embolie-Risiko konventionelle Heparin-Dosen* empfohlen: (30 000-40 000 E/24 Stunden). Ein erhöhtes Embolierisiko liegt z. B. vor bei: Herzwand-Aneurysma, „low output"-Syndrom, kardiogenem Schock, intermittierendem Vorhofflimmern, Zustand nach tiefer Thrombose, Zustand nach arterieller oder pulmonaler Embolie, Adipositas, langer Bettruhe. *Low-dose-Heparin* 2-3 × 5000 E s.c. wird empfohlen bei *geringem Embolie-Risiko bzw. (relativen) Kontraindikationen:* Blutungsneigung bei hämorrhagischer Diathese, schwere Hypertonie, Ulzera des Verdauungstraktes, Endokarditis, Perikarditis, schwere Nieren- und Lebererkrankungen, Eingriffe an Gehirn und Rückenmark. Ob Low-dose-Heparin auch vor arteriellen Embolien schützt, ist allerdings bisher nicht erwiesen. Bei wirksamer Dosierung muß die Thrombinzeit auf das Zwei- bis Dreifache der

Norm ansteigen. Bei Blutung: Inaktivierung des im Organismus befindlichen Heparins durch Protamin Roche®: 1 ml neutralisiert 10 000 I.E. Heparin.

Thrombolyse
Über eine systemische, ggf. intrakoronare Thrombolyse liegen neue Erfahrungen vor. Ihr Stellenwert ist derzeit jedoch noch nicht eindeutig festgelegt. Abschließende Stellungnahmen müssen noch abgewartet werden.

Anmerkungen zu „Sofortmaßnahmen bei rhythmogenen Komplikationen des akuten Herzinfarktes"

1. Tachykarde Rhythmusstörungen
Häufigste Todesursache in der Frühphase des Herzinfarktes ist der plötzliche Herztod infolge tachykarder Rhythmusstörungen (Kammerflimmern). Die primäre Asystolie ist wesentlich seltener. Kammerflimmern wird oft durch ventrikuläre Extrasystolen oder Tachykardien eingeleitet.

Ob Lidocain in der prähospitalen Frühphase primärprophylaktisch wirksam ist, ist bisher nicht gesichert. In späteren Stadien des Infarktes lassen sich lebensbedrohliche ventrikuläre Rhythmusstörungen damit verhindern.

Für diesen Zweck sind gebrauchsfertige Xylocain®-Spritzampullen 10% (300 mg) zur Injektion in den M. deltoideus im Handel.

Voraussetzungen für die Lidocaingabe: Herzfrequenz über 60/min, Blutdruck systolisch über 90 mm Hg, Patient unter 70 Jahre. Nach intramuskulärer Lidocain-Prophylaxe muß die CK-MB- (statt CPK-)Bestimmung durchgeführt werden. Daher: weiterbehandelnden Arzt informieren!

a) Kammerflimmern und Kammerflattern
Sie werden auf Intensivstationen in etwa 10% aller Infarkte in den ersten Stunden nach Auftreten der akuten Symptomatik beobachtet. Die Häufigkeit nimmt bis zur vierten Stunde rasch ab. Therapiemaßnahmen, die frühzeitig einsetzen, sind bei primärem Kammerflimmern meist erfolgreich, allerdings in Abhängigkeit davon, ob neben dem Kammerflimmern weitere Komplikationen, wie kardiogener Schock

oder Herzinsuffizienz (sekundäres Kammerflimmern), bestehen bzw. ob das Kammerflimmern ein agonales Ereignis darstellt.

Erfolgte die Defibrillation verzögert, so nimmt die Wahrscheinlichkeit, einen stabilen Rhythmus herzustellen, ab: Es treten vermehrt rekurrierende Ventrikeltachykardien bzw. Ventrikelflimmern auf. Vor einer erneuten Defibrillation sind Hypoxämie, Azidose oder Elektrolytverschiebungen auszugleichen, zusätzlich ist Lidocain zu verabreichen. Bei Therapieresistenz bzw. Rezidiven kann durch Orciprenalin feines Flimmern zu gröberem konvertieren: Es wächst dadurch die Chance, bei einer erneuten Defibrillation erfolgreich zu sein.

b) Kammertachykardien (drei oder mehr ektopische QRS-Komplexe mit einem Intervall von weniger als 500 msec.)
Sie signalisieren eine Ventrikelirritabilität. Sie gelten als mögliche „warnende" Vorläufer von Kammerflimmern. Sie treten vor allem bei großen transmuralen Infarkten auf, die mit schwerer Beeinträchtigung der linksventrikulären Funktion einhergehen. Sie sind stets sofort behandlungsbedürftig. Bei Kammertachykardie mit einer Frequenz über 150/min bedeutet dies wegen der ungünstigen hämodynamischen Konsequenzen: sofortige Kardioversion noch vor der auf jeden Fall angezeigten Lidocain-Rezidiv-Prophylaxe. Wenn wegen plumper, deformierter R-Zacken eine Triggerung durch das EKG nicht möglich ist: Defibrillation. Bei einer Kammertachykardie mit einer Herzfrequenz unter 150/min ggf. zuerst Lidocain, bei Unwirksamkeit Kardioversion und anschließend Lidocain-Rezidiv-Prophylaxe [28]. Mexiletin kann bei Lidocain-Resistenz wirksam sein [32]. Bei den alternativen Antiarrhythmika der 2. Wahl sind Nebenwirkungen wie Sinusknotendepression, AV-Leitungsstörungen, QRS-Breiten- und QT-Dauer-Zunahme zu beachten. Nach erfolgreicher Therapie: sorgfältige Überwachung in Kardioversions- bzw. Reanimationsbereitschaft: Elektrolytstörungen? Hypoxämie? Herzinsuffizienz?

c) Vorhofflimmern, Vorhofflattern, Vorhoftachykardie
Paroxysmales Vorhofflimmern oder -flattern tritt bei etwa 20 bis 25 % der Patienten im akuten Infarktstadium intermittierend auf [32]. Vorhoftachykardien sind mit 5 % selten. Die mittlere Kammerfrequenz liegt bei den meisten Patienten um 100 pro min, nur bei 20 % werden

mittlere Frequenzen um 125 pro min beobachtet. Die Mehrzahl paroxysmaler Attacken konvertiert nach kurzer Zeit spontan zum Sinusrhythmus. Aus der meist nur mäßig hohen Kammerfrequenz und der ausgeprägten Tendenz zur spontanen Rückbildung folgt, daß die Anfälle nur ausnahmsweise bei schneller Kammerfrequenz speziell behandelt werden müssen, wenn die Gefahr der Infarktausdehnung und der Verminderung des Herzminutenvolumens besteht. Die Behandlung geschieht in gleicher Weise und mit gleichem Erfolg wie bei einem Patienten ohne Infarkt (s. S. 142). Ziel ist die Senkung der Kammerfrequenz durch Blockade der AV-Überleitung. Am besten geeignet ist dazu Verapamil, das aber wegen seiner nur kurzfristig anhaltenden Wirkung entweder wiederholt injiziert oder infundiert werden muß.

Eine Alternative stellt bei Vorhofflattern und Vorhoftachykardie die schnelle Vorhofstimulation über eine transvenöse intraatriale Elektrode dar. Wenn es gelingt, Vorhofflimmern zu induzieren, kann somit eine Abnahme der Kammerfrequenz erreicht werden.

Dieses Verfahren ist die Methode der Wahl bei einer möglichen Digitalisintoxikation, auf die eine atriale Tachykardie mit Block hinweisen kann.

d) Vorhofextrasystolen

Vorhofextrasystolen treten bei etwa 50% aller Patienten mit akutem Herzinfarkt auf. Sie können Ausdruck eines gesteigerten Sympathikotonus oder einer herzinsuffizienzbedingten Vorhofdrucksteigerung sein. Da sie Hämodynamik und myokardiale Sauerstoffbilanz meist kaum beeinflussen, sind sie nur therapiepflichtig, wenn aufgrund ihrer Häufigkeit die Gefahr besteht, daß sie Vorläufer atrialer Tachykardien sind. Zunächst wird der Patient sediert und ggf. die Herzinsuffizienz behandelt. Wenn eine Herzinsuffizienz sicher ausgeschlossen werden kann, ist in bedrohlichen Fällen Propranolol (z. B. Dociton®): 0,1 mg pro kg Körpergewicht fraktioniert i.v. oder eine Äquivalenzdosis eines anderen Betarezeptorenblockers indiziert. Alternativ Propafenon (z. B. Rytmonorm®): 1 bis 2 mg pro kg Körpergewicht i.v. Meist ist jedoch von Anfang an eine orale Behandlung mit Chinidin (z. B. Chinidin Duriles®): 4 bis 6 Tabletten oder Disopyramid (Rytmodul®): 600 bis 900 mg ausreichend [28].

e) Sinustachykardie

Hier steht die Therapie der Ursachen im Vordergrund. Ist die Sinustachykardie Ausdruck eines gesteigerten Sympathikotonus (Angst, Schmerzen), kann die Frequenz oft schon durch eine ausreichende Analgesie und Sedierung gesenkt werden. Bei Fortbestehen der Sinustachykardie zusätzlich Propranolol (z. B. Dociton®): 0,1 mg pro kg Körpergewicht fraktioniert i.v., wenn eine Herzinsuffizienz ausgeschlossen werden kann und Blutdruck und AV-Überleitung dies zulassen. Eine Stunde später Beginn einer oralen Medikation: 20 bis 80 mg 6stündlich. Nur bei einer Kontraindikation für Betarezeptorenblokker: Propafenon (z. B. Rytmonorm®): 1 bis 2 mg pro kg Körpergewicht i.v.

2. Bradykarde Rhythmusstörungen

- Auch bei Bradykardien können ventrikuläre Extrasystolen auftreten und letztlich zu Kammerflimmern führen. Zur Unterdrükkung dieser Extrasystolen ist die Anhebung der Grundfrequenz mittels Atropin oder Ipratropiumbromid (Itrop®) indiziert. Ist damit kein Effekt zu erzielen, kann ein Versuch mit Alupent® unternommen werden. Dadurch können allerdings auch ektope Zentren aktiviert werden, und die Extrasystolie kann in unerwünschter Weise zunehmen. Außerdem erhöhen Sympathikomimetika den myokardialen Sauerstoffverbrauch und können zu einer Vergrößerung der Ischämiezone führen. Im Notfall kann auf diese Weise jedoch oft eine ausreichende Kammerschlagfolge aufrechterhalten werden, bis ein Herzschrittmacher zur Verfügung steht.
- Beim frischen Herzinfarkt ist es oft schwierig, zerebrale oder kardiale Symptome zu erfassen und auch zu unterscheiden, ob diese durch therapeutische Maßnahmen (Sedativa, Analgetika, Antiarrhythmika) verschleiert bzw. hervorgerufen werden. Außerdem ist eine Unterscheidung, ob die Beschwerden mehr durch den Frequenzabfall oder überwiegend durch die Myokardinsuffizienz bedingt sind, oft nicht möglich. Mitunter zeigt sich bei diesen Kranken trotz Anhebung der Herzfrequenz keine Besserung [28]. Es hat sich bis heute statistisch auch nicht sichern lassen, daß die Überlebensrate durch die Schrittmachertherapie bei Patienten mit aku-

tem Herzinfarkt und bradykarden Rhythmusstörungen günstig beeinflußt wird, da die Prognose entscheidend durch Lokalisation, Schweregrad und Ausmaß der koronaren Herzerkrankung bestimmt wird. Im Einzelfall bleibt jedoch unbestritten, daß ein plötzlicher Herztod infolge extremer Bradykardie oder Asystolie durch einen Schrittmacher verhindert werden kann [28].

○ Die Einteilung in „tachykarde“ und „bradykarde“ Rhythmusstörungen hat sich trotz ihrer Ungenauigkeit übrigens didaktisch gut bewährt unter der Voraussetzung, daß alle aktiven Heterotopien, also auch Extrasystolen mit fehlender oder nur geringer Zunahme der Herzfrequenz, in die sogenannten „tachykarden Rhythmusstörungen“ einbezogen werden.

Anmerkungen zu „Sofortmaßnahmen bei hämodynamischen Komplikationen des akuten Herzinfarktes“

1. Kardiogener Schock

1. Sympathikomimetika (Dopamin, Dobutamin): führen in unterschiedlichem Ausmaß zu einem Anstieg von arteriellem Blutdruck, Herzminutenvolumen bzw. Herzindex und Herzfrequenz. Sie sollen so dosiert werden, daß der Blutdruck nicht über 105/70 mm Hg ansteigt.

Dopamin: Steigerung des mittleren arteriellen Drucks, des koronaren Perfusionsdrucks, des Schlagvolumens, des Herzminutenvolumens, der Auswurffraktion, der Diurese. Senkung des peripheren arteriellen Widerstandes. Zur Senkung des linksventrikulären Füllungsdrucks zusätzlich Nitrate. Optimaler Grenzwert des linksventrikulären Füllungsdrucks bei akutem Herzinfarkt: 18 mm Hg.

Dobutamin: ähnliche Wirkungen wie Dopamin, Steigerung von Schlagvolumen und Herzindex, relativ selektive Wirkung auf die kardialen Betarezeptoren, wenig Einfluß auf die Herzfrequenz; über Entwicklung von Arrhythmie-Neigung noch keine sicheren Aussagen möglich.

Die Kombination z. B. Dobutamin-Natrium-Nitroprussid verbindet die therapeutischen Vorzüge beider Substanzen: Senkung des Füllungsdrucks und des peripheren arteriellen Gefäßwiderstandes, jedoch geringere Senkung des aortalen Mitteldrucks als unter Nitroprussid-Natrium allein.

Zu dieser Kombination kann niedrig dosiertes Dopamin zur Steigerung der Diurese durch Stimulation der dopaminergen Rezeptoren der Niere hinzugegeben werden.

2. *Schleifen-Diuretika* (Furosemid) und
3. *Vasodilatatoren* (Isosorbiddinitrat, Natrium-Nitroprussid) können beim kardiogenen Schock nicht allein gegeben werden, nur in Kombination mit positiv inotropen Substanzen, da sonst die Gefahr einer weiteren Blutdrucksenkung und Minderung der koronaren Perfusion besteht. Auch hier: stufenweise Steigerung der Dosis nach arteriellem Blutdruck und linksventrikulärem Füllungsdruck.
4. *Sauerstoffzufuhr, Azidoseausgleich, Elektrolytausgleich*
Elektrolytverschiebungen, Hypoxämie und Azidose müssen, besonders bei Katecholamingabe, ausgeglichen werden. Der Natriumbikarbonatbedarf wird nach einer initialen Gabe von 100 ml geschätzt:

$$\text{ml Natriumbikarbonat} = \frac{\text{Base exc.} \times \text{kg Körpergewicht}}{3}$$

Wenn die genannten Maßnahmen nicht ausreichen, wird man – sofern die Möglichkeit gegeben ist – das Herz mechanisch mit Hilfe der intraaortalen Ballongegenpulsation unterstützen und eine Koronarangiographie und Ventrikulographie durchführen, um notfalls einen kardio-chirurgischen Eingriff durchzuführen. Der frühzeitige Einsatz der intraaortalen Ballonpumpe scheint die Überlebenschancen von Schockpatienten und Präschockpatienten zu erhöhen (Einzelbeobachtungen!). Die Erfahrungen mit der Bypass-Chirurgie bzw. Infarktektomie bei Schockpatienten sind noch limitiert und widersprüchlich.

2. Herzinsuffizienz

Bei der hämodynamischen Komplikation Herzinsuffizienz sind rasch wirksame Schleifendiuretika (z. B. Lasix) indiziert: Senkung des Füllungsdrucks, des enddiastolischen linksventrikulären Volumens, der myokardialen Wandspannung, des myokardialen Sauerstoffbedarfs. Wirkungseintritt nach 5 Minuten, noch vor der diuretischen Wirkung. Dosierung nach Füllungsdruck: optimaler Bereich zwischen 15 und 18 mm Hg.

Cave: eine Unterschreitung dieses optimalen Füllungsdrucks ist mit einer Senkung des Herzminutenvolumens verbunden!

Zusätzlich: Einsatz von Vasodilatatoren (Isosorbiddinitrat, Natrium-Nitroprussid). Wirkung: Verminderung der linksventrikulären Füllung, Verminderung der linksventrikulären Wandspannung, Abnahme des myokardialen Sauerstoffbedarfs, Senkung des pulmonalen Kapillardrucks, Verbesserung der Stauungssymptomatik, Zunahme des effektiven Herzminutenvolumens über eine Verminderung des peripheren Widerstandes.

Vor allem bei NPN-Therapie (siehe Ausführungen im Kapitel „Der hypertensive Notfall"!) muß eine hämodynamische Überwachung gewährleistet sein (Füllungsdruck, Herzminutenvolumen, arterieller Blutdruck).

Der mittlere arterielle Blutdruck sollte nicht unter 80 mm Hg sinken. Nicht die arterielle Blutdrucksenkung ist das Ziel, sondern die Widerstandssenkung! Sinkt der Füllungsdruck unter 15 mm Hg, ist der „optimale" Füllungsdruck unterschritten, das Herzminutenvolumen fällt ab, und es kann zu einer reflektorischen Tachykardie kommen.

Gegenüber Digitalis-Glykosiden wird Zurückhaltung empfohlen, da sie keine akute Besserung erwarten lassen, zumal das Herzminutenvolumen dadurch kaum ansteigt und die ohnehin geringe Senkung des Füllungsdrucks nicht sofort eintritt, und da sie möglicherweise (durch periphere Vasokonstriktion) zu einer Zunahme des Lungenödems führen können [28].

Außerdem erhöht die positiv-inotrope Wirkung den myokardialen Sauerstoffverbrauch.

3. Hyperkinesie bzw. hyperdyname Funktion (Hyperfunktion)

Patienten, die aufgrund eines gesteigerten Sympathikotonus eine Frequenzsteigerung, eine Blutdruckerhöhung und einen erhöhten Herzindex bei gutem klinischen Zustand aufweisen, betreiben einen „Luxus-Sauerstoffverbrauch". Oft wird allein durch eine ausreichende Schmerzbekämpfung und Sedierung eine Blutdrucknormalisierung erreicht. Eine vorsichtige Blutdruck- und Frequenzsenkung mittels Betablockern senkt den erhöhten myokardialen Sauerstoffverbrauch und damit die kumulative Kreatinin-Kinase, die ein Maß für die Herzmuskelschädigung darstellt, im Vergleich zu einer unbehandelten Kontrollgruppe [2]. Dosierung nach Blutdruck (nicht unter 90 mm Hg) und Herzfrequenz (nicht unter 60/min.), sofern keine Herzinsuffizienz vorliegt. Bei unzureichender Blutdrucksenkung: Nitrate sublingual oder als Infusion. Bei exzessiv erhöhten Blutdruckwerten (selten): vorsichtige Gabe von Natrium-Nitroprussid, beginnend mit niedriger Dosierung.

Grundsätzlich stellt eine hyperzirkulatorische Kreislaufsituation, die wahrscheinlich durch eine erhöhte Katecholamin-Freisetzung bedingt ist, eine für das Infarktherz ungünstige Arbeitsbelastung dar. Mit Abnahme des Herzzeitvolumens und des Blutdrucks ist bei diesen Patienten nicht selten eine beeindruckende Besserung der akuten Symptomatik, vor allem aber des Infarktschmerzes, zu beobachten [30].

4. Hypovolämie - Hypotonie

Patienten mit relativer oder absoluter Hypovolämie bedürfen einer vorsichtigen Volumentherapie. Bei ihnen hat das verminderte Blutvolumen einen reduzierten venösen Rückfluß mit niedrigem Zeitvolumen und Füllungsdruck sowie kompensatorischem Frequenzanstieg zur Folge. Ursache der Hypovolämie können verstärktes Schwitzen und/oder Erbrechen, unzureichende Flüssigkeitsaufnahme bzw. eine zu intensive diuretische und laxierende Therapie sein. In der Initialphase des Infarktes kann der Flüssigkeitsverlust durch eine Kombination der genannten Ursachen so ausgeprägt sein, daß das Bild eines Schockzustandes imponiert, ohne daß die linksventrikuläre Funktion wesentlich beeinträchtigt ist. Hier ist die Titration mit Plasmamexpandern, z. B. mit Humanalbumin 5 % (100 bis 250 ml) oder niedermolekularen Dextranen (z. B. 500 bis 1000 ml 10 %iges Rheomarodex) bis zur Normalisierung des erniedrigten pulmonalen Kapillardrucks das Mittel der Wahl. Hierdurch kommt es im Regelfall zu einem Anstieg des niedrigen Herzzeitvolumens, zur Normalisierung des kompensatorischen Frequenzanstieges und zur Besserung der peripheren Durchblutung. Der „optimale" Füllungsdruck von etwa 18 mm Hg sollte jedoch nicht überschritten werden. Bleibt das Herzzeitvolumen dabei weiterhin niedrig, so ist ein großer Infarkt anzunehmen. Dann muß wie bei der Herzinsuffizienz weiterbehandelt werden.

Handelt es sich bei der Hypovolämie um eine reflektorische, funktionelle Fehlverteilung im Sinne eines vasovagalen Syndroms mit Hypotonie und Bradykardie, das besonders im Initialzustand des akuten Hinterwand-Infarktes zu beobachten ist, so läßt sich durch Atropin oft eine dramatische Besserung der Kreislaufsituation erreichen.

5. Hämodynamische „Normalfunktion"

Patienten mit normaler Hämodynamik bedürfen keiner spezifischen Therapie. Dabei gilt beim infarzierten linken Ventrikel als für die Förderleistung des Herzens optimaler Füllungsdruck der Bereich zwischen 14 und 18 mm Hg. Routinemäßige Nitroglyzeringaben unter der Vorstellung einer möglichen Infarktgrößenreduktion werden auch bei diesen Patienten diskutiert. Ergebnisse über eine signifikante Reduktion der kumulativen CK-MB im Vergleich mit unbehandelten Patienten liegen vor [5]. Ferner gibt es Berichte über Verminderung der ST-Streckensenkungen nach Applikation von Nitroglyzerin [11] und Pindolol [15].

Allerdings könnte die Senkung des arteriellen Drucks unter den Normbereich zur Unterschreitung des kritischen koronaren Perfusionsdrucks führen. Bei Hauptstammstenosen sind Todesfälle nach starker Blutdrucksenkung beobachtet worden. Man muß also sehr sorgfältig auf den arteriellen Druck, das Auftreten einer Angina pectoris und auf das ST-Strecken-Verhalten achten [2].

Literatur

[1] Baedecker, W., A. Wirtzfeld, D. Sack: Die intravenöse Nitrattherapie zur Behandlung des akuten Myokardinfarktes. Med. Klin. 72, 1880 (1977).

[2] Bleifeld, W.: Intensivüberwachung beim Herzinfarkt Herz/Kreislauf 5, 53 (1973).

[3] Bleifeld, W.: Therapie des akuten Herzinfarktes aus hämodynamischer Sicht Dtsch. med. Wschr. 104, 1215-1219 (1979).

[4] Bussmann, W. D., G. Barthe, H. Klepzig jr., M. Kaltenbach: Nitroglycerindauertherapie beim frischen Herzinfarkt im Vergleich zu einer nicht behandelten Kontrollgruppe. Med. Klin. 74, 191 (1979).

[5] Bussmann, W. D., H. Schöfer, M. Kaltenbach: Wirkung von Nitroglycerin beim akuten Myokardinfarkt. II. Intravenöse Dauerinfusion von Nitroglycerin bei Patienten mit und ohne Linksinsuffizienz und ihre Auswirkungen auf die Infarktgröße. Dtsch. med. Wschr. 101, 642 (1976).

[6] Bussmann, W. D. (Hrsg.): Der

kardiale Notfall. Medidac + hospital, Jg. 1, Bd. I. programmed. med. pharm. Verlags GmbH, 6 Frankfurt/M. 1981.

[7] Crexells, C., K. Chatterjee, J. S. Forrester, K. Dikshit, H. J. C. Swan: Optimal level of filling pressure in the left side of the heart in acute myocardial infarction. New Engl. J. Med. 289, 1263 (1973).

[8] Cyran, J., Ch. Kühnel, J. Zähringer, H.-D. Bolte, B. Lüderitz: Die Änderung der Hämodynamik des Herzens unter dem kombinierten Einfluß von Nitroglycerin und Dopamin bei hochgradiger Linksherzinsuffizienz. Z. Kardiol. 67, 759 (1978).

[9] Cyran, J., H. Hellwig: Zum Dosierungsproblem der Nitroglycerin-Dauerinfusion bei Patienten mit schwerer Herzinsuffizienz. Intensivmed. 15, 156-160 (1978).

[10] Engelhardt, A., H. Hoermel: Akute Syndrome. Methodische Fortschritte in med. Laboratorium, Bd. 3. Chemie, Weinheim–New York 1978.

[11] Flaherty, J. T., P. T. Come, M. G. Baird, J. Rovlear, D. R. Taylor, M. L. Weissfeldt, H. L. Greenc, L. C. Becker, B. Pitt: Effects of intravenous nitroglycerin on left ventricular function and ST-segment changes in acute myocardial infarction. Brit. Heart. J. 38, 612 (1978).

[12] Froer, K. L., H. Petri, W. Rudolph: Indikationen zur Schrittmachertherapie bradykarder Rhythmusstörungen bei akutem Herzinfarkt. Herz IV, 6, 452-456 (1979).

[13] Gillepsie, Th. A., H. D. Ambos, B. E. Sobel, R. Roberts: Effects of dobutamine in patients with acute myocardial infarction. Amer. J. Cardiol 39, 588 (1978).

[14] Goldberger, E.: Treatment of cardiac Emergencies, 2nd ed. Th. C. V. Mosby Company, St. Louis 1977.

[15] Heidrich, F., G. Meisner, D. Harmjanz: Reduktion der myokardischen Ischämie beim akuten Infarkt durch Beta-Blocker (Pindolol). Z. Kardiol 66, 211 (1977).

[16] Hort, W.: Herzmuskelinfarkt beim Menschen. In: Der frische Herzmuskelinfarkt, Herzruptur, Verhandlungen der Deutschen Gesellschaft für Herz- und Kreislaufforschung, Bd. 45, S. 7-15, hrsgg. von Schaper, W., M. G. Gottwick, Dr. Dietrich. Steinkopff, Darmstadt 1979.

[17] Hubmann, M., K. Niedermaier, O. E. Durst, E. Lang: Untersuchungen zur routinemäßigen Anwendung von Nitroglycerin-Dauertropfinfusion beim akuten Myocardinfarkt. Intensivmed. 17, 23-36 (1980).

[18] Hurst, J. W., J. Willis: The Heart, 4th Ed. Mc Graw-Hill Book Company, A. Blaciston Publication, New York 1978.

[19] Krebber, H. J., C. Bantia, W. Riljd, S. Gerbode: Die Perforation des Ventrikelseptums nach Herzinfarkt. Klin. Wschr. 58, 387 (1980).

[20] Lichstein, E., C. Ribas-Meneklier, P. K. Gupta, K. L. Schadda: Incidence and description of

accelerated ventricular rhythm complicating acute myocardial infarction. Amer. J. Cardiol 58, 192 (1975).
[21] Lorell, B., R.C. Leinbach, G.M. Pohost, H.K. Gold, R.E. Dinsmore, A.M. Hutter, Jo Patsore, R.W. Desanctis: Right ventricular infarction. Clinical diagnosis and differentiation from cardiac tamponade and pericardial constriction. Amer. J. Cardiol 43, 465 (1979).
[22] Lüderitz, B.: Elektrische Stimulation des Herzens – Diagnostik und Therapie kardialer Rhythmusstörungen. Springer, Berlin–Heidelberg–New York 1979.
[23] Lüderitz, B., C. Naumann, D. Alnoncourt: Herzrhythmusstörungen bei Myokardinfarkt. Internist 21, 652-661 (1980).
[24] Merx, W.: Der frische Herzmuskelinfarkt – nichtinvasive Diagnostik. In: Der frische Herzmuskelinfarkt, Herzruptur, Verhandlungen der deutschen Gesellschaft für Herz- und Kreislaufforschung, Bd. 45. Steinkopf, Darmstadt 1979.
[25] Mörl, H.: Der stumme Myocardinfarkt. Kliniktaschenbücher, Springer, Berlin–Heidelberg–New York 1975.
[26] Peter, T., R.M. Norris, E.D. Clarke, M.K. Heng, B.N. Singh, B. Williams, D.R. Howell, P.K. Ambler: Reduction of enzyme levels by propranolol after acute myocardial infarction. Circulation 57, 1091 (1978).
[27] Rudolph, W., A. Rudolph: Leitsymptome und Erstmaßnahmen beim kardialen Notfall. Herz 1, 3. Jg., 2-12 (Febr. 1978).
[28] Rudolph, W., J. Dirschinger: Standardtherapie des akuten Myokardinfarkts. Herz 6, Jg., 1, 1-25 (1981).
[29] Simon, H.: Akuttherapie des unkomplizierten Herzinfarktes. Dtsch. med. Wschr. 104, 1550-1552 (1979).
[30] Wirtzfeld, A., H. Blömer: Akuter Myokardinfarkt. Beurteilung und Therapie gestörter Myokardfunktion. Herz, 3. Jg., 1, 28-41 (Febr. 1978).
[31] Wolff, H.P., T.R. Weihrauch: Internistische Therapie 1978, 2. neubearb. Aufl. Urban & Schwarzenberg, München–Wien–Baltimore 1978.

Die instabile Angina pectoris

C. Halhuber

Vorbemerkungen (Definition und Synonyma)

„Zwischen den fest definierten klinischen Erscheinungsformen der koronaren Herzerkrankung – der stabilen Belastungs-Angina-pectoris einerseits und dem akuten Myokard-Infarkt andererseits –

liegt ein symptomatisches Spektrum, das von der initialen und/oder progressiven Belastungs-Angina-pectoris bis zur Ruhe-Angina-pectoris reicht" [5].

Bezeichnungen wie *Crescendo-Angina-pectoris* oder *progressive Angina pectoris, Intermediär-Syndrom, akute Koronarinsuffizienz, Präinfarktsyndrom* oder *initiale Angina pectoris* werden in der Literatur nicht einheitlich und scharf abgegrenzt gebraucht.

Bei der progressiven oder Crescendo-Angina-pectoris handelt es sich um eine Zunahme bekannter, typischer Beschwerden hinsichtlich Häufigkeit, Dauer und Intensität bei schlechter werdender medikamentöser Beeinflußbarkeit.

Bei der initialen Angina pectoris handelt es sich um eine neu (d. h. seit 60 Tagen) oder wieder auftretende Angina pectoris, z. B. nach einem Herzinfarkt. Die genannten Beschwerdebilder, die sich von der stabilen Belastungs-Angina-pectoris klinisch und prognostisch unterscheiden, werden häufig unter dem Oberbegriff instabile Angina pectoris (im weiteren Sinne) zusammengefaßt.

Nach den Empfehlungen der Nomenklaturkommission der American Heart Association liegt eine instabile (spontane) Angina pectoris (im engeren Sinn) vor, wenn eine bezüglich Charakter, Lokalisation und Ausstrahlung typische Angina pectoris in völliger körperlicher Ruhe, also ohne erkennbare Belastungs-Provokation auftritt, wenn die Beschwerden bis (maximal) 30 Minuten anhalten und der Schmerz auf Nitrate verzögert anspricht [5].

Das wesentliche Kriterium der instabilen Angina pectoris (im engeren Sinn) ist also der **Ruheschmerz,** der neu oder wieder aufgetreten sein kann oder einer bekannten Angina pectoris einen progressiven bzw. Crescendo-Charakter verleihen kann.

Bei der instabilen Angina pectoris liegt das Risiko eines Infarktes im ersten Jahr nach Beschwerdebeginn bereits bei 20 bis 30 %, dabei muß mit einer Letalität von 2 bis 18 % gerechnet werden [1, 8]. Daher müssen diese Patienten zur stationären Behandlung und Abklärung in ein Krankenhaus eingewiesen werden. Die Diagnose muß aus der Anamnese gestellt werden.

Aber auch Patienten mit den anderen beschriebenen Formen einer zunehmenden Angina pectoris sollten zur Beobachtung, Behandlung und Abklärung ins Krankenhaus eingewiesen werden [20]. Auch für sie gelten die folgenden Ausführungen:

Ätiopathogenese

Der instabilen Angina pectoris liegt meist eine Myokardischämie infolge fixierter und/oder funktioneller (= Spasmus) Koronararterienstenose zugrunde. Koronarangiographisch findet sich in 80 bis 90 % der Fälle eine *hochgradige Koronarsklerose,* davon in 10 bis 18 % der Fälle eine *Hauptstammstenose.* In etwa 10 % der Fälle lassen sich Koronararterienspasmen koronarangiographisch provozieren bzw. nachweisen. Bei diesen Patienten können zusätzlich fixierte Koronararterienveränderungen vorliegen oder fehlen [5].

Typische Krankheitszeichen (Leitsymptome)

Notfallanamnese

Definitionsgemäß ist das Leitsymptom der instabilen Angina pectoris die spontane, d. h. bereits in Ruhe auftretende, jedoch bezüglich Charakter, Lokalisation und Ausstrahlung typische Angina pectoris von längerer (z. B. > 15 Minuten) Dauer. Das Ansprechen auf die gewohnte Nitratdosis ist meist verzögert.

Als Variationsform (Variant-Angina, Prinzmetal-Angina) bezeichnet man spontane Angina-pectoris-Schmerzen, die oft zu identischen Zeiten, meist nachts, auftreten und relativ gut auf Nitrate ansprechen. Diese Schmerzen sind durch Belastung häufig nicht zu provozieren, d. h. die Patienten sind uneingeschränkt alters- und gewichtsentsprechend fahrradergometrisch belastbar. Die nächtlichen Ruhebeschwerden werden in diesen Fällen durch Koronarspasmen ausgelöst und sind oft von Rhythmusstörungen (ventrikuläre Extrasystolen, Tachykardien) begleitet [2].

Klinische Notfalluntersuchung (typische klinische Befunde)

Kein typischer Befund, weder während des Anfalls noch in der anfallfreien Phase. Manchmal läßt sich im Anfall ein 3. Herzton nachweisen bzw. eine passagere Papillarmuskeldysfunktion. Die klinische Notfalluntersuchung dient dem Ausschluß kardialer und extrakardialer Schmerzursachen [2].

Differentialdiagnose

Folgende kardiologische Differentialdiagnosen müssen in Betracht gezogen werden:

1. Stabile Angina pectoris.
2. Akuter Myokardinfarkt (s. S. 73 ff.).
3. Akutes Cor pulmonale bei Lungenembolie.
4. Schwere Rhythmusstörungen (s. S. 126–165).
5. Hypertensiver Notfall mit Herzbeteiligung, z. B. Ruhe-Angina-pectoris oder Herzinfarkt (s. S. 173 ff.).
6. Perikarditis, Perikardtamponade.
7. Akutes disseziierendes Aorten-Aneurysma (s. S. 120 ff.).
8. Mitralklappenprolapssyndrom, hypertrophe obstruktive Kardiomyopathie.
9. Schwere Aortenstenose, schwere Aorteninsuffizienz.
10. Ventrikelruptur, Septumruptur (s. S. 96).
11. Syndrom X (typische, belastungsabhängige Angina pectoris, ST-Strecken-Senkung, Laktatumkehr bei freien Koronararterien).

Bezüglich der extrakardialen Ursachen eines thorakalen Schmerzereignisses s. S. 37, 38.

Spezielle und Laboruntersuchungen

1. **EKG:** Kurz vor, während oder kurz nach dem Schmerzanfall finden sich in 80 bis 85 % reversible ischämische Veränderungen im EKG, und zwar in 60 % der Fälle ST-Senkungen, in 30 % der Fälle ST-Hebungen und in 10 % der Fälle ausschließlich T-Inversion bzw. Pseudonormalisierungen invertierter T-Wellen. Bei kontinuierlicher Beobachtung der Patienten lassen sich sogar Ischämiephasen im EKG nachweisen, ohne daß es dabei zur Angina pectoris kommt. In 15 bis 30 % der Fälle bleibt das EKG allerdings unauffällig.

Bei typischen Angina-pectoris-Beschwerden in Ruhe mit entsprechenden EKG-Befunden ist eine myokardiale Ischämie als Ursache der spontanen Angina pectoris anzunehmen [2], andererseits schließt ein normales EKG im Anfall eine Ischämie nicht aus!

2. **„Infarktenzyme":** CPK, CK-MB, GOT und alpha-HBDH bleiben typischerweise im Normbereich, sollten jedoch nach Anfällen jeweils wiederholt werden.
3. **Thoraxaufnahme:** aus differentialdiagnostischen Gründen erforderlich, ohne typischen pathologischen Befund.
4. **Hämodynamische Untersuchung:** Hämodynamische Veränderungen wie Anstieg von Herzfrequenz, Blutdruck, enddiastolischem linksventrikulärem Druck und mittlerem Pulmonal-Kapillardruck sind typisch und treten nach ST-Veränderungen im EKG mit oder ohne spontane Angina pectoris auf.

> In 20 bis 25% der Fälle mit typischer Angina pectoris kommt es jedoch weder zu ST-Streckenveränderungen noch zu hämodynamischen Veränderungen, obwohl hochgradige Stenosen vorliegen.

5. **Bedside-Echokardiographie:** Während eines Anfalls weist eine Reduktion der Bewegungsamplitude von Septum oder Hinterwand auf die gestörte myokardiale Perfusion hin.
6. **Szintigraphie:** Das Thallium-201-Szintigramm zeigt in einem hohen Prozentsatz Perfusionsausfälle mit späterer Rückverteilung als Ausdruck einer vorübergehenden Myokardischämie während des Anfalls. In 40% der Fälle läßt sich sogar im freien Intervall der Speicherungsdefekt nachweisen und geht erst nach Revaskularisierung völlig zurück [5]. D. h., auch im schmerzfreien Intervall besteht oft eine reversible, chronische Ischämie.
7. **Koronarangiographie und Lävokardiographie:** Bei allen Patienten mit instabiler Angina pectoris sollte während Schmerzfreiheit, die innerhalb 24 bis 48 Stunden nach Beginn der Behandlungsmaßnahme erreicht sein sollte, die selektive Koronarangiographie durchgeführt werden [10, 4, 5].

Reihenfolge des Vorgehens

1. Aufnahme auf einer Intensivstation.
2. Überwachung von EKG, Herzfrequenz und Blutdruck, besonders während Schmerzanfällen.
3. Intensiv-medikamentöse Therapie:
- Sauerstoff
- Sedativa, Analgetika
- Nitrate intravenös
- Betarezeptorenblocker, ggf. Calciumantagonisten
- Intraaortale Ballongegenpulsation, falls notwendig
4. Ausschluß eines Herzinfarkts: wiederholt EKG, Enzym-Bestimmungen, ggf. Szintigraphie.
5. Invasive Diagnostik nach Stabilisierung.
6. Ggf. (vorgezogene?) Bypass-Operation bzw. Angioplastik.

Therapie

Therapieziele:
Durch Allgemeinmaßnahmen wie Bettruhe, Sedierung, O_2-Gabe und eine stationäre Therapie mit hochdosierten Nitraten unter Monitorüberwachung muß der Patient möglichst schnell in einen schmerzfreien, stabilen Zustand gebracht werden. Lebensbedrohliche Komplikationen (Herzinfarkt, gefährliche Rhythmusstörungen) sollen verhindert werden.

Sofortmaßnahmen außerhalb des Krankenhauses

Wenn der Arzt zu einem schweren Ruhe-Angina-pectoris-Anfall gerufen wird:

1. Beruhigung des Patienten und der Angehörigen, persönliche Zuwendung des Arztes, Notarztwagen rufen (lassen)!
2. Medikamentöse Schmerzbekämpfung und Ruhigstellung:
   Isosorbiddinitrat (z. B. Isoket® Spray): 1-4 × 2-3 Spraystöße tief einatmen oder
   Nitroglyzerin (z. B. Nitrolingual® Spray): 1-3 × 1-2 Stöße auf die Zunge sprühen, nicht inhalieren, oder

Isoket®: 5-20 mg sublingual oder
Nitrolingual (Kps. 0,8 mg): 1-3 Kps. zerbeißen lassen.
Diazepam (z. B. Valium®): 5-10 mg i.v.

Nitrate in hohen Dosen sind bei der spontanen Angina pectoris wirksam, unabhängig von der Frage, ob es sich pathogenetisch um Koronarspasmen oder fixierte Koronarstenosen handelt.

3. Vermeidung intramuskulärer Injektionen mit Rücksicht auf die im Krankenhaus erforderliche Enzym-Diagnostik, ggf. streng subkutan injizieren.
4. Bei Infarktverdacht: Schaffung eines stabilen Venenzugangs, möglichst am Unterarm (s. S. 100). 5%ige Lävulose langsam (30 Tr./min) eintropfen lassen.
5. Dokumentation von Befunden und Maßnahmen.
6. Einweisung zur stationären Behandlung, kontinuierlichen Überwachung und Abklärung des Krankheitsbildes.

(Wenn der Arzt im freien Intervall, in der Sprechstunde oder am Krankenbett, die Symptomatik einer „instabilen Angina pectoris" erfährt, derzeit jedoch keine Beschwerden bestehen, muß dennoch die Einweisung zur Abklärung des Krankheitsbildes erfolgen.)

Sofortmaßnahmen im Krankenhaus

1. Aufnahme auf die Intensivstation.
2. Bettruhe im „Herzbett".
3. Information des Patienten über die Intensivstation und die geplanten Maßnahmen.
4. Elektroden anlegen für Monitorüberwachung.
5. Sauerstoffgabe, etwa 4 l pro Minute.
6. Schaffung eines stabilen Venenzugangs. Wenn zentraler Venenkatheter: Röntgen-Kontrolle. Spitze 2 cm unter unterem Klavikularrand.
7. Sedativa: Diazepam (z. B. Valium®): 10 mg, 12-8 stdl. bzw. nach Bedarf.
8. Nitrate, Betablocker oder Calciumantagonisten.

8.1 *Nitrate:*
Isosorbiddinitrat-Dauertropfinfusion (1,25-4-6 mg/Std.) oder
Nitroglyzerin-Dauertropfinfusion (1-3-6 mg/Std.)
unter fortlaufender Kontrolle von EKG, Frequenz, Blutdruck, ggf. Pulmonalarteriendruck, vor allem während des Anfalles.

8.2 *Betarezeptorenblocker:*
Propranolol (z. B. Dociton®): 20-80 mg 4stdl.
Propranolol (z. B. Dociton®): 0,15 mg pro kg Körpergewicht 2stdl. sehr langsam i.v.
Metoprolol (z. B. Beloc®): 25 mg 8-12stdl.
Pindolol (z. B. Visken®): 5-10 mg 8-12stdl.
Bei Kontraindikationen für Betarezeptorenblocker bzw. vermutetem oder gesichertem Koronarspasmus statt dessen:

8.3 *Calciumantagonisten:*
Nifedipine (z. B. Adalat): 10-20 mg 6stdl.
Perhexilinmaleat (z. B. Pexid®): 100 mg 8stdl.
Verapamil ret. (z. B. Isoptin ret.): 120-240 mg 6stdl.

Weitere Maßnahmen

Engmaschige bzw. fortlaufende Kontrolle von Frequenz, Rhythmus, EKG (Monitoring), Blutdruck, ggf. auch Pulmonalarteriendruck.
Engmaschige EKG-Kontrollen (12 Ableitungen), vor allem während jedes Angina-pectoris-Anfalls.
Etwa 6 Std. nach jedem Anfall CPK- oder CK-MB-Bestimmung.

Wenn nach intensiver, d. h. hochdosierter antianginöser Therapie mit Nitraten und Betablockern oder Calciumantagonisten unter fortlaufender Überwachung der genannten Parameter, besonders in und nach einem Angina-pectoris-Anfall, in 24 bis 48 Std. Stabilität, d. h. Beschwerdefreiheit erreicht ist und ein akuter Infarkt ausgeschlossen ist (EKG, Enzyme!), kann die Koronarangiographie und Lävokardiographie, ggf. aortokoronare Bypass-Operation (s. S. 123) bzw. perkutane, transluminale Angioplastik in Operationsbereitschaft (Koronardilatation) durchgeführt werden. Sie ist bei 2/3 der geeigneten Patienten (proximale, nicht kalzifizierte Stenose eines großen Koronarastes bzw. eines aortokoronaren Venenbypasses) primär erfolgreich, d. h. die Stenose läßt sich um 20-50% reduzieren. (In den Folgemonaten bei 1/3 der

Patienten weitere Stenosereduktion, bei 1/3 erneute Stenosezunahme, bei 1/3 Status quo.)

Wenn innerhalb von 24-48 Std. trotz einer hochdosierten Therapie mit Nitraten in Kombination mit Betablockern oder Ca-Antagonisten kein längeres schmerzfreies Intervall erzielt wird, in dem eine Koronarangiographie und Lävokardiographie möglich wären, so ist die Indikation für die assistierte Zirkulation mit Hilfe der intraaortalen Ballongegenpulsation gegeben: Dadurch wird nicht nur Symptomfreiheit, sondern auch eine günstigere Kurzzeit- und Langzeitprognose erzielt [5].

Bei gesichertem Koronarspasmus vorzugsweise Kalzium-Antagonisten und Nitrokörper verabreichen. Betarezeptorenblocker gelten bei Koronarspasmen als kontraindiziert.

Die Beurteilung der Betarezeptorenblocker ist in der Literatur kontrovers, da sie praktisch auch bei Patienten mit Koronarspasmen den antianginösen Effekt der Nitrate meist potenzieren und gut vertragen werden ([6], ggf. in Kombination mit Adalat®).

Antikoagulanzien werden in den meisten Fällen nicht angewandt, da eine günstige Beeinflussung des klinischen Verlaufs dadurch nicht bewiesen ist.

Komplikationen und Gefahren

1. Gefährliche Rhythmusstörungen.
2. Herzinfarkt:

Allein in der Hospitalphase ist mit einer Infarkthäufigkeit von 3 bis 17 % und einer Letalität von 3 bis 9 % zu rechnen [3]. Bestehen intermittierende Schmerzen über einen Zeitraum von 48 Stunden, so muß damit gerechnet werden, daß innerhalb von 12 Monaten die Letalitätsrate 43 % beträgt [4]. Zum Herzinfarkt kommt es vorwiegend bei Patienten, die während des Schmerzereignisses im EKG ST-Hebungen oder ST-Senkungen von mehr als 2 mm aufweisen. Bei ihnen liegt oft eine Hauptstammstenose oder proximale Stenose des Ramus descendens anterior der linken Koronararterie bzw. eine Dreigefäßerkrankung vor [10].

Typische Fehler

- Entlassung eines Patienten „nach Ausschluß eines Herzinfarktes“ unter Verkennung der Instabilität der Angina pectoris ohne weiterführende Diagnostik.
- Verordnung von ergotamin-, ergobasin- oder ergotoxinhaltigen Arzneimittel-Kombinationen (z. B. Optalidon special®) bei Patienten mit Koronarspasmen (z. B. wegen initialer Nitratkopfschmerzen), da dadurch ein Spasmus provoziert werden kann.

Anmerkungen zu „Spezielle und Laboruntersuchungen“

EKG

ST-Hebungen können sowohl bei schwerer Koronarstenosierung als auch bei Spasmen und unveränderten Koronargefäßen auftreten, d. h. die ST-Hebung ist nicht beweisend – wie früher angenommen – für Koronarspasmen und die Variant-Angina-pectoris, sie kann somit (nicht-invasiv) nicht sicher von fixierten hochgradigen Stenosierungen abgegrenzt werden. Auch kommen bei beiden Patientengruppen während der Angina-pectoris-Anfälle ST-Hebungen und ST-Senkungen und/oder T-Inversionen bzw. Pseudonormalisierungen in identischen EKG-Ableitungen wechselnd vor. Die jeweilige EKG-Veränderung ist eher ein Hinweis auf das Ausmaß der Ischämie als auf deren Pathogenese. Auch Rhythmusstörungen (vor allem ventrikuläre Extrasystolen, selten Kammertachykardien) werden bei beiden Patientengruppen während der Ruhe-Angina-pectoris-Anfälle beobachtet. Allerdings muß gesagt werden, je ausgeprägter die ST-Strecken-Veränderungen sind, um so größer ist das Ausmaß der Koronararterienstenosierungen. Während des spontanen Angina-pectoris-Anfalles treten bei Eingefäßerkrankungen selten und nur grenzwertige ST-Veränderungen oder T-Inversionen auf, bei Zweigefäßerkrankungen in 40% der Fälle ST-Senkungen von über 2 mm und bei Dreigefäßerkrankungen praktisch immer ST-Senkungen von über 2 mm bzw. sogar ST-Hebungen [5].

Szintigraphie

Eine Indikation für die Thallium-201-Szintigraphie ist vor allem bei einer typischen Ruhe-Angina-pectoris ohne EKG-Veränderungen bzw. bei typischen EKG-Veränderungen ohne gleichzeitige Ruhe-Angina-pectoris gegeben. Da in 35 % der Fälle falsch negative Befunde erhoben werden, schließt eine negative Thallium-201-Szintigraphie eine Ischämie nicht aus. Auch die Unterscheidung, ob es sich um einen Koronarspasmus oder eine fixierte Koronarstenose als Ursache der Ischämie handelt, läßt sich mit Hilfe der Thallium-201-Szintigramms nicht treffen. Ein Einblick in Ausmaß und Lokalisation der Koronarstenosen ist nur bedingt zu erhalten [5].

Koronarangiographie und Lävokardiographie

Die Koronarangiographie ermöglicht die Unterscheidung zwischen Koronarspasmus und fixierter Koronarstenose, außerdem die Beurteilung von Lokalisation, Schweregrad und Ausmaß der Stenosen und der linksventrikulären Funktionsstörungen. Aufgrund dieser Befunde kann entschieden werden, ob chirurgische oder medikamentöse Therapieverfahren indiziert bzw. möglich sind. Bei einer spontanen Angina pectoris finden sich Hauptstammstenosen in 10 bis 18 %, also häufiger als bei der stabilen Belastungs-Angina-pectoris. Ansonsten unterscheidet sich die Verteilung und der Schweregrad von Koronarstenosen nicht signifikant von Patienten mit stabiler Angina pectoris [7]. Durch die Ventrikulographie werden die Auswirkungen der Ischämie beurteilt: Sowohl im akuten Anfall als auch bei chronischer Minderperfusion finden sich Kontraktionseinschränkungen. Die postextrasystolische Reversibilität ermöglicht die Abgrenzung bzw. Unterscheidung von ischämischen und narbigem Myokard.

Bei Patienten mit spontaner Angina pectoris ohne hämodynamisch wirksame Koronararterienstenosen kann während der Koronarangiographie unter kontrollierten Bedingungen ein Koronararterienspasmus durch Ergonovinmaleat provoziert werden. Ergonovinmaleat ruft eine direkte lokale Stimulation von Alpharezeptoren hervor. Der provozierte Koronarspasmus kann durch die intrakoronare Applikation von Nitroglyzerin meist wieder gelöst werden.

Anmerkungen zu „Sofortmaßnahmen“

Behandlungen mit Nitraten, Betarezeptorenblockern oder Calciumantagonisten:

Nitrate senken die myokardiale Wandspannung und damit den myokardialen Sauerstoffverbrauch. Sie werden in der Initialphase sublingual in steigender Dosis bis zur Schmerzfreiheit gegeben. In der Regel gelingt dies z. B. mit 10 mg Isosorbiddinitrat sublingual stündlich. Begrenzungen in der Dosierung können sich durch Blutdruckabfall, Kopfschmerzen oder Tachykardie ergeben.

Betarezeptorenblocker senken die myokardiale Kontraktilität und die Herzfrequenz und damit den myokardialen Sauerstoffverbrauch. Sie werden mit Nitraten kombiniert, da sie deren antianginösen Effekt potenzieren [9], vor allem bei tachykarden Rhythmusstörungen, Hypertonie. Theoretisch könnten sie bei Koronarspasmen einen ungünstigen alpha-konstringierenden Effekt enfalten. Praktisch werden sie aber auch von Patienten mit Koronarspasmen gut vertragen und daher in der Literatur kontrovers beurteilt [4, 5]. Kontraindikationen (z. B. spastische Emphysem-Bronchitis) müssen beachtet werden!

Calciumantagonisten führen in Kombination mit Nitraten, vor allem bei Koronarspasmen, meist zu Beschwerdefreiheit. Sie sind bei Patienten mit ST-Hebungen wirksamer als bei Patienten mit ST-Senkungen. Der Effekt der Calciumantagonisten soll auf einer peripheren Vasodilatation beruhen [9]. Ob ein zusätzlicher kardialer Angriffspunkt für den therapeutischen Effekt mit verantwortlich ist, ist noch unklar. Angiographische Untersuchungen (stabile Angina pectoris) haben gezeigt, daß etwa bei der Hälfte hochgradiger Stenosierungen durch Nifedipin eine signifikante Dilatation des Stenosegrades zwischen 10 und 20 % möglich ist. Bei einer Therapie mit Verapamil, z. B. Isoptin®, wird eine engmaschige oder fortlaufende EKG-Überwachung wegen möglicher Erregungsleitungsstörungen empfohlen.

Anmerkungen zu „Weitere Maßnahmen“

Aortokoronare Bypass-Operationen

Koronarangiographie und aortokoronare Bypass-Operationen sollten, soweit möglich, nicht als Notfallmaßnahme bei noch bestehenden Schmerzen durchgeführt werden, da dann Infarktinzidenz und Operationsletalität höher werden. Die Indikation zur aortokoronaren Bypass-Operation entspricht bei Patienten mit instabiler Angina pectoris im Prinzip der Indikation bei Patienten mit stabiler Belastungs-Angina-pectoris. Auch die Prognose hinsichtlich Myokardinfarkt und Letalität ist vergleichbar, wenn die Patienten mit spontaner Angina pectoris im schmerzfreien Intervall elektiv operiert werden. Chirurgisch behandelte Patienten haben jedoch später generell deutlich weniger Schmerzen und zeigen eine bessere Belastungstoleranz [4]. Patienten mit einer Hauptstammstenose oder äquivalenten proximalen Mehrfachstenosierungen von über 75 % haben nach aortokoronarer Bypass-Operation im Vergleich zu ausschließlich medikamentös behandelten Kranken auch eine höhere Langzeitüberlebensrate. Ob eine aortokoronare Bypass-Operation auch bei Patienten mit instabiler Angina pectoris, die medikamentös leicht und gut zu beeinflussen ist, zur Verhütung eines akuten Herzinfarktes oder eines plötzlichen Herztodes indiziert ist, muß als Kontroversthema gelten [11, 12].

Wenn jedoch trotz intensiver medikamentöser Therapie einschließlich assistierte Zirkulation keine Symptomfreiheit erzielt werden kann, sind nach Ausschluß eines Herzinfarktes chirurgische Maßnahmen, unabhängig von zugrundeliegendem Gefäßbefall, einer konservativen Behandlung auch im Hinblick auf die Prognose überlegen [4, 5, 7].

Patienten mit nachgewiesenem Koronarspasmus ohne hämodynamisch relevanten Wandveränderungen sind natürlich rein medikamentös zu behandeln.

Literatur

[1] Bertolasi, C. A., J. E. Tronge, M. A. Riccitelli, R. M. Villamayor, E. Zuffardi: Natural history of unstable angina with medical or surgical therapy. Chest 70, 596 (1976).

[2] Bertolasi, C. A., J. E. Tronge, G. A. Mos, D. Turri, M. I. Logoses: Clinical spectrum of „unstable angina". Clin. Cardiol, 2, 113 (1979).

[3] Donski, M. S., G. C. Curry, R. W. Parkey, St. L. Meyer, F. J. Botone, M. R. Platt, J. T. Willerson: Unstable angina pectoris. Clinical, angiographic, and myocardial scintigraphic observations. Brit. Heart J. 38, 257 (1976).

[4] Firth, B. G., L. D. Hillis, J. T. Willerson: Unstable angina

pectoris: medical versus surgical treatment. Herz 5, 16-24 (1980).
[5] Fleck, E., K. L. Froer, M. Birner, S. Silber, W. Rudolph: Diagnostisches und therapeutisches Vorgehen bei Patienten mit spontaner Angina pectoris. Herz 1, Bd. 5, 1-15 (1980).
[6] Glogar, D., H. Laimer, H. Zildrer: Klinischer Verlauf bei instabiler Angina pectoris. Intensivmed. 15, 161-163 (1978).
[7] Hultgren, H. N., J. F. Pfeifer, W. W. Angell, M. J. Lipton, J. Bilisoly: Unstable angina: Comparison of medical and surgical management. Amer. J. Cardiol. 39, 734 (1977).
[8] Kraus, K. R. (Jr.), A. M. Hutter, R. W. De Sanctis: Acute coronary insufficiency. Course and follow-up. Circulation 46, 1-66 (1972).
[9] Mizgala, H. F., P. Théroux, G. Convert, Ch. Halphen, D. D. Waters, J. Lespérance: Prospective randomized trial of perhexiline maleate, isosorbide dinitrate and propranolol in unstable angina. Circulation 56, 211-225 (1977).
[10] Plotnick, G. D., C. R. Conti: Unstable angina: Angiography, short- and long term morbidity, mortality and symptomatic status of medically treated patients. Amer. J. Med. 63, 870 (1977).
[11] Rafflenbeul, W., L. R. Smith, W. J. Rodgers, J. A. Mantle, C. E. Rackley, R. O. Russel, H. Freudenberg, P. R. Lichtlen: Koronarmorphologie bei Patienten mit stabiler Angina pectoris. Herz 5, 25-33 (1980).
[12] Wackers, F. J. Th., K. I. Lie, K. L. Liem, E. Busemann-Sokole, G. Samson, J. B. van der Schoot, D. Durrer: Thallium-201 scintigraphy in unstable angina pectoris. Circulation 57, 738 (1978).
[13] Maseri, A.: Pathogenetic mechanism of angina pectoris: expanding views. Brit. Heart J. 48, 648-60 (1980).
[14] Mac Alpin, R. N.: Contribution of dynamic vascular wall thickening to luminal narrowing during coronary arterial constriction. Circulation 61, 296-301 (1980).
[15] Mac Alpin, R. N.: Relation of coronary arterial spasm to site of organic stenosis. Amer. J. Cardiol. 46, 143-54 (1980).
[16] Parodi, O., I. Simonetti: Management of unstable angina at rest by verapamil. A double-blind cross-over study in a coronary care unit. Brit. Heart J. 41, 167-74 (1979).
[17] National co-operative Study Group. Unstable angina pectoris: National co-operative Study group to compare surgical and medical therapy. III results in patients with ST segment elevation during pain. Amer. J. Cardiol. 45, 819-24 (1980).
[18] Russell R. O., J. B. Wayne, J. Kronenfeld et al.: Surgical versus medical therapy for treatment of unstable angina: changes in work status and family income. Amer. J. Cardiol. 45, 134-40 (1980).
[19] Ahmed, M., R. Thompson, R. Seabra-Gomes, A. Rickards, M. Yacoub: Unstable angina: a clinicoarteriographic correlation

and long term results of early myocardial vascularisation. J. Thorac. Cardiovasc. Surg. 79, 606-616 (1980).

[20] Plotnick, G. D.: Approach to the management of unstable angina. Amer. Heart 7, 243-55 (1979).

Tachykarde und bradykarde Herzrhythmusstörungen = Arrhythmie

K.-A. Bungeroth

Allgemeiner Teil

Vorbemerkungen

Tachykarde bzw. bradykarde Herzrhythmusstörungen sind immer dann als bedrohlich anzusehen und bedürfen einer Soforttherapie, wenn

- eine klinisch kritische Situation besteht oder
- die Rhythmusstörung eine maligne Potenz hat, d. h. jederzeit in eine bedrohliche Rhythmusstörung übergehen kann.

Die *klinische Symptomatik* ist in erster Linie von den hämodynamischen Folgen der Rhythmusstörung abhängig. Beim Abfall des Herzminutenvolumens unter einen kritischen Wert kommt es zur Mangeldurchblutung lebenswichtiger Organe. Die zerebrale Minderdurchblutung kann zu Schwindel bzw. synkopalen Anfällen führen, die koronare Mangeldurchblutung sowie das geringe Herzschlagvolumen zu Angina pectoris, akuter Herzinsuffizienz oder kardiogenem Schock.

Die *Schwere der klinischen Symptomatik* nimmt mit dem Grad der Vorschädigung der entsprechenden Organe erheblich zu. Während ein gesunder, junger Patient z. B. eine supraventrikuläre Tachykardie von 180/min meist relativ beschwerdefrei verträgt, kann die gleiche Tachykardie bei einem Patienten mit vorgeschädigtem Herzen oder Gehirn einen lebensbedrohlichen Zustand mit Schocksymptomatik, Lungenödem oder Synkopen auslösen.

Verschiedene Rhythmusstörungen müssen trotz fehlender klinischer Symptomatik als *Vorläufer lebensbedrohlicher Arrhythmien* angesehen werden und bedürfen deshalb einer sofortigen Behandlung.

Als Beispiele seien hier nur das Vorhofflattern genannt, das jederzeit 2 : 1 überleiten kann, bzw. ventrikuläre Extrasystolen in Salvenform, die jederzeit eine Kammertachykardie bzw. Kammerflattern, -flimmern auslösen können.

Ätiopathogenese

Die Ätiologie der Herzrhythmusstörungen ist vielfältig und unspezifisch, so daß die Art der Rhythmusstörung meist nicht zur Diagnose der zugrundeliegenden Erkrankung oder Störung ausreicht.
Als Hauptursache kommen in Betracht:
- die koronare und hypertensive Herzerkrankung,
- Kardiomyopathien,
- Vitien,
- Cor pulmonale,
- entzündliche und degenerative Herzerkrankungen,
- Medikamente (Digitalis, Antiarrhythmika),
- Elektrolytstörungen (Kalium!),
- vegetative Ursachen (erhöhter Sympathiko- bzw. Vagotonus).

Als elektrophysiologische Mechanismen werden unter anderem die hochfrequente Entladung eines uni- oder multifokalen Zentrums im Vorhof- oder Ventrikelmyokard diskutiert, aber auch kreisende Erregungen auf Re-entry-Bahnen.

Typische Krankheitszeichen (Leitsymptome)

Die tachykarden und bradykarden Herzrhythmusstörungen führen zu einer gleichartigen klinischen Symptomatik, da beide zu einem kritischen Abfall des Herzminutenvolumens führen.

Typische Symptome sind:
- Übelkeit,
- Schweißausbruch,
- Schwindel,
- Synkopen (Adams-Stokes-Anfälle),
- Angina pectoris,

- akute Herzinsuffizienz,
- Lungenödem,
- kardiogener Schock.

Notfallanamnese

Aus therapeutischen, aber auch diagnostischen Gründen ist selbst bei einer dringlichen Notfallsituation eine kurze Notfallanamnese von großer Wichtigkeit, die sich im wesentlichen auf sechs Fragen beschränken kann:

a) Welche Beschwerden bestehen?
b) Seit wann?
c) Allmählicher oder plötzlicher Beginn?
d) Sind die gleichen Symptome bzw. Rhythmusstörungen früher schon einmal aufgetreten, welche Medikamente wurden damals mit welchem Erfolg gegeben?
e) Welche Medikamente wurden zuletzt eingenommen?
f) Ist eine Herzerkrankung (z. B. koronare oder hypertensive Herzerkrankung, Vitium, Myokarditis), eine Hyperthyreose, eine Elektrolytstörung bekannt?

Klinische Notfalluntersuchung (typische klinische Befunde)

Sie muß sich aus Zeitgründen auf das Wesentliche beschränken:

a) Bestimmung von Blutdruck und Herzfrequenz.
b) *Inspektion:* Schweißausbruch? Dyspnoe? Zyanose? Venöse Einflußstauung? Ödeme? Motorische Unruhe? Bewußtseinslage?
c) *Palpation:* Pulsqualität? Pulsdefizit? Herzspitzenstoß hebend oder verlagert?
d) *Auskultation:* Herztöne? Systolische bzw. diastolische Geräusche? Extratöne (3. Herzton, 4. Herzton)? Auskultation der Lunge.

Differentialdiagnose

Voraussetzung für die Diagnose und damit auch Differentialdiagnose der einzelnen Rhythmusstörungen ist die Kenntnis des aktuellen Elektrokardiogramms.

Die Differentialdiagnose der einzelnen Rhythmusstörungen wird im speziellen Teil dieses Kapitels besprochen.

Spezielle und Laboruntersuchungen

Mit Ausnahme des Elektrokardiogrammes sind die nachfolgend aufgeführten Untersuchungen unspezifisch für die Diagnostik der einzelnen Rhythmusstörungen, sie können aber wichtige Hinweise auf deren Ursache, auf Komplikationen und ernste Begleiterkrankungen geben. Folgende Untersuchungen sollten deshalb routinemäßig durchgeführt werden:

a) *EKG,*
b) *Enzyme* (GOT, CK, CK-MB) zum Ausschluß eines Herzinfarktes,
c) *Elektrolyte* (Kalium, Natrium) zur Erkennung einer Elektrolytstörung,
d) *Digitalisspiegel* im Serum zum Ausschluß einer Digitalisintoxikation,
e) *Rö.-Thorax* p.a. und seitlich zur Beurteilung von Herz und Lunge (Dilatatio cordis? Lungenstauung? Pleuraerguß? Lungeninfarkt), allerdings sollte diese Untersuchung nur dann durchgeführt werden, wenn es die klinischen Symptomatik erlaubt.
f) Bei dringendem Verdacht auf Hyperthyreose Bestimmung der *Schilddrüsenhormone.*

Reihenfolge des Vorgehens

Das diagnostische und therapeutische Vorgehen bei den tachykarden und bradykarden Rhythmusstörungen sollten in der nachstehenden Reihenfolge ablaufen:

a) stabiler Venenzugang,
b) EKG,
c) kurze Notfallanamnese,
d) klinische Notfalluntersuchung,
e) Therapie,
f) spezielle und Laboruntersuchungen.

Therapie

Therapieziele:
Die wichtigsten Therapieziele bei der Behandlung bedrohlicher Herzrhythmusstörungen sind
a) die Normalisierung der Kammerfrequenz, um wieder ein adäquates Herzminutenvolumen zu erreichen,
b) die Überführung der jeweiligen Rhythmusstörung in einen regelmäßigen Sinusrhythmus,
c) die medikamentöse Rezidivprophylaxe.

Sofortmaßnahmen außerhalb des Krankenhauses und im Krankenhaus

Die allgemeinen Sofortmaßnahmen sind schon in Abschnitt „Reihenfolge des Vorgehens" kurz angesprochen worden, sie umfassen im wesentlichen
a) die Herstellung eines stabilen Venenzuganges,
b) eine bequeme Lagerung des Patienten,
c) die Zufuhr von Sauerstoff,
d) die Ableitung eines Elektrokardiogrammes,
e) die Sedierung des Patienten.
Die speziellen Sofortmaßnahmen richten sich nach der Art der jeweiligen Rhythmusstörung, sie werden im speziellen Teil bei den entsprechenden Rhythmusstörungen besprochen.

Weitere Maßnahmen

Die Durchführung spezieller Therapiemaßnahmen bei der Behandlung bedrohlicher Herzrhythmusstörungen setzt die engmaschige Kontrolle von
a) Herzfrequenz,
b) Blutdruck,
c) Elektrokardiogramm
zwingend voraus. Eine im Rahmen der Herzrhythmusstörungen aufgetretene akute Herzinsuffizienz, Schocksymptomatik oder Koronarinsuffizienz muß entsprechend behandelt werden.

Wenn möglich, ist die Behandlung der Grunderkrankung oder der auslösenden Störung (z. B. Hyperthyreose, Hypokaliämie, Hypertonus, KHE, Myokarditis) anzustreben.

Komplikationen und Gefahren

Hierauf wird im speziellen Teil bei den jeweiligen Rhythmusstörungen genauer eingegangen.

Tachykarde Rhythmusstörungen:
a) Paroxsysmale supraventrikuläre Tachykardie

Vorbemerkungen (Definition und Synonyma)

Anfallsweise auftretende, plötzlich beginnende und endende supraventrikuläre Tachykardie mit einer Vorhoffrequenz zwischen 150 und 220/min, deren Reizursprung oberhalb der Bifurkation des Hisschen Bündels im Bereich des Vorhofes oder des AV-Reizleitungssystems liegt.

Bei Vorhoffrequenzen bis 180/min erfolgt im Regelfall eine 1 : 1-Überleitung auf die Herzkammern, bei Vorhoffrequenzen über 180/min kommt es aufgrund der Refraktäritätsverhältnisse des AV-Knotens zu einem funktionellen AV-Block II. Grades, entweder in Form einer Wenckebachschen Periodik oder als 2 : 1-Block.

Bei vorgeschädigten AV-Knoten oder unter medikamentösem Einfluß (z. B. Antiarrhythmika, vor allem aber bei Digitalisüberdosierung!) finden sich solche AV-Blockierungen schon bei Vorhoffrequenzen unter 180/min. Diese Sonderform der supraventikulären Tachykardie tritt nur selten paroxysmal auf, so daß der aus dem Angelsächsischen stammende Begriff „Paroxysmale atriale Tachykardie mit Block = PAT mit Block" nicht ganz zutreffend ist und in letzter Zeit durch die Bezeichnung „Atriale Tachykardie mit Block = ATB" abgelöst wurde.

Ätiopathogenese

Die supraventrikuläre Tachykardie ist eine Rhythmusstörung, die sowohl bei offensichtlich Herzgesunden als auch bei Patienten mit organischer Herzerkrankung auftreten kann.

Ursachen der supraventrikulären Tachykardie

- In 30% der Fälle nach Chung bei Patienten ohne nachweisbare Herzschädigung, ausgelöst durch psychovegetative Einflüsse, Lageänderungen, Genußmittel, körperliche Belastungen.
- In 30% bei der rheumatischen Herzerkrankung.
- In etwa 15-20% bei der koronaren Herzerkrankung, häufig im Rahmen eines akuten Herzinfarktes.
- Die supraventrikuläre Tachykardie tritt häufig beim WPW-Syndrom auf, sie ist hier mit 80-85% die häufigste Rhythmusstörung.

Ursachen der atrialen Tachykardie mit Block (ATB)

- In knapp 40% Digitalisüberdosierung.
- In etwa 60% schwere organische Herzschädigungen im Rahmen einer hypertensiven oder koronaren Herzerkrankung,
  bei Kardiomyopathien,
  Herzvitien,
  akutem oder chronischem Cor pulmonale,
  akuter Perikarditis,
  Mitralklappenprolapssyndrom.

Elektrophysiologisch wird die supraventrikuläre Tachykardie initiiert und unterhalten durch einen Re-entry-Mechanismus bzw. einen oder mehrere ektopische supraventrikuläre Foci.

Typische Krankheitszeichen (Leitsymptome)

Sie sind unspezifisch, siehe Allgemeiner Teil S. 126 ff.

Notfallanamnese

Siehe Allgemeiner Teil S. 126 ff.

Klinische Notfalluntersuchung (typische klinische Befunde)

Siehe Allgemeiner Teil S. 126 ff.

Differentialdiagnose

Atriale Tachykardie mit Block (ATB):

Die Unterscheidung dieser Rhythmusstörung, die bei organisch schwer vorgeschädigtem Herzen oder im Rahmen einer Digitalisintoxikation auftritt, von der eigentlichen supraventrikulären Tachykardie ist von großer praktischer Bedeutung, da bei der ATB die Gabe von Digitalis kontraindiziert ist, während sie bei der supraventrikulären Tachykardie die Therapie der Wahl darstellt.

Folgende Kriterien sprechen für das Vorliegen einer ATB:

- AV-Blockierungen II. Grades (Typ Wenckebach oder 2:1-Block) treten schon bei Vorhoffrequenzen unter 180/min auf.
- Beim Karotisdruckversuch kommt es zu einer Zunahme der AV-Blockierung bei gleichbleibender Vorhoffrequenz im Gegensatz zur supraventrikulären Tachykardie, die keine Reaktion zeigt oder abrupt in einen regelmäßigen Sinusrhythmus umschlägt.

Paroxysmales Vorhofflattern:
Bei 3 : 1-, 4 : 1- oder höhergradigen Überleitungsblockierungen finden sich die typischen sägezahnartigen Flatterwellen, die bei der 2 : 1-Überleitung allerdings häufig nicht zu erkennen sind und dadurch leicht mit einer supraventrikulären Tachykardie verwechselt werden können.

Mit Hilfe des Karotisdruckversuches gelingt leicht die Unterscheidung, da im Falle des Vorhofflatterns eine höhergradige AV-Blockierung mit Verlangsamung der Kammerfrequenz auftritt und somit die Flatterwellen sichtbar werden.

Sinustachykardie:
Folgende Kriterien sprechen für das Vorliegen einer Sinustachykardie:

- Vorhoffrequenz meist unter 160/min,
- die P-Zacken haben das gleiche Aussehen wie beim regelmäßigen Sinusrhythmus,
- beim Karotisdruckversuch kommt es zu einer allmählichen und vorübergehenden Frequenzverlangsamung, dagegen bleibt bei der supraventrikulären Tachykardie eine Reaktion völlig aus oder es kommt zum plötzlichen Umschlag in einen regelmäßigen Sinusrhythmus.

Ventrikuläre Tachykardie:
Tritt eine supraventrikuläre Tachykardie bei vorbestehendem Links- bzw. Rechtsschenkelblock auf oder kommt es während der supraventrikulären Tachykardie zu einer tachykardiebedingten Ermüdung der

intraventrikulären Reizleitung (= ventrikuläre Aberration), so ist diese Tachykardieform nur sehr schwierig von einer ventrikulären Tachykardie zu unterscheiden. Weitere Einzelheiten zur Differentialdiagnose siehe Kapitel „Ventrikuläre Tachykardie".

Spezielle und Laboruntersuchungen

Siehe Allgemeiner Teil S. 126 ff.

Reihenfolge des Vorgehens

Siehe Allgemeiner Teil S. 126 ff.

Therapie

Therapieziele:
Überführung der supraventrikulären Tachykardie in einen regelmäßigen Sinusrhythmus.

Sofortmaßnahmen außerhalb des Krankenhauses und im Krankenhaus

bei paroxysmaler supraventrikulärer Tachykardie:

1. Karotisdruckversuch.
   Er ist schnell durchführbar und führt in einem Teil der Fälle zu einem raschen Erfolg mit Wiederherstellung des regelmäßigen Sinusrhythmus.
2. 5-10 mg Verapamil (= Isoptin) langsam i.v. und/oder
3. Digitalis i.v., z. B. 0,4-0,8 mg Digoxin z. B. Novodigal, Lanicor.
4. Betablocker, z. B. 0,1 mg/kg Körpergewicht Propanolol (= Dociton) langsam i.v. (Maximaldosis 10 mg!)
   Wegen der negativ inotropen Wirkung der Betablocker nur Anwendung auf Intensivstation!
   Beachte: Die intravenöse Gabe von Betablockern ist bei vorausgegangener Gabe von Verapamil (= Isoptin) kontraindiziert wegen der Addition der negativ inotropen Wirkungen!
5. Andere Antiarrhythmika, wie Ajmalin (= Gilurytmal), Propafenon (= Rytmonorm), Amidonal (= Aprindin).

Wenn die medikamentöse Therapie ohne Effekt war und sich die hämodynamische Situation zunehmend verschlechtert (akute Herzinsuffizienz, Schocksymptomatik, synkopale Zustände) müssen elektrische Maßnahmen zum Einsatz kommen:

6. die Kardioversion oder
7. die hochfrequente Vorhofstimulation.

bei atrialer Tachykardie mit Block (ATB):
Diese wichtige Sonderform der supraventrikulären Tachykardie tritt häufig im Rahmen einer Digitalisintoxikation oder bei organisch schwer vorgeschädigtem Herzen auf.

Vorgehen bei digitalisierten Patienten:

a) Absetzen von Digitalis
b) Infusion von 20 mval Kalium-Chlorid pro Stunde, wenn der Kaliumspiegel nicht über 5,0 mval/l liegt
c) Diphenylhydantoin (= Zentropil) in einer Dosierung von 125-250 mg sehr langsam i.v., evtl. Wiederholung nach 1/2 Stunde.

Bei bedrohlicher Symptomatik ist die Therapie der Wahl die hochfrequente Vorhofstimulation.

Wenn diese Methode nicht zur Verfügung steht, muß notfalls eine Kardioversion mit geringer Energiemenge (25-75 Watt sec) durchgeführt werden, wobei möglichst Diphenylhydantoin (= Zentropil) 125-250 mg sehr langsam i.v. vorgespritzt werden sollte, da bei digitalisierten Patienten durch den Stromstoß Kammerflimmern ausgelöst werden kann.

Vorgehen bei nicht digitalisierten Patienten:
Hier erfolgt die Therapie wie bei der supraventrikulären Tachykardie.

Weitere Maßnahmen
Siehe Allgemeiner Teil S. 126 ff.

Komplikationen und Gefahren
Siehe oben.

Tachykarde Rhythmusstörungen: b) Paroxysmales Vorhofflattern

Vorbemerkungen (Definition und Synonyma)

Das paroxysmale Vorhofflattern stellt eine Sonderform der Vorhoftachykardie mit einer regelmäßigen Vorhoffrequenz zwischen 250/min und 350/min dar.

Charakteristisch sind im EKG die sog. Flatterwellen, d. h. Vorhofaktionen, die ein typisches sägezahnartiges Aussehen haben.

Unter dem Einfluß von Medikamenten (Chinidin, Novocamid usw.) oder Vaguseinflüssen (Karotisdruck-, Valsalvapreßversuch) kann die Vorhoffrequenz deutlich langsamer werden, sie fällt in Einzelfällen unter 200/min ab.

Ohne Therapie besteht in der Regel eine 2 : 1-Überleitung, d. h. jede zweite Vorhofaktion wird in der AV-Knotenregion übergeleitet, so daß beim unbehandelten Vorhofflattern eine Kammerfrequenz zwischen 125/min und 175/min resultiert. Bei vorgeschädigtem AV-Knoten und unter medikamentöser Therapie (z. B. Digitalis, Betablocker) nimmt die Überleitungsblockierung zu, so daß nur noch jede vierte, fünfte oder sechste Vorhofaktion auf die Kammer übergeleitet wird (4 : 1-, 5 : 1-, 6 : 1-Überleitung), wodurch es zu einer deutlichen Verlangsamung der Kammerfrequenz kommt.

Beachte: In seltenen Fällen, vor allem wenn Chinidin ohne vorausgehende Digitalisaufsättigung gegeben wird, kann es zu einer 1 : 1-Überleitung kommen, die einen gefährlichen Kammerfrequenzanstieg auf 250/min bis 350/min zur Folge hat.

Ätiopathogenese

Dem paroxysmalen wie auch dem wesentlich häufigeren chronischen Vorhofflattern liegt fast immer eine organ. Herzerkrankung zugrunde:

- koronare Herzerkrankung
- hypertensive Herzerkrankung
- rheumatische Herzerkrankung (Mitralstenose!)
- Kardiomyopathie
- Vitien
- Myokarditis
- Cor pulmonale chronicum oder acutum (Lungenembolie!)

Selten tritt es bei der Thyreotoxikose und noch seltener als Ausdruck einer Digitalisüberdosierung auf.

Elektrophysiologisch werden mehrere Entstehungsmechanismen diskutiert, unter anderem die hochfrequente Entladung eines uni- oder multifokalen Zentrums im Vorhof bzw. kreisende intraatriale Erregungen (Re-entry-Phänomen).

Typische Krankheitszeichen (Leitsymptome)

Notfallanamnese
Siehe Allgemeiner Teil S. 126 ff.

Klinische Notfalluntersuchung (typische klinische Befunde)
Siehe Allgemeiner Teil S. 126 ff.

Differentialdiagnose

a) Paroxysmale supraventrikuläre Tachykardie
b) Sinustachykardie

Bei paroxysmalem Vorhofflattern mit 3 : 1-, 4 : 1-Überleitung oder höhergradigen Blockierungen gibt es in der Regel keine differentialdiagnostischen Probleme, da die sägezahnartige Konfiguration der P-Wellen und die hohe Frequenz der Vorhofaktionen (250-350/min) die Diagnose sichert.

Liegt dagegen Vorhofflattern mit 2 : 1-Überleitung vor, so läßt häufig das EKG eine sichere Unterscheidung zwischen Vorhofflattern, supraventrikulärer Tachykardie und Sinustachykardie auf den ersten Blick nicht zu, da hier die P-Wellen oft im QRS-Komplex, dem ST-Segment oder der T-Welle versteckt sind.

Durch Vagusreizung (z. B. Karotisdruckversuch oder Valsalvapreßversuch) gelingt es beim Vorhofflattern meist, vorübergehend höhere Blockierungsgrade zu erreichen, so daß die typischen Flatterwellen zum Vorschein kommen bei gleichzeitiger Erniedrigung der Kammerfrequenz.

Spezielle und Laboruntersuchungen

Siehe Allgemeiner Teil S. 126 ff.

Reihenfolge des Vorgehens

Siehe Allgemeiner Teil S. 126 ff.

Therapie

Therapieziele:

a) Senkung der Kammerfrequenz durch medikamentöse Verlangsamung der AV-Überleitung.
b) Überführung des Vorhofflatterns in ein stabiles Vorhofflimmern.
c) Wiederherstellung des Sinusrhythmus.

Sofortmaßnahmen außerhalb des Krankenhauses und im Krankenhaus

Paroxysmales Vorhofflattern mit Zeichen der akuten Herzinsuffizienz oder Schocksymptomatik:
Die Therapie der Wahl sind elektrotherapeutische Maßnahmen:

- ○ die elektrische Kardioversion oder
- ○ die hochfrequente Vorhofstimulation.

Wenn aus technischen Gründen beide Maßnahmen nicht zur Verfügung stehen, so muß sofort

- ○ eine intravenöse medikamentöse Therapie

zum Einsatz kommen.

1. *Die elektrische Kardioversion:*
   Sie hat den Vorteil, daß sie schnell und ohne großen technischen Aufwand eingesetzt werden kann. Zur Beseitigung des Vorhofflatterns genügen meist relativ schwache Stromstöße zwischen 25 und 75 Watt sec.
   Kontraindikationen der elektrischen Kardioversion sind:
   - die Digitalisüberdosierung bzw. -intoxikation, da hierbei leicht Kammerflimmern ausgelöst werden kann,
   - die Sinusknotenerkrankung (Sick-Sinus-Syndrom) (s. S. 163) wegen der Gefahr der Asystolie.
2. *Die hochfrequente Vorhofstimulation:*
   Diese Methode ist technisch aufwendiger als die Kardioversion, sie

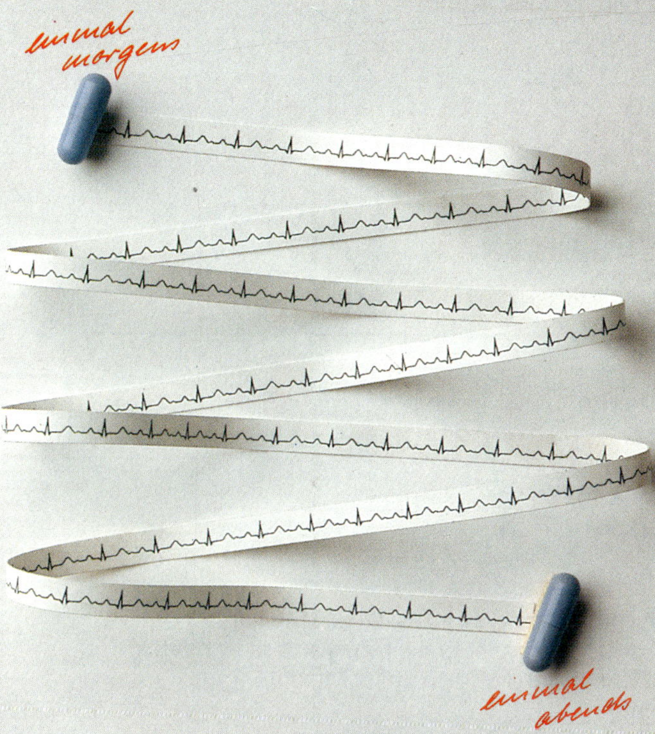

Mexitil® Depot

Orale Langzeittherapie bei ventrikulären Extrasystolen und Tachykardien

Zusammensetzung:

1 Ampulle Mexitil/1 Kapsel Mexitil/1 Kapsel Mexitil mite enthält Mexiletinhydrochlorid 250 mg/200 mg/100 mg.

1 Mexitil Depot-Retardkapsel enthält 360 mg Mexiletinhydrochlorid.

Indikationen:

Ventrikuläre Extrasystolien/Tachykardien.

Kontraindikationen:

Vorsicht ist geboten beim Sick-Sinus-Syndrom, beim Vorliegen einer Bradykardie, Hypotonie, Herzinsuffizienz sowie einer Nieren- und Leberparenchymschädigung.

Da Mexitil in die Plazenta und in die Muttermilch übergeht, sollte Mexitil in der Schwangerschaft und während der Stillzeit nur bei lebensbedrohlichen Zuständen auf Anordnung des Arztes eingenommen werden.

Nebenwirkungen:

Die Nebenwirkungen sind dosisabhängig und treten bei der mittleren oralen Erhaltungsdosis nur selten auf. Beobachtet wurden Übelkeit, Erbrechen, Magenbeschwerden, Schläfrigkeit, Verwirrtheit, unartikuliertes Sprechen, Nystagmus, Ataxie, Schwindel, Tremor, Parästhesien, verschwommenes Sehen, Hypotonie, Bradykardie, ventrikuläre Extrasystolen, Vorhofflimmern, Herzklopfen.

Boehringer Ingelheim KG, 6507 Ingelheim am Rhein

Dosierung:

Nach einer dem Schweregrad der Erkrankung angepaßten Aufsättigungsdosis, die als Injektion, Infusion oder oral verabfolgt werden kann, beträgt die mittlere orale Erhaltungsdosis 3mal täglich 1 Kapsel Mexitil zu 200 mg oder 2mal täglich 1 Kapsel Mexitil Depot zu 360 mg.

Um eine individuelle Mexitil-Einstellung zu ermöglichen, stehen auch Mexitil mite-Kapseln zu 100 mg zur Verfügung.

Weitere Informationen sind der Packungsbeilage oder dem wissenschaftlichen Prospekt zu entnehmen.

Packungen: (Stand September 1984)		A.V.P.
5 Ampullen 250 mg/10 ml	DM	46,23
20 Kapseln (N 1) (200 mg)	DM	18,31
50 Kapseln (N 2) (200 mg)	DM	39,83
100 Kapseln (N 3) (200 mg)	DM	71,39
20 mite-Kapseln (N 1) (100 mg)	DM	12,86
50 mite-Kapseln (N 2) (100 mg)	DM	27,90
100 mite-Kapseln (N 3) (100 mg)	DM	50,34
20 Depot-Retardkaps. (N 1) (360 mg)	DM	34,30
50 Depot-Retardkaps. (N 2) (360 mg)	DM	77,36
100 Depot-Retardkaps. (N 3) (360 mg)	DM	146,81
Klinikpackungen		

Boehringer Ingelheim

3/84

Die richtige Dosierung:

Mexitil®
Mexitil® Depot

für die orale Langzeittherapie

Mexitil®	200 mg	alle 8 Stunden	200 mg	alle 8 Stunden	200 mg
Mexitil® Depot	360 mg	alle 12 Stunden			360 mg

Bei **Umstellung** von Mexitil auf Mexitil Depot:
Die letzte Kapsel Mexitil **morgens gleichzeitig** mit der ersten Retardkapsel Mexitil Depot einnehmen.

Mexitil®	200 mg		
Mexitil® Depot	360 mg	alle 12 Stunden	360 mg

Einnahmeempfehlung:
Die Kapseln mit einem Glas Flüssigkeit einnehmen.
Nicht im Liegen schlucken.

gilt jedoch als Methode der Wahl bei der Digitalisintoxikation und bei der Sinusknotenerkrankung.

Dabei wird unter Röntgenkontrolle eine bipolare Schrittmacherelektrode an die laterale Wand des rechten Vorhofes vorgeschoben. Von einer externen Schrittmacherbatterie oder einem Generator aus werden dann elektr. Stimuli hoher Frequenz (200-1200/min) erzeugt, die in die vulnerable Phase der Vorhoferregung fallen und meist ein Vorhofflimmern induzieren, das innerhalb von Sekunden bis Minuten, manchmal aber auch erst nach Stunden in einen Sinusrhythmus übergeht.

Als Komplikation der hochfrequenten Vorhofstimulation kann Kammerflimmern auftreten, wenn die Schrittmachersonde während der Stimulation in den rechten Ventrikel hineinrutscht.

Beachte: Auf eine Röntgenkontrolle während des Stimulationsvorganges kann deshalb nicht verzichtet werden!

3. *Die intravenöse, medikamentöse Therapie:*

○ Digitalis i.v., z. B. 0,8 mg Digoxin (z. B. Novodigal®) und gleichzeitig 5 mg Verapamil (= Isoptin) sehr langsam i.v.

Kommt es unter dieser Therapie nicht zu einer Verlangsamung der Kammerfrequenz innerhalb von 5 bis 10 Minuten, so muß nochmals die intravenöse Digitalisgabe in einer Dosis von 0,4 mg Digoxin und 5 mg Verapamil (Isoptin) wiederholt werden.

Oder

○ Digitalis i.v., z. B. 0,8 mg Digoxin (z. B. Lanicor) und gleichzeitig Propanolol (= Dociton) langsam i.v. in einer Dosierung von 0,1 mg/kg Körpergewicht.

Propanolol darf nur sehr langsam injiziert werden unter strenger Puls-, Blutdruck- und EKG-Kontrolle. Dabei sollte die Dociton-Maximaldosis von 10 mg nicht überschritten werden. Wegen der negativ inotropen Wirkung des Docitons sollte es nur unter den Bedingungen einer Intensivstation zum Einsatz kommen, wo eine optimale Überwachung gewährleistet ist.

Beachte: Die gleichzeitige intravenöse Gabe von Betablockern und Calciumantagonisten ist als Kunstfehler zu betrachten, da es hierbei zu gefährlichen Komplikationen (Schock, Lungenödem, AV-Blockierungen III. Grades) kommen kann, infolge der additiven, negativ inotropen Wirkung beider Medikamente.

Oder

- ○ Digitalis i.v., z. B. 0,8 mg Digoxin (z. B. Novodigal®) und gleichzeitiger Gabe anderer Antiarrhythmika langsam i.v. bzw. als Infusion
  z. B. Propafenon (= Rytmonorm) 1-2 mg/kg Körpergewicht
  Aprindin (= Amidonal) 2 mg/kg Körpergewicht

Sofortmaßnahmen bei paroxysmalem Vorhofflattern ohne hämodynamische Komplikationen:
Auch hier muß eine medikamentöse Behandlung sofort durchgeführt werden, da jederzeit die Gefahr besteht, daß sich die Überleitungsverhältnisse plötzlich ändern und es zu einer schnellen 2 : 1- oder gar 1 : 1-Überleitung mit hohen Kammerfrequenzen kommt, die die kardiale Auswurfleistung, besonders bei vorgeschädigtem Herzen und älteren Patienten, kritisch einschränken kann.

- ○ Digitalis i.v., z. B. 0,8 mg Digoxin (z. B. Novodigal®)
- ○ Nach Aufsättigung mit Digitalis sollte Chinidin in einer Dosierung von 800-1200 mg/24 Std. (z. B. 2-3 × 2 Tbl. Chinidin Duriles im Abstand von 8 Std.) gegeben werden,
  - um entweder das Vorhofflattern zu regularisieren, d. h. in einen regelmäßigen Sinusrhythmus umzuwandeln,
  - oder bei schon wiederhergestelltem Sinusrhythmus eine Rezidivprophylaxe zu betreiben.

  Beachte: Chinidin darf nur nach vorheriger Aufdigitalisierung gegeben werden, da es zwar die Flatterfrequenz senkt, aufgrund seines vagolytischen Effektes aber zu einer Deblockierung mit 1 : 1-Überleitung führen kann, woraus gefährlich hohe Kammerfrequenzen resultieren.
- ○ Auch die Kombination von Chinidin mit Betablockern, Isoptin oder Rytmonorm ist möglich zur Wiederherstellung des Sinusrhythmus und zur Rezidivprophylaxe.

Weitere Maßnahmen
Siehe I Allgemeiner Teil S. 126 ff.

Komplikationen und Gefahren
Siehe oben.

Tachykarde Rhythmusstörungen:
c) Paroxysmales Vorhofflimmern mit schneller Überleitung (= Tachyarrhythmia absoluta)

Vorbemerkungen (Definition und Synonyma)

Anfallsweise auftretende, hochfrequente Vorhofarrhythmie mit einer Vorhoffrequenz zwischen 350 und 700/min. Wegen der wechselnden Refraktäritäts- und damit Blockierungsverhältnisse im AV-Knoten kommt es auch zu einer Arrhythmie der Herzkammer, die bei intaktem AV-Knoten und beim Fehlen medikamentöser Einflüsse (z. B. Digitalis, Antiarrhythmika) eine Frequenz zwischen 120 und 180/min aufweist (Tachyarrhythmia absoluta).

Im EKG treten anstelle von P-Zacken hochfrequente Oszillationen auf, die sog. Flimmerwellen, die am besten in den Ableitungen II und V_1 zu erkennen sind.

Ätiopathogenese

Ebenso wie das Vorhofflattern tritt auch das paroxysmale Vorhofflimmern überwiegend bei organischen Herzerkrankungen auf, am häufigsten bei:

- koronarer Herzerkrankung,
- hypertensiver Herzerkrankung,
- rheumatischer Herzerkrankung,
- Kardiomyopathie,
- Vitien,
- Hyperthyreose.

In 6% der Fälle tritt es allerdings auch bei offensichtlich gesunden Menschen auf, es wird dann als „idiopathisches Vorhofflimmern" bezeichnet.

Elektrophysiologisch werden die gleichen Entstehungsmechanismen diskutiert wie beim Vorhofflattern (Fokustheorie, Re-entry-Phänomen), wobei die häufig zu beobachtende Vergrößerung und damit auch Überdehnung des linken Vorhofes (z. B. Mitralvitium, aber auch andere organische Herzerkrankungen!) diese Mechanismen zu begünstigen scheint.

Typische Krankheitszeichen (Leitsymptome)

Notfallanamnese
Siehe Allgemeiner Teil S. 126 ff.

Klinische Notfalluntersuchung (typische klinische Befunde)
Siehe Allgemeiner Teil S. 126 ff.

Häufig tritt bei Kammerfrequenzen über 130/min ein Pulsdefizit auf, da ein Teil der Kammerkontraktionen hämodynamisch ineffektiv ist infolge der sehr kurzen diastolischen Füllungszeit.

Differentialdiagnose

- *Paroxysmales Vorhofflattern*
- *Paroxysmale supraventrikuläre Tachykardie*

Im Regelfall ist die Unterscheidung der genannten Rhythmusstörungen nicht schwierig, da die typischen Flimmerwellen fehlen und die Vorhof- bzw. Kammeraktion meist regelmäßig ist.

Daneben gibt es auch Mischformen zwischen Vorhofflattern und Vorhofflimmern, gekennzeichnet durch relativ grobe Flimmerwellen, die eine Frequenz um 350/min haben.

Spezielle und Laboruntersuchungen

Siehe Allgemeiner Teil S. 126 ff.

Reihenfolge des Vorgehens

Siehe Allgemeiner Teil S. 126 ff.

Therapie

Therapieziele:

a) Senkung der Kammerfrequenz durch medikamentöse Verlangsamung der AV-Überleitung.
b) Wiederherstellung des Sinusrhythmus.

Sofortmaßnahmen

- *bei paroxysmalem Vorhofflimmern mit Zeichen der akuten Herzinsuffizienz oder Schocksymptomatik:*

Die Therapie der Wahl ist hier:

1. elektrische Kardioversion, wenn ein Defibrillator nicht zur Verfügung steht, ersatzweise
2. rasche intravenöse Digitalisaufsättigung und gleichzeitige, langsame intravenöse Gabe von Verapamil (= Isoptin), entsprechend der Therapie beim Vorhofflattern (s. S. 138).

○ *bei paroxysmalem Vorhofflimmern ohne hämodynamische Komplikationen:*
Therapie wie beim Vorhofflattern ohne hämodynamische Komplikationen (s. S. 140)
1. intravenöse Digitalisierung
2. nach Digitalisaufsättigung Gabe von Chinidin oder Disopyramid (= Rythmodul®) oral 400-800 mg/Tag.

Weitere Maßnahmen
Siehe Allgemeiner Teil S. 126 ff.

Komplikationen und Gefahren
Siehe oben.

Tachykarde Rhythmusstörungen: d) Paroxysmale ventrikuläre Tachykardie

Vorbemerkungen (Definition und Synonyma)
Anfallsweise auftretende, abrupt beginnende und endende, regelmäßige ventrikuläre Tachykardie mit einer Frequenz zwischen 140 und 200/min, die meist durch ventrikuläre Extrasystolen ausgelöst wird. Die Definition der ventrikulären Tachykardie ist dann erfüllt, wenn drei oder mehr gleichartig konfigurierte ventrikuläre Extrasystolen aufeinanderfolgen.

Die QRS-Komplexe der Kammertachykardie sind analog den ventrikulären Extrasystolen deformiert (links- oder rechtsschenkelblockartig) und verbreitert. Die P-Wellen sind im konventionellen EKG wegen der schnellen Aufeinanderfolge und der erheblichen Verbreiterung der Kammerkomplexe meist nicht zu erkennen.

Beachte: Die paroxysmale ventrikuläre Tachykardie kann jederzeit in Kammerflattern bzw. -flimmern übergehen, deshalb ist auch bei nicht bedrohlicher klinischer Symptomatik eine sofortige Behandlung unbedingt erforderlich.

Ätiopathogenese

Der paroxysmalen ventrikulären Tachykardie liegt in der Regel eine schwere kardiale Schädigung zugrunde:
- koronare Herzerkrankung (oft beim akuten Herzinfarkt),
- hypertensive Herzerkrankung,
- Kardiomyopathien,
- Myokarditis,
- dekompensierte Vitien,
- Elektrolytstörungen,
- QT-Anomalien (Jervell-Lange-Nielsen-Syndrom), medikamentös-toxisch, z. B. Digitalis-, Chinidin-Überdosierung!

Elektrophysiologisch wird ein Re-entry-Mechanismus im Tawara-Schenkel-Purkinje-Faserbereich diskutiert, auch ektopische Foci können eine Rolle spielen.

Typische Krankheitszeichen (Leitsymptome)

Notfallanamnese
Siehe Allgemeiner Teil S. 126 ff.
Häufig ist die klinische Symptomatik so bedrohlich, daß hierfür keine Zeit bleibt.

Klinische Notfalluntersuchung (typische klinische Befunde)
Siehe Allgemeiner Teil S. 126 ff.

Differentialdiagnose

- ○ *Paroxysmale supraventrikuläre Tachykardie mit ventrikulärer Aberration*
  d. h. trotz supraventrikulären Ursprungs der Tachykardie sind die Kammerkomplexe schenkelblockartig deformiert infolge Ermüdung des intraventrikulären Reizleitungssystems.
- ○ *Paroxysmale supraventrikuläre Tachykardie bei vorbestehendem Links- bzw. Rechtsschenkelblock.*

Die Abgrenzung der ventrikulären Tachykardie von der supraventrikulären Tachykardie ist aus prognostischen und therapeutischen Gründen sehr wichtig, häufig im konventionellen EKG aber nicht sicher möglich.

Beachte: Es ist anzunehmen, daß etwa der Hälfte aller Tachykardien, die elektrokardiographisch als ventrikuläre Tachykardien imponieren, in Wirklichkeit supraventrikuläre Tachykardien mit ventrikulärer Aberration zugrunde liegen.

Diagnostische Hinweise auf eine ventrikuläre Tachykardie sind:
- schwere organische Herzerkrankung,
- gehäufte ventrikuläre Extrasystolen in den Vor-EKGs, vor allem, wenn die Konfiguration dieser Extrasystolen den Komplexen der Kammertachykardie ähnelt,
- fehlende Reaktion auf Karotisdruckversuch.

Spezielle und Laboruntersuchungen

Siehe I Allgemeiner Teil S. 126 ff.

Reihenfolge des Vorgehens

Siehe I Allgemeiner Teil S. 126 ff.

Therapie

Therapieziele:
Überführung der Kammertachykardie in einen regelmäßigen Sinusrhythmus durch elektrische oder medikamentöse Unterbrechung der Re-entry-Bahn oder Supression eines ektopischen Fokus.

Sofortmaßnahmen außerhalb des Krankenhauses und im Krankenhaus

a) Herzmassage und Beatmung bei Kreislaufstillstand.
b) Elektrische Kardioversion mit 200-400 Watt sec, muß evtl. mehrfach wiederholt werden.
c) Wenn ein Defibrillator nicht zur Verfügung steht, aber auch zur Rezidiv-Prophylaxe nach erfolgter Kardioversion:

- 100 mg Lidocain (= Xylocain) als Bolus i.v. (= 5 ml 2%ige Xylocain-Lösung)
- Lidocain (= Xylocain) Infusion zur Aufrechterhaltung eines wirksamen Blutspiegels, wobei 1000 mg Xylocain (= 5 ml 20%ige Xylocain-Lösung auf 500 ml 5%ige Lävulose-Lösung) hinzugegeben werden. Dosierung 60-90 ml/Std. = 30-40 Trpf./min = 3-4 mg/min.

Alternativ kann in vergleichbarer Weise (Dosierungs- und Anwendungsschema s. S. 89) Mexiletin (Mexitil®) empfohlen werden.
Bei Erfolglosigkeit Gabe anderer Antiarrhythmika, z. B. 70-140 mg Propafenon (= Rytmonorm) langsam i.v.
125-250 mg Diphenylhydantoin (= Zentropil) langsam i.v.
50-100 mg Ajmalin (= Gilurytmal) langsam i.v.

Cave: Bei Patienten mit Digitalisintoxikation kann die elektrische Kardioversion Kammerflimmern auslösen, deshalb ist sie hier kontraindiziert.

An ihre Stelle tritt als Therapie der Wahl, vor allem bei klinisch bedrohlichen Situationen:
- die hochfrequente Ventrikelstimulation mit Frequenzen zwischen 300 und 500/min, danach
- die Gabe von 125-250 mg Diphenylhydantoin (= Zentropil) sehr langsam i.v.
- die Infusion von 20 mval Kaliumchlorid pro Stunde, wenn der Kaliumspiegel nicht über 5,0 mval/l liegt.

Nur in klinisch sehr bedrohlichen Situationen, wenn eine hochfrequente Ventrikelstimulation nicht durchführbar ist, darf eine elektrische Kardioversion beginnend mit niedrigen Wattstufen, z. B. 50-100 Watt sec, durchgeführt werden, wobei Diphenylhydantoin (= Zentropil) vorgespritzt und Kalium infundiert werden sollte.

Weitere Maßnahmen

Siehe Allgemeiner Teil S. 126 ff.

Komplikationen und Gefahren

Siehe oben.

Tachykarde Rhythmusstörungen: e) Kammerflattern und Kammerflimmern

Vorbemerkungen (Definition und Synonyma)

Kammerflattern

Sehr schnelle, ineffektive Kammertätigkeit (180-250/min) mit relativ hohen, gleichförmigen sinus- oder sägezahnartigen Schwingungen im EKG und so geringer kardialer Auswurfleistung, daß meist ein Kreislaufstillstand mit Adams-Stokes-Syndrom auftritt.

Kammerflimmern

Unkoordinierte, irreguläre Kammertätigkeit wechselnder Frequenz (150-500/min) mit fehlender kardialer Auswurfleistung, die zum Herz-Kreislauf-Stillstand führt. Im EKG finden sich unregelmäßige Schwingungen von wechselnder Frequenz und Amplitude.

Kammerflattern und Kammerflimmern sind die gefährlichsten Herzrhythmusstörungen überhaupt, da sie schnell zum Herz-Kreislauf-Stillstand mit Adams-Stokes-Syndrom führen, wobei

- nach 10-15 sec Bewußtlosigkeit eintritt,
- nach 20 sec zerebral bedingte Krämpfe auftreten,
- nach 1 Min. ein Atemstillstand auftritt,
- nach 3-5 Min. mit irreversiblen Hirnschäden zu rechnen ist,
- nach 5 Min. der Tod eintritt.

Kammerflattern, -flimmern sind die häufigsten Ursachen des plötzlichen Herztodes („Sudden death"), vor allem bei Patienten mit koronarer Herzerkrankung.

Die Prognose dieser Rhythmusstörungen ist sehr schlecht, zumal sie fast ausschließlich bei organisch schwer geschädigten Herzen auftreten.

Zwischen Kammerflattern und Kammerflimmern bestehen fließende Übergänge, häufig finden sich auch Mischformen, die als Kammerflimmern-flattern bezeichnet werden.

Ätiopathogenese

Kammerflattern und -flimmern treten spontan ausschließlich bei schweren organischen Herzerkrankungen auf, insbesondere bei der koronaren Herzkrankheit, hierbei besonders im Rahmen des akuten Herzinfarktes.

Die übrigen Ursachen entsprechen denen der Kammertachykardie.

Daneben können Kammerflattern und -flimmern aber auch durch
- Starkstromunfälle,
- Blitzschlag,
- herzchirurgische Eingriffe,
- Herzkatheteruntersuchungen

ausgelöst werden.

Die elektrophysiologischen Mechanismen, die zu Kammerflattern und -flimmern führen, sind identisch mit denen beim Vorhofflattern und -flimmern, spielen sich aber im Ventrikel ab. Diskutiert werden unter anderem die hochfrequente Entladung eines uni- oder multifokalen Zentrums im Ventrikelmyokard bzw. kreisende intraventrikuläre Erregungen (Re-entry-Phänomen).

Typische Krankheitszeichen (Leitsymptome)

Notfallanamnese

Aus Zeitgründen nicht möglich, da sofort mit der Reanimation begonnen werden muß.

Klinische Notfalluntersuchung (typische klinische Befunde)

Auch sie muß entfallen, als erste Maßnahme sofortige Reanimation.

Differentialdiagnose

a) *Ventrikuläre Tachykardie.*

b) *Asystolie.*

Die Unterscheidung ist elektrokardiographisch meist ohne Schwierigkeiten möglich, manchmal treten aber auch Mischformen von ventrikulärer Tachykardie und Kammerflattern auf.

Klinisch läßt sich Kammerflattern, -flimmern von einer Asystolie nicht unterscheiden, da beide zu einem Herz-Kreislauf-Stillstand mit entsprechender Symptomatik führen.

Spezielle und Laboruntersuchungen

Siehe Allgemeiner Teil S. 126 ff.

Reihenfolge des Vorgehens

Siehe Sofortmaßnahmen.

Therapie

Therapieziele:
Überführung des Kammerflatterns, -flimmerns in einen regelmäßigen Sinusrhythmus durch Abgabe eines Gleichstromstoßes hoher Spannung, wodurch sämtliche ektopische Zentren gleichzeitig depolarisiert und damit gelöscht werden.
Daraufhin kann der Sinusknoten die Erregungsbildung des Herzens wieder übernehmen, zumal auch alle leitfähigen Reizleitungs- und Myokardabschnitte synchron depolarisiert werden, wodurch es zur Unterbrechung der Kreiserregung kommt.

Sofortmaßnahmen außerhalb des Krankenhauses und im Krankenhaus

Wie bei Herz-Kreislauf-Stillstand
a) Lagerung auf harter Unterlage,
b) mehrere kräftige Schläge mit der Faust auf das Brustbein,
c) Beatmung und Herzmassage,
Erst wenn diese Sofortmaßnahmen durchgeführt sind, die vor allem der Aufrechterhaltung eines effektiven Notkreislaufes dienen, muß auf elektrischem Wege versucht werden, das Kammerflattern, -flimmern in einen Sinusrhythmus überzuführen. Die Methode der Wahl ist
d) die Defibrillation mit 300-400 Watt sec, die ggf. mehrfach wiederholt werden muß, wobei unbedingt darauf zu achten ist, daß die Beatmung und Herzmassage nur kurz unterbrochen werden dürfen.
e) Azidosebehandlung mit 250 ml 8,4%igem Natriumbikarbonat, das schnell in eine zentrale Vene (z. B. Vena subclavia, Vena jugularis externa, Vena jugularis interna) einlaufen soll.
f) Wenn ein Defibrillator nicht zur Verfügung steht, aber auch zur Rezidivprophylaxe nach wiederhergestelltem Sinusrhythmus
   – 100 mg Lidocain (= Xylocain) als Bolus in eine zentrale Vene

- intravenöse Xylocain-Infusion zur Aufrechterhaltung eines wirksamen Blutspiegels mit 5 ml 20%igem Xylocain (= 1000 mg) auf 500 ml 5%ige Lävuloselösung. Dosierung: 60-90 ml/min = 30-40 Trpf./min = 3-4 mg/min.
  Oder Mexiletin (Mexitil®) als Dauertropfinfusion (s. S. 89).

Bei Erfolglosigkeit Gabe anderer Antiarrhythmika in eine zentrale Vene oder intrakardial, z. B.
70-140 mg Propafenon (= Rytmonorm),
150-300 mg Disopyramid (= Rythmodul),
125-250 mg Diphenylhydantoin (= Zentropil),
50-100 mg Ajmalin (= Gilurytmal)

Weitere Maßnahmen:
Siehe Allgemeiner Teil S. 126 ff.

Komplikationen und Gefahren
Siehe oben.

Tachykarde Rhythmusstörungen: f) Ventrikuläre Extrasystolie

Vorbemerkungen (Definition und Synonyma)
Vorzeitig einfallende Kammererregung mit Ursprungsort im Ventrikel.

Bei Gesunden sind sie ohne wesentliche klinische Bedeutung, bei Patienten mit koronarer Herzerkrankung oder anderen schweren organischen Herzschädigungen sind sie dagegen prognostisch ernster zu bewerten, da nach den Untersuchungen von Lown die Gefahr eines akuten Herztodes durch Kammerflattern, -flimmern mit dem Schweregrad der ventrikulären Extrasystolie ansteigt.

Einteilung der ventrikulären Extrasystolie nach Schweregraden (nach Lown):

- Grad 0 keine Extrasystolen
- Grad I monotope ventrikuläre Extrasystolen <30/Std. oder <1/min
- Grad II monotope ventrikuläre Extrasystolen >30/Std. oder >1/min
- Grad III polytope ventrikuläre Extrasystolen
- Grad IV a) gekoppelte ventrikul. Extrasystolen (Salven)
  b) ventrikuläre Tachykardie
- Grad V frühzeitig einfallende ventrikuläre Extrasystolen (R-auf-T-Phänomen)

Von Lown-Grad 0 bis Lown-Grad V nimmt die Gefahr zu, daß durch die ventrikulären Extrasystolen eine Kammertachykardie bzw. Kammerflattern und -flimmern ausgelöst werden können.

Ätiopathogenese

Ventrikuläre Extrasystolen können sowohl bei Gesunden als auch bei Kranken auftreten. Sie nehmen mit zunehmendem Alter zu.

Ursachen der ventrikulären Extrasystolie bei Gesunden

- Psychovegetative Einflüsse
- Genußmittel (Koffein, Nikotin)
- zunehmendes Lebensalter
- körperliche Belastungen

Die bei Herzgesunden auftretenden ventrikulären Extrasystolen sind meistens monotope Extrasystolen, d. h. sie stammen von einem Zentrum und haben dementsprechend die gleiche Konfiguration.

Ursachen der ventrikulären Extrasystolie bei Herzkranken

- Koronare Herzerkrankung (Herzinfarkt)
- hypertensive Herzerkrankung
- Kardiomyopathien
- rheumatische Herzerkrankung
- Cor pulmonale u. a.

Aber auch Elektrolytstörungen und medikamentös-toxische Einflüsse (Digitalis, Chinidin und andere Antiarrhythmika, Anästhetika, trizyklische Antidepressiva und Sympathikomimetika) können ventrikuläre Extrasystolen auslösen.

Typische Krankheitszeichen (Leitsymptome)

Notfallanamnese
Siehe Allgemeiner Teil S. 126 ff.

Klinische Notfalluntersuchung (typische klinische Befunde)
Siehe Allgemeiner Teil S. 126 ff.

Differentialdiagnose

a) *Supraventrikuläre Extrasystolie mit ventrikulärer Aberration.*
b) *Ventrikuläre Ersatzsystolen.*

Beide Rhythmusstörungen sind im EKG relativ leicht von der ventrikulären Extrasystolie abzugrenzen, da entweder P-Wellen vorausgehen oder die Vorzeitigkeit des Kammerkomplexes fehlt.

Spezielle und Laboruntersuchungen

Siehe Allgemeiner Teil S. 126 ff.

Reihenfolge des Vorgehens

Siehe Allgemeiner Teil S. 126 ff.

Therapie

Therapieziele:
Medikamentöse Unterdrückung der ventrikulären Extrasystolie, um
a) bei entsprechend gefährdeten, herzkranken Patienten das Auslösen einer Kammertachykardie zu verhüten,
b) bei Patienten mit extrasystoliebedingter Einschränkung des Herzminutenvolumens wieder eine normale Hämodynamik zu erreichen.

Sofortmaßnahmen außerhalb des Krankenhauses und im Krankenhaus

a) *bei akutem Herzinfarkt:*
Hier besteht eine Behandlungsnotwendigkeit bei gehäuft auftretenden ventrikulären Extrasystolen, also ab Lown-Grad II (mehr als 30 monotope ventrikuläre Extrasystolen pro Stunde oder mehr als eine ventrikuläre Extrasystole pro Minute), wegen der Gefahr des Überganges in eine Kammertachykardie.

1. 100 mg Lidocain (= Xylocain) als Bolus i.v. (5 ml 2%ige Xylocainlösung)
2. Xylocaininfusion zur Aufrechterhaltung eines wirksamen Blutspiegels mit 5 ml 20%igem Xylocain (= 1000 mg) auf 500 ml 5%ige Lävuloselösung
   Dosierung:
   60-90 ml/Std. = 30-40 Tr./min = 3-4 mg/min
3. oder die Gabe anderer Antiarrhythmika wie Mexitilen (= Mexitil)
   Propafenon (= Rytmonorm)
   Disopyramid (= Rytmodul)
   Diphenylhydantoin (= Zentropil)
   Ajmalin (= Gilurytmal) u. a.

b) *bei chronischen, koronaren oder anderen organischen Herzerkrankungen:*
Hier ist eine Behandlung ab Lown-Grad III-IV, d. h. bei polytopen und salvenartigen ventrikulären Extrasystolen mit den obengenannten Antiarrhythmika indiziert.

c) *bei digitalisbedingter ventrikulärer Extrasystolie:*
Hier empfiehlt sich die Gabe von Diphenylhydantoin (= Zentropil) und Kalium, die je nach Schweregrad der ventrikulären Extrasystolie und entsprechend der klinischen Symptomatik intravenös oder oral zu verabreichen sind.

Weitere Maßnahmen
Siehe Allgemeiner Teil S. 126 ff.

Komplikationen und Gefahren

Siehe oben.

Bradykarde Rhythmusstörungen:
a) Sinusbradykardie

Vorbemerkungen (Definition und Synonyma)

Absinken der Sinusfrequenz auf Werte unter 60/min.

Nach Chung liegt die Frequenz meist zwischen 45 und 59/min, nur selten ist sie niedriger als 35/min.

Deshalb führt die Sinusbradykardie nur selten zu einer Notfallsituation, die erst ab Frequenzen unter 40/min und bei vorgeschädigtem Herzen zu erwarten ist.

Ätiopathogenese

Ursachen:

- erhöhter Vagotonus (z. B. im Schlaf, bei Sportlern, bei alten Menschen)
- Sinusknotenerkrankung
- Karotissinus-Syndrom
- akuter Hinterwandinfarkt
- Hypothyreose
- Ikterus
- zerebrale Prozesse mit Hirndrucksteigerung
- medikamentös-toxisch (z. B. Digitalis, Betablocker, Kalzium-Antagonisten, Antiarrhythmika, Reserpin)

Typische Krankheitszeichen (Leitsymptome)

Notfallanamnese

Siehe Allgemeiner Teil S. 126 ff.

Klinische Notfalluntersuchung (typische klinische Befunde)

Siehe Allgemeiner Teil S. 126 ff.

Differentialdiagnose

a) SA-Block II. Grades mit 2 : 1-Blockierung, intermittierender SA-Block III. Grades:

Nur der *intermittierend* auftretende SA-Block II. Grades läßt sich anhand der PP-Abstände, die ein ganzzahliges Vielfaches einer normalen Sinusperiode ausmachen, von der Sinusbradykardie unterscheiden.

Beim intermittierenden SA-Block III. Grades liegen längere Pausen vor, die keine Beziehung zum Sinusgrundrhythmus haben.

b) AV-Knoten-Rhythmus:
Er hat ebenfalls eine Frequenz zwischen 45 und 60/min, unterscheidet sich aber von der Sinusbradykardie dadurch, daß die retrograd übergeleiteten P-Wellen in den Ableitungen II, III, AVF einen negativen Ausschlag haben bzw. im QRS-Komplex versteckt sind.

c) AV-Block II. Grades, AV-Block III. Grades:
Hier finden sich in regelmäßigen Abständen P-Wellen, die zum Teil bzw. gar nicht auf die Kammer übergeleitet werden.

d) Bradyarrhythmia absoluta bei Vorhofflimmern:
Hier sind meist die Abstände der QRS-Komplexe sehr unregelmäßig, außerdem können keine P-Wellen nachgewiesen werden.

Spezielle und Laboruntersuchungen

Siehe Allgemeiner Teil S. 126 ff.

Reihenfolge des Vorgehens

Siehe Allgemeiner Teil S. 126 ff.

Therapie

Therapieziele:
Anheben der Sinusfrequenz zur Förderung eines ausreichenden Herzminutenvolumens.

Sofortmaßnahmen außerhalb des Krankenhauses und im Krankenhaus

Sie sind nur dann erforderlich, wenn die Sinusbradykardie zu einem kritischen Abfall des Herzminutenvolumens mit entsprechender klinischer Symptomatik geführt hat (siehe Allgemeiner Teil S. 126 ff.):

a) 0,5-1,0 mg Atropin i.v.
Kann bei Erfolglosigkeit mehrfach wiederholt werden.
Alternativ: 0,5 mg Ipratropiumbromid (Itrop®) i.v., nach 4-6 Std. Fortführung der Therapie oral mit 2-3mal ½-1½ Filmtabletten (10,0 mg-45,0 mg).

b) Bei Therapieresistenz und bedrohlicher klinischer Symptomatik 0,5-1,0 mg Orciprenalinsulfat (= Alupent) i.v. bzw. Alupent-Infusion mit 20 mg Alupent auf 500 ml 5 %iger Lävuloselösung. Tropfgeschwindigkeit in Abhängigkeit von klinischer Symptomatik und Pulsfrequenz dosieren.

c) In akuten Notfallsituationen und bei mangelhaftem Erfolg mit Atropin bzw. Orciprenalinsulfat (= Alupent) Implantation eines passageren bzw. permanenten Schrittmachers.

Weitere Maßnahmen

Siehe Allgemeiner Teil S. 126 ff.

Komplikationen und Gefahren

Siehe oben.

Bradykarde Rhythmusstörungen:
b) Sinu-aurikulärer Block (SA-Block II. und III. Grades, Sinusarrest)

Vorbemerkungen (Definition und Synonyma)

Teilweise oder vollständige Blockierung der Überleitung vom Sinusknoten zum Vorhof mit entsprechendem Ausfall der Vorhof- und Kammeraktionen.

SA-Block II. Grades, Typ 1 (Wenckebach)

Progressive Verzögerung der sinu-atrialen Überleitung bis zum vollständigen Leitungsausfall.

Da im konventionellen EKG die sinu-atriale Leitungszeit nicht bestimmbar ist, kann die Diagnose nur indirekt gestellt werden anhand der typischen Gruppierungen der P-Wellen und ihrer Abstände. Die PP-Abstände vor einer längeren Pause, die durch das Fehlen von

P-Wellen und QRS-Komplexen gekennzeichnet ist, werden immer kürzer bis zum Ausfall einer Vorhof- und Kammeraktion. Danach kann sich dieser Vorgang wiederholen (= Wenckebachsche Periodik).

SA-Block II. Grades, Typ 2

Intermittierend auftretende totale Unterbrechung der sinu-atrialen Überleitung bei konstant bleibender Leitungszeit.

Im EKG kommt es zum plötzlichen Ausfall einer oder mehrerer Vorhofkammeraktionen, die hierdurch entstehenden Pausen betragen das Doppelte oder Mehrfache eines PP-Intervalles.

SA-Block III. Grades (nicht zu unterscheiden vom Sinusarrest)

Totale Unterbrechung der sinu-atrialen Überleitung, die passager oder permanent sein kann. Sie ist nicht zu unterscheiden vom Sinusstillstand (= Sinusarrest), bei dem die Erregungsbildung im Sinusknoten ausfällt.

Im EKG kommt es zu längeren Pausen ohne P-Wellen und QRS-Komplexe, die keine Beziehung zum Sinusgrundrhythmus und damit zum PP-Abstand haben.

Häufig treten die sinu-aurikulären Blockierungen intermittierend auf und führen zu keiner wesentlichen klinischen Symptomatik, zumal meist sekundäre Ersatzzentren im AV-Knotenbereich oder His-Bündel-Stamm als Ersatzsystolen oder -rhythmen den Ausfall der sinuatrialen Überleitung kompensieren. Nur wenn solche Ersatzzentren nicht rechtzeitig einspringen und die SA-Blockierung über längere Zeit persistiert, kommt es zu einer Asystolie mit nachfolgendem Adams-Stokes-Syndrom.

Ätiopathogenese

Wie bei der Sinusbradykardie, ganz im Vordergrund steht hier aber die Sinusknotenerkrankung.

Typische Krankheitszeichen (Leitsymptome)

Siehe Allgemeiner Teil S. 126ff.

Notfallanamnese

Siehe Allgemeiner Teil S. 126ff.

Klinische Notfalluntersuchung
Siehe Allgemeiner Teil S. 126 ff.

Differentialdiagnose

a) *Sinusbradykardie:*
Siehe Kapitel Sinusbradykardie S. 154 ff.

b) *Sinusarrhythmie:*
Bei einer Sinusarrhythmie ist es häufig unmöglich, einen SA-Block zu verifizieren, da die PP-Abstände dauernd wechseln.

c) *AV-Block II. und III. Grades:*
Siehe Kapitel AV-Blöcke S. 159.

Spezielle und Laboruntersuchungen

Siehe Allgemeiner Teil S. 126 ff.

Reihenfolge des Vorgehens

Siehe Allgemeiner Teil S. 126 ff.

Therapie

Therapieziel:

- ○ Verbesserung der sinu-atrialen Überleitung und damit Erhöhung der Kammerfrequenz zur Erzielung eines adäquaten Herzminutenvolumens.
- ○ Wenn dies medikamentös nicht möglich ist, direkte Beeinflussung der Kammerfrequenz durch elektrischen Schrittmacher.

Sofortmaßnahmen außerhalb des Krankenhauses und im Krankenhaus

Ebenso wie bei der Sinusbradykardie sind auch hier nur dann Sofortmaßnahmen notwendig, wenn es aufgrund länger anhaltender SA-Blockierungen meist bei älteren Patienten mit vorgeschädigten Herzen zu einer ausgeprägten Bradykardie mit Absinken des Herzminutenvolumens und entsprechender klinischer Symptomatik kommt (siehe Allgemeiner Teil S. 126 ff.):

a) 0,5-1,0 mg Atropin i.v.
Kann mehrfach wiederholt werden.
Alternativ kann 0,5 mg Ipratropiumbromid (Itrop®) i.v. empfohlen werden. Weiterbehandlung nach 4-6 Std. mit 2-3maliger Gabe von $\frac{1}{2}$-$1\frac{1}{2}$ Filmtabletten (10,0 mg-45,0 mg).
b) Bei Erfolglosigkeit und bedrohlicher klinischer Symptomatik 0,5-1,0 mg Orciprenalinsulfat (= Alupent) i.v. bzw. Alupent-Infusion mit 20 mg Alupent in 500 ml 5 %iger Lävuloselösung in Abhängigkeit von klinischer Symptomatik und Pulsfrequenz dosieren.
c) Bei Erfolglosigkeit dieser beiden Maßnahmen Implantation eines passageren bzw. permanenten Schrittmachers.

Weitere Maßnahmen
Siehe Allgemeiner Teil S. 126 ff.

Komplikationen und Gefahren
Siehe oben.

Bradykarde Rhythmusstörungen: c) AV-Block II. und III. Grades

Vorbemerkungen (Definition und Synonyma)
Teilweise oder vollständige Blockierung der Erregungsleitung zwischen Vorhöfen und Herzkammern.

AV-Block II. Grades, Typ 1 (Wenckebach)
Progressive Verlängerung der AV-Überleitung und damit der PQ-Zeit bis zum vollständigen Leitungsausfall.

Im EKG findet sich somit eine zunehmende PQ-Verlängerung bis zum Ausfall eines QRS-Komplexes. Die dadurch entstehende Pause ist immer kürzer als zwei PP-Abstände.

AV-Block II. Grades, Typ 2
Intermittierend auftretende, totale Unterbrechung der AV-Überleitung bei konstant bleibender AV-Überleitungszeit.

Im EKG entstehen Pausen, bedingt durch den Ausfall von QRS-Komplexen, die das Doppelte oder Mehrfache des PP- und damit auch RR-Abstandes betragen.

AV-Block III. Grades (= totaler AV-Block)
Totale Unterbrechung der AV-Überleitung, so daß keine Vorhoferregung mehr auf die Kammer übergeleitet werden kann.

Die Vorhöfe schlagen im Sinusrhythmus, die Herzkammern im Rhythmus eines bradykarden Automatiezentrums, das distal der Blockierungsstelle im distalen AV-Knoten, His-Bündel oder im intraventrikulären Reizleitungssystem liegt.

Im EKG treten deshalb die P-Wellen und QRS-Komplexe völlig unabhängig voneinander auf. Da die Frequenz der P-Wellen schneller ist als die der QRS-Komplexe des bradykarden Automatiezentrums, wandern die P-Wellen durch die Kammerkomplexe hindurch.

Während der AV-Block II. Grades, Typ 1 (Wenckebach) meist asymptomatisch verläuft, können der AV-Block II. Grades, Typ 2 und besonders der AV-Block III. Grades, die fast immer Ausdruck einer schweren organischen Herzschädigung sind, zu gefährlichen Bradykardien mit Adams-Stokes-Syndrom führen, da es hier häufig mehrere Sekunden dauern kann, bis ein tiefer gelegenes Automatiezentrum einspringt und die Herzkammern aktiviert, wobei meist die Frequenz dieses Zentrums relativ niedrig ist (häufig unter 40/min!).

Ätiopathogenese

AV-Block II. Grades, Typ 1 (Wenckebach)
Ursachen:
- erhöhter Vagotonus (bei Sportlern, Vagotonikern, im Schlaf)
- supraventrikuläre Tachykardie (der AV-Knoten kann physiologischerweise nur supraventrikuläre Tachykardien mit einer Vorhoffrequenz zwischen 160 und 220/min überleiten, bei höheren Frequenzen kommt es zu einem physiologischen AV-Block II. Grades, Typ 1)
- entzündliche und degenerative Herzerkrankungen
- medikamentös-toxisch (Digitalis, Betablocker, Kalzium-Antagonisten, Chinidin, Antiarrhythmika)

AV-Block II. Grades, Typ 2, AV-Block III. Grades

Ursachen:

- schwere organische Herzschädigungen mit Beteiligung des intraventrikulären Reizleitungssystems

Beim AV-Block III. Grades liegt in etwa 75 % der Fälle eine komplette trifaszikuläre Blockierung vor.

Der beim akuten Hinterwandinfarkt zu beobachtende AV-Block III. Grades dagegen ist meist durch eine Blockierung im AV-Knoten selbst bedingt, da die Herzhinterwand ebenso wie der AV-Knoten von der rechten Koronararterie versorgt werden.

Typische Krankheitszeichen (Leitsymptome)

Siehe Allgemeiner Teil S. 126 ff.

Notfallanamnese

Siehe Allgemeiner Teil S. 126 ff.

Klinische Notfalluntersuchung (typische klinische Befunde)

Siehe Allgemeiner Teil S. 126 ff.

Differentialdiagnose

a) *Sinusbradykardie* (siehe entsprechendes Kapitel a)

b) *SA-Block II. und III. Grades* (siehe Kapitel SA-Block, S. 156)

c) *Vorhofflattern* mit höhergradiger Überleitungsblockierung auf die Kammern (4 : 1-, 5 : 1-Blockierung)

Die Flatterwellen haben eine Frequenz zwischen 250 und 350/min, die P-Wellen beim AV-Block haben eine wesentlich niedrigere Frequenz.

Spezielle und Laboruntersuchungen

Siehe Allgemeiner Teil S. 126 ff.

Reihenfolge des Vorgehens

Siehe Allgemeiner Teil S. 126 ff.

Therapie

Therapieziele:
Anhebung der Kammerfrequenz und damit der kardialen Auswurfleistung durch Verbesserung der AV-Überleitung.

Wenn dies medikamentös nicht möglich ist, direkte Beeinflussung der Kammerfrequenz mittels passageren oder permanenten Herzschrittmachers.

Sofortmaßnahmen außerhalb des Krankenhauses und im Krankenhaus

Sie sind nur dann notwendig, wenn die genannten AV-Blockierungen zu einem kritischen Abfall des Herzminutenvolumens mit entsprechender Symptomatik führen (siehe Allgemeiner Teil S. 126 ff.).

- bei Adams-Stokes-Syndrom:
Vorgehen wie bei Herzstillstand:
a) Lagerung auf harter Unterlage
b) mehrere kräftige Faustschläge auf das Brustbein
c) Beatmung und Herzmassage
d) Implantation eines passageren Schrittmachers
e) Azidosebekämpfung mit 250 ml 8,4 %iger Natriumbikarbonat-Lösung i.v.

- bei Blutdruckabfall, Schwindel, Zeichen der akuten Herzinsuffizienz:
a) 0,5-1,0 mg Atropin i.v., alternativ 0,5 mg Ipratropiumbromid (Itrop®) i. v.
b) 0,5-1,0 mg Orciprenalinsulfat (= Alupent) i.v. bzw. Alupent-Infusion
c) Implantation eines passageren Schrittmachers.

Weitere Maßnahmen
Siehe Allgemeiner Teil S. 126 ff.

Komplikationen und Gefahren

Siehe oben.

3.2.3.11 Sinusknotensyndrom

Vorbemerkungen (Definition und Synonyma)

Erkrankung des Sinusknotens, einhergehend mit bradykarden und/ oder tachykarden Rhythmusstörungen, die isoliert oder in Kombination (= Bradykardie-Tachykardie-Syndrom) auftreten können.
Folgende Arrhythmien gelten als charakteristisch:
a) Persistierende Sinusbradykardie (in 20-100%)
b) Sinusstillstand oder sinu-atrialer Block (in 25-70%)
c) Vorhofflimmern
d) Vorhofflattern
e) Vorhoftachykardie (in 20-50%)
In 10-50% der Fälle sind gleichzeitig atrio-ventrikuläre Leitungsstörungen (= binodal disease) zu beobachten.

Ätiopathogenese

Die Ätiologie ist unklar, ischämische, degenerative, entzündliche Veränderungen des Sinusknotens, aber auch des Vorhofmyokards spielen eine Rolle.

Durch diese Veränderungen wird der Sinusknoten in seiner Impulsabgabe gestört, es kann zur Sinusbradykardie, Sinusstillstand oder sinu-atrialer Blockierung kommen, so daß tachykarde Vorhof- bzw. Knotenersatzrhythmen die Führung übernehmen. Wenn diese tachykarden Rhythmen plötzlich sistieren, so tritt meist eine längere Pause auf (= präautomatische Pause), bis der geschädigte Sinusknoten wieder einspringt, meist in einem bradykarden, unregelmäßigen Grundrhythmus.

Typische Krankheitszeichen (Leitsymptome)

Siehe Allgemeiner Teil S. 126ff.
Beim Bradykardie-Tachykardie-Syndrom können arterielle Embolien beobachtet werden.

Notfallanamnese
Siehe Allgemeiner Teil S. 126 ff.

Klinische Notfalluntersuchung (typische klinische Befunde)
Siehe Allgemeiner Teil S. 126 ff.

Differentialdiagnose

Karotissinussyndrom:
Es können ganz ähnliche Rhythmusstörungen auftreten, die Erkrankung ist jedoch nicht im Sinusknoten, sondern im Karotissinus lokalisiert. Eine strenge Trennung ist jedoch nicht immer möglich, da beide Erkrankungen, vor allem bei älteren Patienten, gemeinsam vorkommen können.

Spezielle und Laboruntersuchungen

Siehe Allgemeiner Teil S. 126 ff.
Folgende spezielle Untersuchungen sollten zur Abklärung einer Sinusknotenerkrankung durchgeführt werden:
- *Ruhe-EKG.*
- *Bandspeicher-EKG.*
- *Atropintest.*
  Es werden hier 1,0-2,0 mg Atropin i.v. gegeben, beträgt der Frequenzanstieg im Vergleich zum Ausgangswert weniger als 25 % bzw. liegt die erreichte Herzfrequenz unter 80/min, so besteht der Verdacht auf eine Sinusknotenerkrankung.
- *Bestimmung der Sinusknotenerholungszeit.*
  Mit einer im rechten Vorhof lokalisierten Schrittmachersonde wird eine Vorhofstimulation mit steigender Stimulationsfrequenz durchgeführt und nach Abschalten des Schrittmachers die jeweilige Sinusknotenerholungszeit, also der Abstand der schrittmacherinduzierten P-Wellen von der ersten, durch spontane Sinusknotenaktivität ausgelöste Vorhofaktion, gemessen. Sie beträgt im Normalfall etwa 1000 msec, Werte über 1400 msec weisen auf eine Sinusknotenfunktionsstörung hin.

Reihenfolge des Vorgehens

Siehe Allgemeiner Teil S. 126 ff.

Therapie

Therapieziele:
Normalisierung der Kammerfrequenz bei bradykarden oder tachykarden Rhythmusstörungen oder der Kombination von beiden, zur Sicherung eines adäquaten Herzminutenvolumens.

Sofortmaßnahmen außerhalb des Krankenhauses und im Krankenhaus

- Eine Therapie ist nicht erforderlich bei asymptomatischen Patienten, bei denen es also zu keinen wesentlichen Störungen der Hämodynamik gekommen ist.
- Die medikamentöse Therapie ist problematisch, da bei der häufig auftretenden Kombination von bradykarden und tachykarden Rhythmusstörungen durch die Behandlung der einen Rhythmusstörung die andere negativ beeinflußt wird und umgekehrt.
- Kommt es zum Abfall des Herzminutenvolumens und damit zu entsprechender klinischer Symptomatik, so ist die Therapie der Wahl die
  - Implantation eines elektrischen Schrittmachers.
- Danach können gefahrlos die tachykarden Rhythmusstörungen der Sinusknotenerkrankung entsprechend behandelt werden.

Komplikationen und Gefahren

Die Kardioversion von Vorhofflimmern, Vorhofflattern, supraventrikulärer Tachykardie ist beim Sinusknotensyndrom nur bei liegender Schrittmachersonde erlaubt, da infolge der gestörten Sinusknotenautomatie nach der Kardioversion lange asystolische Pausen, sinu-atriale Blockierungen oder bradykarde Ersatzrhythmen mit entsprechender klinischer Symptomatik auftreten können.

Literatur

[1] Antoni, H., F. Bender, E. Gerlach, M. Schlepper: Herzrhythmusstörungen. Schattauer, Stuttgart–New York 1979.

[2] Blömer, H., A. Wirtzfeld, W. Delius, H. Sebening: Das Sinusknoten-Syndrom. Perimed, Erlangen 1977.

[3] Carstens, V.: Kongreßbericht: 2. Jahrestagung der Deutschen Arbeitsgemeinschaft Herzschrittmacher e. V. in Köln vom 22.-24. 11. 79 Herz/Kreislauf 12, 4 (1980) 184-187.

[4] Chung, E. K.: Principles of Cardiac Arrhythmias, 2. Aufl. The Williams & Wilkins Company, Baltimore 1977.

[5] Csapo, G.: Konventionelle und intrakardiale Elektrokardiographie. Ciba Geigy GmbH, Wehr/Baden 1980.

[6] Delius, W., H. Sebening, A. Wirtzfeld, L. Lutilsky: Vorhofstimulation zur Behandlung des Vorhofflatterns. Münchn. med. Wschr. 116 (1974) 479-484.

[7] Fricke, G., B. Bartsch, H. Mattern: Zur Klinik der Vorhoftachykardie mit atrioventrikulärer Blockierung. Herz/Kreislauf 9, 7 (1977) 395-406.

[8] Gasic, S.: Erregungsleitungsstörungen des Herzens. Witzstrock, Baden-Baden–Brüssel–Köln 1976.

[9] Holzmann, M.: Klinische Elektrokardiographie, 5. Aufl. Thieme, Stuttgart 1965.

[10] Lown, B., M. Wolf: Approaches to sudden death from coronary heart disease Circulation 44 (1971) 130-142.

[11] Lüderitz, B.: Elektrische Stimulation des Herzens. Springer, Berlin–Heidelberg–New York 1979.

[12] Lüderitz, B.: Therapie der Herzrhythmusstörungen. Springer, Berlin–Heidelberg–New York 1981.

[13] Michel, D., G. Alber: Differentialtherapie kardialer Rhythmusstörungen. Perimed, Erlangen 1977.

[14] Naumann d'Alnoncourt, C., B. Lüderitz: Elektrostimulation bei Tachyarrhythmien – Pathophysiologie und Therapie. Herz/Kreislauf 13, 4 (1980) 145-150.

[15] Neumann, G., H. Funke, A. Schaede: Therapie supraventrikulärer Tachykardien mit Overdriver-Schrittmachern. Dtsch. med. Wschr. 103 (1978) 1196-1198.

[16] Nusser, E., G. Trieb: Herzrhythmusstörungen. Schattauer, Berlin–Heidelberg–New York 1975.

[17] Riecker, G.: Klinische Kardiologie. Springer, Berlin–Heidelberg–New York 1975.

[18] Schröder, R., K. P. Schüren: Praktische EKG-Auswertung, 6. Aufl. Schattauer, Stuttgart–New York 1976.

[19] Schamroth, L.: Disorders of Cardiac Rhythm. Blackwell Scintific Publications, Oxford 1971.

[20] Wirtzfeld, A., W. D. Baedekker: Rhythmusstörungen des Herzens, 2. Aufl. Urban & Schwarzenberg, München–Berlin–Wien 1976.

[21] Wirtzfeld, A., G. Schmidt, F. Ch. Himmler, G. Klein, E. Sauer: Methoden der passageren Elektrostimulation zur Behandlung tachykarder Herzrhythmusstörungen. Dtsch. med. Wschr. 105 (1980) 252-530.

Das Lungenödem

C. Halhuber

Vorbemerkungen (Definition und Synonyma)

Das Lungenödem ist ein Symptom verschiedener kardiopulmonaler Erkrankungen. Es ist ein akut lebensbedrohliches Ereignis, bei dem der Patient durch die extreme Atemnot auch subjektiv schwer beeinträchtigt ist.

> So dramatisch das Lungenödem oft auftritt, so eindrucksvoll kann es durch sofort einsetzende Notfallmaßnahmen oft in kurzer Zeit erfolgreich behandelt werden.

Ätiopathogenese

Durch den Austritt von Blutplasma (und Erythrozyten) aus den Lungenkapillaren in das Interstitium und die Lungenalveolen kommt es zu einer Behinderung von Gasaustausch und Atmung.

Beim **kardialen Lungenödem** transsudiert Plasma in das Alveolarsystem, wenn – bei intakter Alveolar- und Kapillarwand – der Druck in den Lungenkapillaren den kolloidosmotischen Druck des Blutes übersteigt.

Ursachen: akute Linksherzinsuffizienz bei koronarer Herzkrankheit mit und ohne Herzinfarkt, hypertensiver Notfall, hypertensive Herzerkrankung, Mitralstenose, Mitralinsuffizienz, Myokarditis, Kardiomyopathie, Aortenklappenfehler, selten Lungenvenenthrombose (z. B. bei Mediastinaltumor, Bronchialtumor), Vorhofmyxom.

Bei der schweren Mitralstenose können allerdings hohe Lungenvenen- bzw. Lungenkapillardrucke ohne Lungenödem toleriert werden, da es dabei zu reaktiven Veränderungen in den Gefäßwänden und der Lymphdrainage der Lunge kommt. Auslöser eines Lungenödems bei mittleren Schweregraden der Mitralstenose sind meist intermittierende tachykarde Rhythmusstörungen (z. B. Vorhofflimmern mit schneller Überleitung) mit verkürzter Diastole bzw. akute körperliche Überanstrengungen.

Trotz Linksherzversagen kommt es nicht mehr zum Lungenödem, wenn durch gleichzeitiges Rechtsherzversagen die Vis a tergo fehlt, z. B. bei Myokarditis.

Das **extrakardiale** (zentrale bzw. toxische, entzündliche oder allergische) **Lungenödem** hat eine Störung der zentralen Vasomotorik mit Drucksteigerung im Lungenkreislauf und Steigerung der Gefäßpermeabilität bzw. toxische, entzündliche oder allergische Vorgänge zur Voraussetzung, die ebenfalls die Gefäßpermeabilität steigern. Es ist viel seltener als das kardiale Lungenödem.

Bei verzögerter oder insuffizienter Therapie oder therapierefraktärer Grunderkrankung führen folgende pathogenetische Entwicklungen zu einer zunehmenden *Hypoxämie* und *Hypoxie* des Gewebes mit weiterer Kapillarschädigung und Verstärkung des Plasma-Austrittes (Circulus vitiosus): zunehmende intraalveoläre Flüssigkeitsansammlung, ödematöse Verdickung der Alveolarmembranen, Verdickung der Bronchialschleimhaut, begleitende Bronchospastik, intrapulmonale Shunts, Ventilations- und Perfusionsstörungen und die Erschwerung der gesamten Atemarbeit.

„Der Patient ertrinkt im eigenen Plasma“ [5].

Häufigste Ursache des **kardialen** Lungenödems ist der Herzinfarkt. Bei latent herzinsuffizienten Patienten, z. B. nach einem Herzinfarkt oder bei Hypertonikern, kann auch ein kleiner (Zweit-)Infarkt zum Lungenödem führen.

Die Ursachen **nicht-kardialer** Lungenödeme sind auf der folgenden Tabelle aufgelistet.

Ursachen nicht-kardialer Lungenödeme [9]

1. Allergische Ursachen:
   im anaphylaktischen Schock, Penicillin-Inhalation.
2. Infektiös-toxisches Lungenödem:
   Malaria, Schlafmittelvergiftung, Alkylphosphatvergiftung.
3. Osmotisch bedingtes Lungenödem:
   Meerwasseraspiration.
4. Lungenödem durch stark erhöhten Druckgradienten zwischen Kapillaren und Alveolen:

rasches Ablassen großer Pleuraergüsse, Druckabfall in der Unterdruckkammer, nach Lobektomie.

5. Lungenödem im Gefolge einer Lungenarterienembolie:
Serotoninfreisetzung und Permeabilitätsänderung zusammen mit hypoxämischer Linksherzinsuffizienz.
6. Hypoxie:
Höhenlungenödem in Höhen über 5000 m.
Lungenödem bei Heroin-Überdosierung.
7. Zentrales Lungenödem:
Schädel-Hirn-Trauma, Hirntumor, Subarachnoidalblutung (neurogene Zentralisation des Blutes mit Anstieg des Lungenvolumens).
8. Onkotisches Ödem, Überwässerungsödem:
Zusammenwirken von Überwässerung, Hyposmolalität bzw. Erniedrigung des kolloidosmotischen Drucks bei Niereninsuffizienz, nephrotischem Syndrom.
9. Direkte toxische Schäden der Alveolarkapillarmembran:
Inhalation von Reizgasen.
10. Schocklunge:
alle Formen des Schocks, Carbromalvergiftung (Schlafmittel!).
11. Hyperoxie:
Membranschädigung durch Beatmung mit 100%igem O_2.

Typische Krankheitszeichen (Leitsymptome)

Angst, Unruhe, Tachypnoe bis schwerste Orthopnoe, von basal nach apikal aufsteigende mittel- bis grobblasige feuchte Rasselgeräusche, „Kochen" über allen Lungenfeldern, rasselnde Atmung, Distanzrasseln, Husten, schaumiges, dünnflüssiges rötliches Sputum, Bronchialspastik, Tachykardie, dritter und vierter Herzton (Galopprhythmus), Blutdruckanstieg, später Blutdruckabfall, blaß-zyanotische, kühle Peripherie, profuses kaltes Schwitzen.

Notfallanamnese

Was könnte die Ursache der akuten Lungenstauung sein? Ist eine koronare Herzerkrankung (Angina pectoris) bekannt, gibt es Hinweise auf einen akuten (stummen) Herzinfarkt bzw. Re-Infarkt? Könnte es bei oder nach einem Herzinfarkt zur akuten Mitralinsuffizienz, Septumperforation, großem Aneurysma gekommen sein? Hypertonieanamnese? Hinweise auf hypertensive Herzerkrankung oder hypertensiver Notfall? Ist ein Herzklappenfehler, z. B. eine Mitralstenose, bekannt? Könnte eine akute bakterielle Endokarditis (akute Mitral- oder Aorteninsuffizienz) oder Myokarditis vorliegen? Sind Herzrhythmusstörungen bekannt? (Sie führen nur in Kombination mit anderen Herzerkrankungen zum Lungenödem, z. B. Mitralstenose.) Liegt z. B. eine supraventrikuläre oder ventrikuläre Tachykardie oder Tachyarrhythmie vor? Hat der Patient sich unmittelbar zuvor körperlich schwer belastet? Hat der Patient unmittelbar zuvor Infusionen oder Transfusionen bekommen? Ist eine Herzkatheterisierung durchgeführt worden? Könnte es zu Teilausriß oder Verlegung einer künstlichen Herzklappe gekommen sein? Ist eine Kardiomyopathie bekannt?

Klinische Notfalluntersuchung (typische klinische Befunde)

Inspektion:
„Sichtbare" Angst, motorische Unruhe, Orthopnoe, blasse Zyanose, profuses Schwitzen, dünnflüssig-schaumiges, rötliches Sputum, gestaute Halsvenen?
Palpation:
Pulsation des rechten, linken Ventrikels? Paradoxe Pulsation? Herzspitzenstoß? Schwirren? Palpabler 3. und 4. Herzton?
Auskultation:
Tachykardie, Pulmonalanteil des 2. Herztons akzentuiert, 3., 4. Herzton, auskultatorischer Hinweis auf ein Mitral- oder Aortenvitium? Bei akuter Zerstörung der Aortenklappe bzw. bei schwerer Aorten- oder Mitralstenose als Ursache des Lungenödems kann bei entsprechendem Abfall des Regurgitationsvolumens bzw. des Herzzeitvolumens das diagnostische Geräusch sehr leise werden oder verschwinden: ein Signum mali ominis [8]. Auch bei Patienten mit künstlichen Herzklappen und Teilausriß der Prothese ist die Diagnose vielfach erschwert, da infolge des niedrigen Herzminutenvolumens oft keine entsprechenden Geräusche hörbar sind. Feuchte mittel- bis grobblasige Rasselgeräusche über allen Lungenfeldern, Distanzrasseln, Giemen und Brummen durch gleichzeitige Bronchospastik?

> Die Diagnose des alveolären Lungenödems ist meist ohne Schwierigkeiten zu stellen. Beim interstitiellen Ödem steht der meist diskrete Auskultationsbefund im Gegensatz zum Beschwerdekomplex und zu den Befunden der arteriellen Blutgasanalyse (Erniedrigung des $pa\ O_2$) und des Röntgen-Thorax-Befundes.

Blutdruckmessung:
Oft erhebliche Hypertonie.
EKG:
Zeichen eines frischen oder früheren Herzinfarktes, einer Linkshypertrophie, eines erhöhten linksatrialen Drucks (P-sinistro-atriale in V_1)? Rhythmusstörungen?
Thoraxröntgen:

Interstitielles Ödem
1. Vergrößerung und unscharfe Begrenzung der Hili.
2. Kaudokraniale Blutumverteilung.
3. Konturunschärfe basaler Gefäße.
4. Diffus schleierige, milchglasartige Trübung der Lungenfelder.
5. Kerley-A,B,C-Strukturen.

Intraalveoläres Ödem
1. Konturunschärfe der Gefäße.
2. Diffuse, unscharf begrenzte, weiche Fleckschatten von lobulärer Größe, vom Hilus bis zur Peripherie, die zu annähernd symmetrischen, wolkig-flächenhaften Verschattungen konfluieren („Schmetterlingsfigur“, sog. „alveoläres Füllungsbild“).
3. Pleuraergüsse (meist klein).
4. Silhouette des Herzens bzw. linken Vorhofs: je nach Grundleiden normal groß oder vergrößert. Sowohl die akute Mitral-als auch die akute Aorteninsuffizienz, z. B. bei bakterieller Endokarditis, können mit einem nur gering vergrößerten Herzen ohne wesentliche Dilatation des linken Vorhofs einhergehen.

Differentialdiagnose

1. *Asthma bronchiale*

> Auch bei Lungenödem („Asthma cardiale") kann eine erhebliche bronchiale Begleitspastik vorliegen.

2. *Eitrige Tracheobronchitis* (vor allem ältere Patienten)
3. *Aspiration* (Anamnese)
4. *Pneumonie* (schwere, meist hämorrhagische, z. B. Pneumokokken- oder Influenza-Pneumonien können auch zu einem nicht-kardialen Lungenödem führen.
5. *Schwere Lungenembolie* mit Makrohämoptoe (massive Lungenembolien können durch Serotonin-Freisetzung, Hypoxie, ischämische Herzschädigung auch zu einem Lungenödem führen).

Spezielle und Laboruntersuchungen

Die im folgenden genannten Untersuchungen werden sofort nach Krankenhausaufnahme und später in Abständen, dem klinischen Verlauf entsprechend, durchgeführt, jedoch erst nach Einleitung der Notfalltherapie.

- EKG- und Frequenz-Monitoring.
- EKG-Schreibung, Röntgenthorax, anfangs engmaschige Blutdruckmessung.
- Laboruntersuchungen: Blutbild, Differentialblutbild, Hb, Hk, CPK, CK-MB, GOT, Elektrolyte, Gesamteiweiß und Eiweißelektrophorese, harnpflichtige Substanzen, Blutgasanalyse.
- Zentraler Venendruck, besser Einschwemmkatheter zur Messung des pulmonalen Kapillardrucks.

> Die Messung des Pulmonalkapillardrucks ist für die Diagnostik zumeist nicht notwendig, seine Bedeutung, vor allem in Verbindung mit Herzminutenvolumenmessungen, liegt in der Möglichkeit einer optimalen Therapiesteuerung und sollte besonders bei jenen kritischen Fällen eingesetzt werden, bei denen ein Lungenödem mit einer Schocksymptomatik einhergeht [7]. Außerdem ist eine Unterscheidung des kardialen vom nicht-kardialen Lungenödem möglich.

Reihenfolge des Vorgehens

1. Notfallanamnese und klinische Notfalluntersuchung.
2. Behandlung des Lungenödems über stabilen Venenzugang.
3. EKG-Monitoring, Röntgenthorax, Laboruntersuchungen, Blutgasanalysen, Echokardiographie.

Therapie

Therapieziele bei kardialem Lungenödem:

1. Beseitigung der Hypoxämie und Hypoxie, Hebung des Sauerstoffpartialdruckes.
2. Senkung des erhöhten Pulmonalkapillardrucks bzw. Druck- und Volumenentlastung des Herzens durch Lagerung, Nitrate, Diuretika und ggf. Antihypertensiva bzw. Vasodilatatoren.
3. Sedierung.
4. Rhythmusstabilisierung durch gezielte antiarrhythmische Behandlung und Elektrotherapie (Defibrillation, Stimulation).
5. Medikamentöse Förderung einer positiven Inotropie.
6. Behandlung des kardialen Grundleidens (z. B. durch Shuntbeseitigung, prothetischen Klappenersatz).
7. Korrektur kardial belastender Sekundärleiden (z. B. Anämie, Hypoxämie, Hyperthyreose).

Sofortmaßnahmen beim kardialen Lungenödem außerhalb des Krankenhauses

- Sofortige Einweisung ins Krankenhaus in ärztlicher Begleitung! Notarztwagen! Bis zum Eintreffen dort: verbale Zuwendung und Beruhigung.
- *Lagerung:*
  Oberkörper hoch, 60-90 Grad, Beine tief, an der Bettkante sitzend.
- *Nitrate:*
  z. B. Nitrolingual-Kapseln® (Kps. 0,8 mg): 1-2 Kps. in 5-Minuten-Abständen bis 4mal.

Durch inneren „Aderlaß" in 3-5 Minuten hochsignifikante Abnahme des Lungenkapillardrucks ohne venösen Zugang.
Senkung des meist stark erhöhten Blutdrucks.

(Kps. ggf. zerstechen und den Inhalt dem Patienten auf die Zunge spritzen!).

- *Sauerstoffzufuhr:*
  4-6 l/min über Nasensonde.
- *Schaffung eines stabilen Venenzugangs* (s. S. 100).
- *Diuretika:*
  z. B. Furosemid (Lasix®): 20-80-120 mg i.v. und mehr.
- *Sedativa:*
  Morphinum hydrochloricum®: 10 mg langsam in den Venenzugang injizieren, ggf. auch s.c., vor allem wenn der Patient auch Schmerzen hat (Herzinfarkt, Septumruptur). Mittel der Wahl! Cave: Asthma bronchiale. Diazepam (z. B. Valium®): 5-10 mg i.v. ggf. zusätzlich bei schwerer Unruhe.
- *Digitalisglykoside* (s. S. 175, 181).
- *Ggf. Calciumantagonisten:*
  Verapamil (z. B. Isoptin): s. S. 175.
- *Ggf. Bronchospasmolytika:*
  Aminophyllin (z. B. Euphyllin®): 0,12-0,24 mg langsam i.v.
- *Dokumentation von Befunden und Maßnahmen.*

Sofortmaßnahmen beim kardialen Lungenödem im Krankenhaus

- Verbale Zuwendung und Beruhigung, Information über die jeweils notwendigen Maßnahmen.
- *Lagerung:* in „Herzbettposition".
  Oberkörper anfangs frei lassen. EKG-Elektroden anlegen.
- *Sauerstoffzufuhr:*
  12-14 l/min über Nasensonde, durch 95 %igen Alkohol als Entschäumer strömen lassen: Hebung des Sauerstoff-Partialdrucks.
- *Nitrate:*
  z. B. Isoket Spray® (Spraystoß 1,25 mg Isosorbiddinitrat): 3 Spraystöße tief einatmen lassen, in 5-Minuten-Abständen wiederholen
  z. B. Nitrolingual-Kps.® (Kps. 0,8 mg): 1-2 Kps. in 5-Minuten-Abständen bis 4mal.
- *Schaffung eines stabilen Venenzugangs:*
  (Wenn zentraler Venenkatheter bzw. Einschwemmkatheter: Röntgenkontrolle. Spitze 2 cm unterhalb des unteren Klavikularrandes!)

- *Sedativa:*
  Morphinum hydrochloricum®: 10 mg langsam in den Venenzugang injizieren, ggf. auch s.c., vor allem wenn der Patient auch Schmerzen hat (Herzinfarkt, Septumruptur). Mittel der Wahl! Cave: Asthma bronchiale.
  Diazepam (z. B. Valium®): 5-10 mg i.v. ggf. zusätzlich bei schwerer Unruhe.
- *Diuretika:*
  z. B. Furosemid (Lasix®): 20-80-120 mg i.v. und mehr. Ggf. max. 4 mg/min Dauertropfinfusion in schwach alkalischer Lösung. Wichtig: für ungehinderten Harnabfluß sorgen. Cave: Harnverhaltung durch Opiate und Atropin. Ggf. Blasenkatheter, vor allem bei Schockzeichen und zur Flüssigkeitsbilanzierung.

Nitrate:
Isosorbiddinitrat-Dauertropfinfusion, z. B. Isoket pro infusione® (Stechkappenflasche 100 ml/100 mg): 3-6 mg pro Std. (2-10 mg pro Std.) in 5%iger Glukoselösung, möglichst unter Überwachung der zentralen Hämodynamik. Bei hypotoner Ausgangslage: kombiniert mit positiv inotrop wirkenden Pharmaka, z. B. Dopamin (150-300 µg/min), ggf. assistierte Zirkulation (intraaortale Ballonpumpe). Nitroprussid-Natrium, vor allem bei hypertensiver Krise (s. S. 182) und akuter Aorten-Dissektion (s. S. 220).

Digitalisglykoside:
Digoxin (z. B. Novodigal): 0,4-0,8 mg, ggf. 1 Amp. in ½ und 1 Std. nachinjizieren.

Diese schnelle Digitalisierung gilt vor allem bei Vorhofflimmern mit schneller Überleitung, z. B. bei Mitralstenose bei nicht oder unvollständig digitalisierten Patienten (Einnahmeanamnese!). Hier kann die Verlangsamung der Kammerfrequenz lebensrettend sein. Dann: Verapamil (z. B. Isoptin®): 5-10 mg langsam unter EKG-Kontrolle i.v. bzw. Dauertropfinfusion 5-10 mg pro Std. in 5%iger Lävulose-Lösung bis max. 100 mg pro Tag zusätzlich zur Frequenzminderung.

Ggf. Bronchospasmolytika:
Aminophyllin (z. B. Euphyllin®): 0,12-0,24 mg sehr langsam i.v., 4stdl. wiederholen bzw. Dauertropfinfusion 0,9 mg pro kg pro Std.

○ *Intubation und Beatmung:*
Bei zunehmender Ateminsuffizienz. Dann endotracheale Absaugung des Sekretes. Bei PEEP-Beatmung Dopamin-Dauertropfinfusion gleichzeitig: 5 mg/kg/min. Die PEEP-Beatmung führt sonst zu Depression von Nierenfunktion und Herzminutenvolumen.

Sofortmaßnahmen beim nicht-kardialen Lungenödem außerhalb des Krankenhauses

○ *Sofortige Einweisung* ins Krankenhaus in ärztlicher Begleitung. Notarztwagen! Bis zum Eintreffen dort, soweit möglich, und dort:
○ *Verbale Zuwendung und Beruhigung*
○ *Lagerung* } wie beim kardialen
○ *Sauerstoffzufuhr* } Lungenödem S. 173.
○ *Schaffung eines stabilen Venenzugangs*
○ *Diuretika*
○ *Sedativa:* kein Morphium bei zentralem Lungenödem! Diazepam (z. B. Valium®): 10 mg in den Venenzugang.

Sofortmaßnahmen beim nicht-kardialen Lungenödem im Krankenhaus

○ *Herabsetzung der Kapillarpermeabilität:*
Kortikosteroide, z. B. Urbason solubile forte 1000®: 1000 mg Calciumglukonat, z. B. Calcium-Sandoz (Amp. 10 % 10 ml): 1-2 Amp. Kontraindiziert bei digitalisierten Patienten!
Die „Membranabdichtung“ ist vor allem bei allergisch-toxischen Lungenödemen z. B. durch Medikamente und inhalative Noxen wichtig.
○ *Anhebung des onkotischen Drucks:*
20 %iges Humanalbumin, vor allem bei nephrotischem Syndrom, Verbrennungen, Dysproteinämie.
○ *Bronchospasmolytika:*
Aminophyllin (z. B. Euphyllin®) 0,12-0,24 mg sehr langsam i.v. bzw. 0,9 mg/kg/Std. Dauertropfinfusion.
○ *Intubation:*
Bei schwerem therapieresistentem Lungenödem und zunehmender Ateminsuffizienz (pCO_2 >50, pO_2 <50 mm Hg), gerade beim

nicht-kardialen Lungenödem, frühzeitige oro- oder nasotracheale Intubation zur besseren Absaugung und Beatmung. PEEP-Beatmung zur Verhütung der sog. Schocklunge bei schweren Schlafmittelvergiftungen. Die Überdruckbeatmung wirkt mechanisch dem Ödem entgegen und verhindert die Atelektasen-Bildung. Beatmete Patienten häufig umlagern!

- *Bikarbonatzufuhr:*
  Bei metabolisch-respiratorischer Azidose, wenn pH unter 7,2: 100-200 mmol 8,4%iges $NaHCO_3$. Kontrolle der Blutgase!
- *Magenspülung:*
  Nach Intubation und Asservierung des Mageninhaltes: z. B. bei Schlafmittelvergiftung.
- *Spezifische Antidote:*
  z. B. Lorfan bei Heroin-Lungenödem. Stationäre Überwachung: 10-14 Tage. Atelektaseprophylaxe. Ggf. Hämodialyse.
- *Hämodialyse:*
  Ein besonderes Problem stellt das Lungenödem bei Niereninsuffizienz dar. Wenn eine ausreichende Diurese auch mit hochdosierten Diuretika, z. B. 2000 mg Fusosemid tgl., nicht erreicht werden kann und die Kreislaufsituation es zuläßt, so ist so rasch wie möglich eine Dialyse bzw. ein Filtrationsverfahren (Hämofiltration, Ultrafiltration) einzuleiten [5].

Therapieziele beim nicht-kardialen Lungenödem:
Neben der therapeutischen Beeinflussung der gestörten Diffusion und entzündungshemmenden bzw. membranstabilisierenden Maßnahmen steht die Klärung und Beseitigung der auslösenden Ursachen z. B. bei Vergiftungen bzw. die Behandlung des Grundleidens z. B. bei der Influenza-Pneumonie, bei Schädel-Hirn-Traumen oder bei Nierenerkrankungen.

Weitere Maßnahmen beim kardialen Lungenödem

Bei erfolgreicher Therapie ist ein Rezidiv nicht sofort zu befürchten. Dennoch:

1. Intensiv-Überwachung für 24 bis 48 Stunden:
Als Überwachungsmaßnahme bei kardialem Lungenödem ist die ZVD-Bestimmung nicht ausreichend, da sich in über 20 % der Fälle ein normaler ZVD findet, während der PCP oder Pulmonalarteriendruck die Linksherzinsuffizienz demaskiert. Zwar besteht eine gute Korrelation zwischem dem Thorax-Röntgenbild und dem Pulmonalarteriendruck, aber die pulmonaren Stauungszeichen entwickeln sich oft erst Stunden nach Druckerhöhung. Ihre Rückbildung benötigt bis zu mehreren Tagen nach Normalisierung des Lungenkapillardrucks. Daher Einschwemmkatheter.

2. Klärung der Ursachen des Lungenödems:
Häufigste Ursache ist ein (vielleicht stummer?) Herzinfarkt! Bei chronischer Linksherzinsuffizienz und Vorbehandlung stellt sich die Frage: Was waren die plötzlich verschlimmernden Faktoren? Rhythmusstörungen, Digitalis-Überdosierung, medikamentöse Non-Compliance, Elektrolyt- und Wasserhaushaltsstörungen, fieberhafte Begleiterkrankungen, hypertensiver Notfall, Endokarditis?

Zur nicht-invasiven Sicherung der kardialen Ätiologie eines Lungenödems und zur Differenzierung von dessen Ursachen (Größe der Herzhöhlen, regionale Kontraktionsverhältnisse, Beschaffenheit und Beweglichkeit der Herzklappen): Bedside-Echokardiographie (z. B. bei akuter Aorteninsuffizienz, Mitralinsuffizienz, bei Sehnenfadenabriß o. a.). Bei schweren Vitien, möglichst nach Stabilisierung: Herzkatheterisierung mit oder ohne Koronarangiographie vor kardiochirurgischen Maßnahmen. Ein Lungenödem bei Malfunktion einer Kunstklappe erfordert nach Therapieeinleitung den raschestmöglichen Transport des Patienten in ein kardiochirurgisches Zentrum zum Klappenaustausch. Die Verlegung des Patienten ist auch erforderlich bei Lungenödem nach Herzinfarkt (2 bis 10 Tage) auf dem Boden einer Septumruptur bzw. eines Papillarmuskelabrisses bzw. bei Vorhofmyxom. Wenn es dort gelingt, den Patienten zu stabilisieren, sollte (abgesehen vom gestielten Vorhofmyxom) mit der chirurgischen Intervention einige Wochen bis Monate gewartet werden.

Komplikationen und Gefahren

- Stauungspneumonie: möglichst gezielte antibiotische Therapie (Keimidentifizierung? Resistenzbestimmung?)
- Verkennung sehr seltener, aber operativ zu behebender Ursachen, z. B. des Vorhofmyxoms.

Nichtindizierte Maßnahmen

1. Nitrate beim nicht-kardialen Lungenödem: Sie sind kontraindiziert und würden zu Hypovolämie und Hypotonie führen, da kein erhöhter Füllungsdruck besteht.
2. Digitalisglykoside sind beim nicht-kardialen Lungenödem aus dem gleichen Grund nicht indiziert.

Anmerkungen zu „Sofortmaßnahmen außerhalb und im Krankenhaus beim kardialen Lungenödem“

1. **Aderlaß:**

Der unblutige Aderlaß durch Staubinden oder besser durch Blutdruckmanschetten (50 mmHg) rotierend an drei Extremitäten kann dem Kreislauf vorübergehend 500 ml Blut entziehen, z. B. wenn kein Medikament zugänglich. Der blutige Aderlaß (300-500 ml) kann indiziert sein, wenn eine Polyglobulie besteht (Hämatokrit über 55 %).

2. **Vasodilatatoren:**

Vasodilatatoren reduzieren den venösen und/oder arteriellen peripheren Widerstand. Eine Reduktion des arteriellen Widerstandes führt zu einer Steigerung des output und einer Senkung des enddiastolischen Volumens des linken Ventrikels. Nitrate führen zu einem Venous pooling, somit zu einer Verminderung der Lungenstauung. Ihre Wirkung tritt schneller ein als die der Diuretika.

Natrium-Nitroprussid senkt den venösen Rückfluß und die Lungenstauung durch Venous pooling und steigert den output durch arterielle Vasodilatation. Einzelheiten der Anwendung s. S. 305. Natrium-Nitroprussid ist kein Mittel der ersten Wahl beim Lungenödem, abgesehen von der Lungenstauung bei Strukturdefekten, wie z. B. beim akuten Papillarmuskelabriß oder bei der Septumruptur nach akutem Myokardinfarkt [3].

3. **Sauerstoffabgabe:**
Bei chronischen Lungenerkrankungen darf Sauerstoff zur Bekämpfung der Hypoxie nur sehr vorsichtig appliziert werden, weil das Atemzentrum dabei in erheblichem Maße durch O_2-Mangel stimuliert wird (hypoxic drive). Bei unkritischer Zufuhr von Sauerstoff entfällt die Stimulation des Atemzentrums: Atemstillstand und O_2-Vergiftung können die Folge sein. Wenn sehr hohe O_2-Konzentration gegeben werden (60-100 %), muß die Zufuhr mindestens alle 12 Std. für einige Minuten unterbrochen werden, um toxische Nebenwirkungen zu verhüten. Sie stellen sich frühestens nach 72 Std. ein.

Symptome der O_2-Toxizität sind:
Schwäche, Übelkeit, Erbrechen, trockener Husten, schweres anhaltendes substernales Brennen, verstärkt durch die Atmung, erschwerte arterielle O_2-Sättigung, fleckige pulmonale Infiltrate, schließlich generalisierte Krämpfe.

4. **Diuretika:**
Da beim Lungenödem der Effekt schnellwirkender Diuretika, z. B. von Furosemid, schon in 15 Minuten eintritt, also bevor es zur Diurese kommt, muß dieser Effekt auch auf einer Vasodilatation beruhen.

Bei Vorbehandlung mit Diuretika ist zu bedenken, daß sie zu einer Veränderung der Kaliumkonzentration im Plasma und damit zu Veränderungen der Glykosidempfindlichkeit geführt haben können.

5. **Morphium:**
Morphium führt durch Vasodilatation zur Reduktion des venösen Rückflusses, somit zur Senkung des pulmonalen Kapillardrucks. Es reduziert die erhöhte Atemarbeit durch seine sedierende, schmerz- und angstmindernde Wirkung einerseits, andererseits vermindert Morphium die Erregbarkeit des Atemzentrums durch CO_2. Unter Einfluß von Morphium kommt es auch bei erhöhtem CO_2-Druck zu einer Normalisierung der Atmung.

Morphium ist kontraindiziert bei chronischen Lungenerkrankungen. Hier ist die CO_2-Empfindlichkeit des Atemzentrums vermindert: Eine weitere Verminderung der Ansprechbarkeit des Atemzentrums durch Morphium kann zur Atemlähmung führen [4].

6. **Digitalisglykoside:**
Sie wirken positiv inotrop und führen zu einer Zunahme von Schlagvolumen und ventrikulärer Entleerung. Wenn sich das insuffiziente Herz unter dem Einfluß der Herzglykoside verkleinert, kommt es zu einer Abnahme der Myokardfaserspannung (Laplacesches Gesetz) und, da der Sauerstoffverbrauch der Myokardfaserspannung direkt proportional ist, zu einer Verminderung des Sauerstoffverbrauchs. Beim insuffizienten Herz steigern die Herzglykoside die Kontraktionskraft mehr als den Sauerstoffverbrauch.

Bei Mitralstenose und Vorhofflimmern mit schneller Überleitung wird nicht die positiv inotrope, sondern die negativ dromotrope Wirkung ausgenützt, für die oft relativ hohe Glykosiddosen erforderlich sind.

Wenn es unter Digitalistherapie zum Lungenödem kommt, ist zu fragen:

Ist die medikamentöse Compliance des Patienten gesichert? Könnte eine Digitalisintoxikation mit folgenden tachykarden Rhythmusstörungen vorliegen: atriale Tachykardie mit AV-Blockierung (ATB), AV-junktionale Tachykardie, Vorhofflimmern, ventrikuläre Extrasystolie mit Bigeminie bzw. ventrikuläre Tachykardie?

7. **Bronchospasmolytika:**
Aminophyllin (z. B. Euphyllin) hat kardio-vaskuläre, renale und pulmonale Effekte und wird empfohlen, wenn das Lungenödem durch Bronchospasmen kompliziert ist. Wegen seiner gleichzeitigen Wirkung auf Herz und glatte Muskulatur ist Aminophyllin auch dann indiziert, wenn am Krankenbett nicht sicher entschieden werden kann, ob ein Asthma cardiale oder Asthma bronchiale vorliegt. Die positiv inotrope

Wirkung von Aminophyllin entwickelt sich noch schneller als die von Strophanthin. Beim Herzinfarkt als Grunderkrankung ist die Förderung von Tachykardie durch Aminophyllin oft unerwünscht. Herzstillstände bei schneller Injektion sind beschrieben. Da die kardialen und diuretischen Effekte sicherer und besser durch andere Medikamente erzielt werden können, sollte Aminophyllin nur als Bronchospasmolytikum gegeben werden, wenn der Bronchospasmus im Vordergrund steht.

Literatur

[1] Beck, O. A., H. Hochrein: Akutbehandlung nicht-kardialer Lungenödeme, Dtsch. med. Wschr. 27, Jg. 105, 945-946 (1980).

[2] Bussmann, W. D.: Therapie der schweren Herzinsuffizienz. Dtsch. med. Wschr. 103, 1500-1502 (1978).

[3] Chung, E. K.: Cardiac emergency care. 2nd ed. Lea & Febiger, Philadelphia 1980.

[4] Fülgraff, G., Palm (Hrsg.): Pharmakotherapie. Klinische Pharmakologie, 2. Aufl., Fischer, Stuttgart–New York 1977.

[5] Junge-Hülsing, G. (Hrsg.): Interne Notfallmedizin, 2. Aufl. Springer, Berlin–Heidelberg–New York 1977.

[6] Lehmann, H. U., H. Hochrein: Ursachen, Erkennung und Behandlung der akuten kardialen Dekompensation. Intensivbehandlung. 3, Jg. 2, 109-118 (1977).

[7] Nager, F.: Krankenbett-Symptome bei Myokardversagen. Schweiz. med. Wschr. 2, Jg. 110, 45-52 (1980).

[8] Slany, J.: Die akute Herzinsuffizienz. Diagnostik und Therapie. Österr. Ärztetag 35/3, 153-166 (1980).

[9] Zeihofer, R.: Krankheiten des Lungenkreislaufs. In: Hornbostel H., W. Kaufmann, W. Siegenthaler (Hrsg.): Inn. Medizin in Praxis und Klinik, Bd. 1, S. 32-38. Thieme, Stuttgart 1977.

Der hypertensive Notfall

C. Halhuber

Vorbemerkungen (Definition und Synonyma)

Der hypertensive Notfall (früher: die Hochdruckkrise) ist eine lebensbedrohliche, minuten- bis tagelang anhaltende Blutdrucksteigerung mit den klinischen Zeichen einer akuten Funktionsstörung von Zentralnervensystem, Herz und/oder Nieren. Die Deutsche Hochdruckliga faßt unter dem Begriff „hypertensive Notfälle“ auch lebensbedrohliche Situationen zusammen, die infolge eines nicht-krisenhaften Blutdruckanstiegs eingetreten sind oder durch einen Hochdruck unterhalten bzw. verschlimmert werden, zumal Beginn und Dauer der aktuellen Blutdrucksteigerung oft nicht sicher zu bestimmen sind.

80-90% der hypertensiven Notfälle treten bei unbehandelten, „entgleisten“ oder ungenügend behandelten essentiellen oder renalen Hypertonien auf. Hypertensive Notfälle kommen aber auch bei Patienten vor, die zwischenzeitlich normotensiv sind (z. B. bei akuter Glomerulonephritis oder Phäochromozytom).

Der Notfallcharakter der Situation wird weniger von der Höhe der Blutdruckwerte (meist über 240/130 mm Hg, aber Notfallsymptomatik auch bei 180/110 mm Hg möglich) als von der Geschwindigkeit des Anstiegs, der Dauer der aktuellen Blutdrucksteigerung und den begleitenden Organkomplikationen bestimmt.

Organkomplikationen bei hypertensivem Notfall

Hypertensive Enzephalopathie
Akute Linksherzinsuffizienz, Lungenödem
Herzinfarkt, instabile Angina pectoris
Intrakranielle Blutung
Niereninsuffizienz
Akutes disseziierendes Aorten-Aneurysma
Eklampsie

Um irreversible Funktionsstörungen an Gehirn, Herz und Nieren bzw. einen letalen Ausgang zu verhindern, ist eine rasche Senkung des Blutdrucks, nicht in den normalen, sondern in einen ungefährlicheren Bereich (160-180/100 mmHg) erforderlich, für die es keine Kontraindikation gibt, ohne weitere zeitraubende differentialdiagnostische Maßnahmen. „Rasch“ heißt in etwa 10-15 Minuten, was vor allem durch parenterale Gabe von blutdrucksenkenden Medikamenten möglich ist.

Ätiopathogenese

Pathophysiologisch wird für die Symptome der Enzephalopathie eine Durchbrechung der Autoregulation der Hirndurchblutung mit generalisiertem Hirnödem und/oder Spasmen im Bereich der Hirnarteriolen verantwortlich gemacht.

Außer Vasokonstriktion wird auch Vasodilatation diskutiert.

Prädispondierende Grundkrankheiten sind: essentielle Hypertonie, renale Hypertonie (akute Glomerulonephritis, chronische Glomerulonephritis, chronische Pyelonephritis, Nierenarterienstenose, Niereninsuffizienz mit chronischer Hämodialyse), Schwangerschaftsnephropathie-Eklampsie.

Selten: Aortenisthmusstenose, primärer Aldosteronismus, Phäochromozytom (s. S. 318), Cushing-Syndrom, schwere Verbrennung, Hirntumor, Enzephalitis, Hirnblutung, Kopfverletzungen, akute hepatische Porphyrie.

Andere auslösende Ursachen: Sympathikomimetika-Abusus, abrupter Clonidinentzug (Absetzen von Catapresan®). Narkoseeinleitung, besonders wenn Betablocker abrupt abgesetzt werden, Kaliumintoxikation. Ovulationshemmer, Carbenoxolon, MAO-Hemmer.

Typische Krankheitszeichen (Leitsymptome)

Krisenhafter Blutdruckanstieg und Zeichen der Organbeteiligung, z. B.

a) Hypertensive Enzephalopathie:
Schwerer, dumpfer (Okzipital-)Kopfschmerz,
Sehstörungen (Sehunschärfe, Skotome,
passagere Amaurosen),
Schwindel, Ohrensausen, Übelkeit,
Erbrechen, motorische Unruhe, Angstgefühl, } meist
Störungen der Atmung. } reversibel
Stunden bzw. 1-2 Tage nach Beginn der
Kopfschmerzen:
Verwirrtheitszustände, Bewußtseinsstörungen,
Pyramidenbahnzeichen, Muskelzuckungen,
Nystagmus, Paresen, Somnolenz.
Final: Koma, Krämpfe, Tod.
Das Vollbild entwickelt sich meist in 12-48 Stunden.

b) Akute Linksherzinsuffizienz, Lungenödem (s. S. 167)
c) Herzinfarkt (s. S. 73), instabile Angina pectoris (s. S. 107)
d) Intrakranielle Blutung
e) Niereninsuffizienz
f) Akutes disseziierendes Aorten-Aneurysma (s. S. 220)
g) Eklampsie

Klinische Notfalluntersuchung (typische klinische Befunde)

- Blutdruckmessung in Minutenabständen (das erste Mal an beiden Armen und beiden Beinen)
- Auskultation von Herz und Lunge
- Neurologische Untersuchung
- Spiegelung des Augenhintergrundes

> „Von besonderer Bedeutung für die Erkennung der Hypertonie als Notfall ist die Beurteilung des Augenhintergrundes, die bei schweren Blutdrucksteigerungen immer sofort durchgeführt werden sollte und kurzfristig auch ohne medikamentöse Mydriasis ausreichend sicher möglich ist. Streifige und flächenförmige Blutungen, Prominenz der Papille und Papillenödem charakterisieren den Notfall" [5].

Differentialdiagnose

1. Erkrankungen des Zentralnervensystems

a) *intrazerebrale Blutung, Hirninfarkt, Hirntumor, Hirnabszeß:*
Bei Blutung und Hirninfarkt meist apoplektiformer Beginn mit neurologischen und eventuellen gleichzeitigen Bewußtseinsstörungen.
Bei Tumoren und Abszessen meist langsamere Entwicklung; neurologische Herdsymptome nur ausnahmsweise flüchtig und geringfügig, häufig gleich schwer, wenn nicht noch ausgeprägter als die Bewußtseinstrübung.
Augenhintergrundsveränderungen bei hypertensiver Enzephalo-

pathie mehr in Form multipler Exsudate und Hämorrhagien, bei Stauungspapille stärkere Begrenzung des Exsudats und der Blutungsherde auf die Umgebung der Papille; bei hypertensiver Enzephalopathie keine oder nur unerhebliche Eiweißvermehrung im Liquor; Differentialdiagnose zu sichern durch neuroradiologische Verfahren.

b) *Subarachnoidalblutung:*
Dabei meist Nackensteife, außer bei schwerster zerebraler Schädigung; Blutbeimengung zum Liquor.

c) *Urämische Enzephalopathie*

d) *Bleivergiftung:*
Langsamere Krankheitsentwicklung; Blutbildveränderungen!

e) *Zerebraler Lupus erythematodes; Vaskulitis:*
Andere Organmanifestationen; Laborbefunde der Grunderkrankung; Liquorveränderungen im Gegensatz zur hypertensiven Enzephalopathie.

2. Erkrankungen des Herzens und der Aorta

a) *Herzinfarkt,*

b) *instabile Angina pectoris,*

c) *Lungenödem*
können als primäre Leiden mit vorübergehenden, erheblichen Blutdruckanstiegen einhergehen. In diesen Fällen ist die Blutdrucksenkung nicht im Vordergrund und muß nicht so intensiv erfolgen wie beim hypertensiven Notfall.

d) *Disseziierendes Aorten-Aneurysma* (s. S. 220).

Spezielle und Laboruntersuchungen

Entfallen hier, da erst nach Blutdrucksenkung hinsichtlich Grundleiden und Komplikationen wichtig.

Reihenfolge des Vorgehens

Blutdruckmessung, anfangs in Minuten-Abständen
Blutdrucksenkung
Blutdrucküberwachung

Therapie

Therapieziele:
a) Prompte Blutdrucksenkung: unter 170/110 mmHg.
b) Verhütung bzw. Behandlung von zerebralen, kardialen, renalen Komplikationen.
c) Rezidiv-Prophylaxe.
d) Behandlung des Grundleidens (z. B. Phäochromozytom, Niereninsuffizienz, Aortenisthmusstenose).

Sofortmaßnahmen außerhalb des Krankenhauses
1. Lagerung des Patienten nach Wunsch.
2. Schaffung eines stabilen Venenzugangs.
3. Antihypertensiva
   Clonidin (Catapresan®): 0,15-0,30 mg i.v. verdünnt auf 10-20 ml NaCl langsam i.v. und/oder
   Dihydralazin (Nepresol®): 12,5-25 mg i.v. und/oder
   Diazoxid (Hypertonalum®): 150-300 mg i.v. als Bolus!
4. Diuretika
   Furosemid (Lasix®): 20-40 mg i.v.
5. Betablocker
   Metoprolol (Belock®): 50-100 mg oral.
6. Krankenhauseinweisung.
7. Transport in ärztlicher Begleitung.
8. Engmaschige Blutdruckkontrollen auf dem Transport.
9. Dokumentation von Befunden und Maßnahmen.

1. Die parenterale Blutdrucksenkung muß sofort, also vor Krankenhausaufnahme erfolgen: Eine nicht ausreichende Blutdrucksenkung z. B. während des Transports bedeutet eine vitale Gefährdung des Patienten.

2. Clonidin (Catapresan®) sollte wegen der sedierenden Nebenwirkung nicht bei hypertensiver Enzephalopathie gegeben werden.
3. Hypertonalum muß stets schnell injiziert werden. Es wird bei fehlendem Ansprechen der erstgenannten Antihypertensiva nach 10 Minuten bzw. bei sehr hohen Blutdruckwerten sofort als Mittel der 1. Wahl gegeben. Ggf. Wiederholung nach 15 Min.

Alternativ (Punkt 2-5) kann als erster therapeutischer Schritt ein Versuch mit 2-4 Kapseln (1,6-3,6 mg) Nitrolingual® gemacht werden: „Dabei sind der rasche Wirkungseintritt und die einfache Einleitung der Behandlung bei der Primärversorgung durch perlinguale Gabe als Vorteil evident. Die häufig bei hypertensiver Krise bestehende Linksherzinsuffizienz wird gleichzeitig sinnvoll therapeutisch angegangen" [11]. Zusätzlich kommt Nifedipin (Adalat® 10–20 mg) in Betracht; dabei sollte die Kapsel zerbissen und das Medikament durch die Mundschleimhaut aufgenommen werden. Es ist wichtig, darauf hinzuweisen, daß die Kapsel zerbissen werden soll, sonst behalten einige Patienten die unzerbissene Kapsel sublingual im Mund. Da Nifedipin einen anderen Ansatzpunkt hat als Nitroglycerin, nämlich vorwiegend Nachlastverminderung im Gegensatz zu Nitrolingual, was vorwiegend die Vorlast des Herzens vermindert, ist die Kombination dieser beiden Medikamente, die einfach zu applizieren sind, besonders günstig.

Sofortmaßnahmen im Krankenhaus

1. Aufnahme auf die Intensivstation
2. Information des Patienten über die geplanten Maßnahmen
3. Monitorüberwachung (EKG, Frequenz, Blutdruck)
4. Schaffung eines zentralen Venenzugangs (Rö.-Kontrolle: Spitze 2 cm unterhalb vom unteren Klavikularand). Ggf. Einschwemmkatheter
5. Antihypertensiva
   Clonidin (Catapresan®):
   1 Ampulle = 150 μg verdünnt auf 10 ml NaCl langsam i.v., ggf. Wiederholung der Injektion nach 30 Minuten.
   Diazoxid (Hypertonalum®): 150-300 mg schnell i.v. oder

Nitroprussid-Natrium (Nipruss, Nipride): 0,25-6 (10) µg/kg KG/ min Dauertropfinfusion, möglichst mit Thiosulfatzusatz (s. S. 193) [15]

6. Druck- und Frequenzkontrolle initial in Minutenabständen (Sitzwache!)
7. Diuretika
   Furosemid (Lasix): 20-40-80 mg i.v. und mehr
8. Betablocker
   Metoprolol (Beloc): 50-100 mg oral
9. Hämodialyse (bei kritischer Verschlechterung der Nierenfunktion)

> Die Blutdrucksenkung mit Natrium-Nitroprussid darf niemals allein nach Dosierungsschemata durchgeführt werden, sondern muß individuell durch „Titrierung" der Dosis angestrebt werden.

Merke zur Blutdrucksenkung mit Natrum-Nitroprussid (NNP):

- NNP ist der stärkste und am besten steuerbare Vasodilatator.
- NNP ist in jedem Fall dosisabhängig wirksam.
- NNP senkt den Blutdruck unmittelbar von Infusionsbeginn bis Infusionsbeendigung.
- NNP verursacht keine Sedierung, keine Therapieresistenz, kaum Tachyphylaxie.
- NNP muß garantiert kontinuierlich über zentralen Venenkatheter und Perfusor (ggf. Infusionspumpe) infundiert werden.
- NNP-Infusionen müssen unter Lichtabschluß (lichtundurchlässige Spritzen und Leitungssysteme, s. S. 195, ggf. auch Silberfolie) gehalten werden.
- NNP-Infusionen müssen alle 12 Stunden erneuert werden. Nur in der lichtundurchlässig eingefärbten Perfusor-Spritze einschl. Leitungssystem ist die Substanz länger haltbar.
- NNP ist in der Infusion inkompatibel mit anderen Substanzen.
- NNP-Therapie setzt einen hohen personellen und technischen Aufwand voraus.
- NNP kann zu Zyanid- und Thiozyanatvergiftungen führen (s. S. 191, 196).
- NNP ist kompatibel mit oralen Antihypertensiva.

> Daher: Möglichst bald auf eine orale antihypertensive Therapie umstellen! „Möglichst bald" heißt: wenn der diastolische Blutdruck etwa 48 Stunden unter 110 mm Hg bleibt.

Weitere Maßnahmen

1. *Überwachung und Kontrollen:*
   Engmaschige, gegebenenfalls blutige Blutdruckkontrollen, initial in Minuten-Abständen, nach Stabilisierung des Blutdrucks alle 10-15 Minuten.
   Ggf. Einschwemmkatheter.
   Wiederholte Auskultation von Herz und Lunge, Kontrolle der Bewußtseinslage.
   Laboruntersuchungen, sofort und je nach Ergebnis und klinischem Bild:
   Blutbild, Hb, HK, Urinstatus, Blutzucker, Elektrolyte, harnpflichtige Substanzen, Blutgase, CPK, CKMB, GOT, GPT,
   ggf. Adrenalin, Noradrenalin, Metanephrine und Vanillinmandelsäure im Urin (s. Seite 202).
   EKG- und Frequenzmonitoring.
   EKG-Schreibung 4stündlich.
   Thoraxaufnahme und Lagekontrolle des zentralen Venenkatheters.
   Bilanzierung von Einfuhr und Ausfuhr, ggf. Blasenkatheter.
   Neurologische Kontrolle, Spiegelung des Augenhintergrundes ggf. EEG, Lumbalpunktion, Hirnszintigraphie, Computertomographie.

2. *Behandlung von Grundleiden bzw. Komplikationen:*

- Hirnödem
- Intrakranielle Blutung
- Lungenödem (s. S. 167)
- Instabile Angina pectoris (s. S. 106)
- Herzinfarkt (s. S. 73)
- Akutes disseziierendes Aorten-Aneurysma (s. S. 220)
- Niereninsuffizienz
- Phäochromozytom (s. S. 202)

Komplikationen und Gefahren (hier: der Therapie mit NNP)

1. **Akute Toxizität durch Zyanid**
   Wenn bei mittelschweren Patienten mehr als 1000 µg/min gegeben wird, kann es in wenigen Stunden zu tödlichen Zyanidvergiftungen kommen. Diese Gefahr besteht vor allem bei jungen Patienten, die zur effektiven Blutdrucksenkung oft eine höhere Dosis benötigen als ältere.
   Um eine Zyanidvergiftung zu verhüten, sollte NNP daher immer als kombinierte Natrium-Nitroprussid-Thiosulfat-Infusion gegeben werden. Die Mischinfusion hat die volle blutdrucksenkende Wirkung.
   Infolge des Thiosulfat-Zusatzes besteht kein Vergiftungsrisiko durch Zyanid und keine akute Dosisobergrenze mehr [15]. Anwendungsvorschrift siehe Seite 193.

Wer NNP anwendet, sollte Thiosulfat vorrätig haben!

2. **Subakute Toxizität durch Thiozyanat**
   Eine Kumulation von Thiozyanat braucht nur dann berücksichtigt werden, wenn insgesamt mehr als 1000 mg NNP oder, bei länger dauernder Therapie (mehr als 72 Stunden), mehr als 150 mg NNP/Tag appliziert wurden bzw. die Nierenfunktion eingeschränkt ist. Kontrolle des Serum-Thiozyanatspiegels! Obere Toleranzgrenze für Thiozyanat: etwa 2000 nmol/ml Plasma. Ggf. kurze Hämodialyse als Methode der Wahl: Dabei wird das Thiozyanat in wenigen Stunden weitgehend eliminiert [12].

Nichtindizierte Maßnahmen

- *Gravierendster Fehler:* Verzögerung oder Aufschub des Therapiebeginnes, z. B. aus organisatorischen Gründen oder wegen differentialdiagnostischer Fragestellungen.

> „Ein hypertensiver Notfall liegt vor, wenn in Folge eines krankhaft erhöhten Blutdrucks eine akut lebensbedrohliche Situation entstanden ist. In diesen Fällen soll der Blutdruck schnell, d. h. innerhalb einer viertel bis einer halben Stunde gesenkt werden. Hierzu ist die parenterale Gabe von Antihypertensiva erforderlich" [2].

○ Kontraindiziert *können* sein:

Sedativa, wenn keine Krämpfe vorliegen, da jede Sedierung bei hypertensiver Enzephalopathie die Diagnostik und Verlaufsbeobachtung erschwert. Aus diesem Grund ist auch z. B. Reserpin nicht indiziert, außerdem tritt hierbei der Blutdruckabfall auch bei i.v.-Gabe erst nach Stunden ein.

Digitalisglykoside bei suffizientem Herzen, d. h. wenn keine Zeichen der Herzinsuffizienz vorliegen.

Diuretika bei Hypokaliämie, die bei chronisch arterieller Hypertonie und Langzeit-Diuretika-Therapie vorliegen kann.

Dihydralazin (z. B. Nepresol) bei disseziierendem Aorten-Aneurysma, da das erhöhte Schlagvolumen die Aortenwand belastet.

Anmerkungen zu „Sofortmaßnahmen außerhalb des Krankenhauses"

Clonidin (z. B. Catapresan®) senkt – manchmal nach kurzem initialem Blutdruckanstieg – den arteriellen Blutdruck, meist innerhalb von 5-10 Minuten, muß dazu jedoch i.v. gegeben werden (Antidot: Priscol®). Die Arteriolen-Dilatation kann besonders bei eingeschränkter Nierenfunktion und Eklampsie günstig sein. Nachteil: sedierende Nebenwirkung!

Dihydralazin (z. B. Nepresol®) hat den Vorzug, das Sensorium nicht zu beeinträchtigen – wichtig für die Verlaufbeobachtung einer hypertensiven Enzephalopathie! Nepresol ist nur kontraindiziert bei disseziierendem Aortenaneurysma, da über das erhöhte Schlagvolumen die Aortenwand mechanisch belastet wird.

Diazoxid (z. B. Hypertonalum®) kann und muß bei schwersten Fällen oder mangelndem Ansprechen der genannten Therapie nach 10 Minuten auch außerhalb des Krankenhauses gegeben werden. Es senkt in 80% der hypertensiven Notfälle unter Natriumchlorid- und

Wasserretention den Blutdruck um 30-40% und ist als Vasodilatator wesentlich effektiver als Nepresol (Antidot: Noradrenalin). Wegen seiner hohen Eiweißbindung muß Hypertonalum® innerhalb von 10-20 Sekunden injiziert werden. Ggf. Wiederholung nach 15 Minuten. Wirkungseintritt nach 1-2 Minuten, Wirkungsdauer 6-8-12 Stunden, dennoch Krankenhauseinweisung! Trotz der starken Blutdrucksenkung kommt es unter Hypertonalum® kaum zu einer unerwünschten Hypotonie, daher ist, im Gegensatz zu einer Natrium-Nitroprussid-Behandlung keine so strenge Überwachung der Blutdruckwerte erforderlich.

Schnellwirkende Schleifendiuretika (z. B. Lasix®) müssen wegen der zu erwartenden Kochsalz- und Wasserretention stets zusätzlich gegeben werden; bei Niereninsuffizienz und Überwässerung sind bis max. 500 mg innerhalb von 4 Std. möglich. Lasix ist nur bei ausgeprägter Hypokaliämie relativ kontraindiziert, die bei chronisch arterieller Hypertonie und Langzeit-Diuretika-Therapie vorliegen kann. Daher Therapie-Anamnese, Kalium-Kontrolle, ggf. Kalium-Substitution!

Beta-Sympathikolytika (z. B. Beloc®) müssen ebenfalls wegen der reflektorischen Tachykardie stets zusätzlich gegeben werden und werden nach Frequenz dosiert.

Digitalis-Glykoside sind nur bei sicheren Zeichen einer Herzinsuffizienz bzw. einem Lungenödem indiziert. Die Digitalisierung kann meist in der Klinik erfolgen, zumal die Volldigitalisierung innerhalb der ersten 15-20 Minuten ohnehin kaum möglich ist.

Sedativa sind außerhalb des Krankenhauses eher kontraindiziert wegen der erschwerten Beurteilung einer möglichen Enzephalopathie. Nur bei zerebralen Krämpfen Diazepam (z. B. Valium®): 10 mg i.v.

Anmerkungen zu Sofortmaßnahmen im Krankenhaus

Therapie mit Natrium-Nitroprussid (NNP)

1. Methode der Wahl ist die Nitroprussid-Thiosulfat-Mischinfusion [15]:
1 Trockenampulle mit 50 mg oder 60 mg Natriumnitroprussid,
1 50-ml-Flasche mit 1%iger Natriumthiosulfatlösung,
1 50-ml-Perfusorspritze, lichtundurchlässig,
1 Perfusorschlauch, lichtundurchlässig.

Anwendungsvorschrift [8]:
Die Thiosulfatlösung wird mit einer Blutentnahmekanüle in die lichtundurchlässige Perfusorspritze aufgezogen. Der Inhalt der Nitroprussid-Ampulle wird mittels derselben Kanüle mit einer kleinen Portion des Spritzeninhaltes gelöst, sofort wieder in die Spritze aufgezogen und darin nach Nachziehen von Luft umgeschüttelt. Der lichtundurchlässige Schlauch wird aufgeschraubt, und in senkrechter Spritzenstellung wird die Luft aus dem System entfernt. Die Spritze wird auf den Perfusor aufgelegt, dieser einen kurzen Moment mit schnellem Vorschub (200 ml/h) eingestellt, bis das Schlauchende tropft. Dann wird das Schlauchende über ein T-Stück unmittelbar an den Zentralvenenkatheter im Bypass an eine laufende Infusion an den Patienten angeschlossen.

Dosierung:
Infusion mit 1 ml/h beginnen, 2minütlich steigern, bis ausreichende Drucksenkung erreicht ist.

Falls 1 ml/h bereits zu starke Drucksenkung auslöst, 1 Nitroprussid-Trockenampulle mit 5 ml 0,9 %iger NaCl aufziehen, von dieser Lösung 1 ml mit dünner Kanüle durch den Kanülenansatz in eine vorgefüllte lichtundurchlässige Perfusorspritze injizieren und mit dieser 1 : 5 verdünnten Lösung wie oben weiterverfahren. Das Thiosulfat wird in diesem Falle in größerem Überschuß infundiert, was für den Patienten keinerlei Nachteile hat.

Vorsichtsmaßnahme:
Infolge des Thiosulfatzusatzes besteht kein Vergiftungsrisiko durch Zyanid und keine akute Dosisobergrenze mehr (bis 20 µg/kg KG/min maximal). Bei längerfristigen Behandlungen soll nach dem Gesamtverbrauch von mehr als 30-50 Trockenampullen Nitroprussid pro mittelschwerem Patienten der Thiozyanatspiegel kontrolliert werden. Obere Toleranzgrenze für Thiozyanat: etwa 2000 nmol/ml Plasma. Bei Hämodialysebehandlung wird das Thiozyanat in wenigen Stunden weitgehend eliminiert [14].

Bezug bzw. Fertigung:
Als Nitroprussid sind die Trockenampullen von Nipride® oder Ni-

pruss® geeignet. Die 1%ige Natriumthiosulfatlösung kann entweder in der Klinikapotheke oder nach folgendem Verfahren selbst gefertigt werden: Einer 50-ml-Flasche aqua dest. pro injectione werden steril 5 ml entnommen und durch 5 ml 10%ige Natriumthiosulfatlösung (z. B. S-hydril®, Ampulle zu 10 ml) ersetzt. Die Vorbereitung einer solchen 50-ml-Portion ist notwendig, da die lichtundurchlässigen Spritzen ein Ablesen des aufgezogenen Volumens nicht erlauben. Geeignete lichtundurchlässige Perfusorspritzen und -schläuche können über folgende Firmen bezogen werden: B. Braun, Melsungen; Fa. Vygon GmbH, Aachen; Fa. Asid Bonz GmbH, Böblingen [8].

2. Anwendungstechnik von NNP, z. B. Nipruss®, wenn Thiosulfat nicht sofort verfügbar: maximal 5 μg/kg KG pro min für maximal 8 Stunden!
Zum Gebrauch wird der Inhalt der braunen Brechampulle (60 mg NNP) mit 3 ml der 0,9%igen Natriumcitratlösung gelöst. Man erhält eine 2%ige Nitroprussid-Natrium-Lösung (Stammlösung), die nur in Mischung mit 5%iger Glukoselösung zur Infusion verwendet werden darf (niemals z. B. in Mischung mit Lävuloselösung). Der Nipruss-haltigen Infusionslösung dürfen keine weiteren Medikamente zugesetzt werden.

Die Nipruss-haltige Infusionslösung muß sofort nach Zubereitung mit der beigelegten Aluminiumfolie umwickelt werden, um sie vor Lichteinfall zu schützen. Die Stammlösung sowie die Nipruss-haltige Infusionslösung müssen stets unmittelbar vor der Verwendung frisch bereitet werden.

Unbenützte Reste sind zu verwerfen.

Frisch bereitete Nipruss-Infusionslösungen sind farblos bis kaum bemerkbar gelblich gefärbt. Deutlich gefärbte Infusionslösungen dürfen nicht verwendet werden!

Applikationsort von NNP, z. B. Nipruss®
Zentrale Vene (wenn periphere Vene: Lagerung und Fixierung der Extremität)! Infusionspumpe, mit 0,5 μg/kg KG/min „einschleichen“! Halbminütliche, dann minütliche Blutdruckkontrollen, Steigerung der Tropfgeschwindigkeit „titrierend“ nach Bedarf.

Kommt es zur Abknickung des Katheters, sammeln sich große Mengen Nitroprussid-Natrium an, und es kommt bei Lagewechsel und Einstrom des Natrium-Nitroprussids in die Blutbahn zu schweren Hypotonien.

Erstmaßnahmen bei Hypotonie: Kopf-Tieflagerung, Beine-Hochlagerung, Infusionsstop!

(*Antidot:* Angiotensin, Noradrenalin oder Dopamin.)

Anmerkungen zu „Subakute Toxizität durch Thiozyanat"

„Die Symptome der Thiozyanatvergiftungen sind mit Ausnahme der neurologischen Ausfälle unspezifisch und daher für die Früherkennung solcher Vergiftungen kaum geeignet." Auch die Möglichkeit, zur Therapiekontrolle die Thiozyanatspiegel im Serum zu messen, besteht in den meisten Kliniken nicht. Da sich aber die Körperverteilung und Elimination von Thiozyanat sehr charakteristisch verhält, konnten mit Hilfe pharmakokinetischer Berechnungen Sicherheitsgrenzen für die längerfristige Therapie mit NNP gesetzt werden.

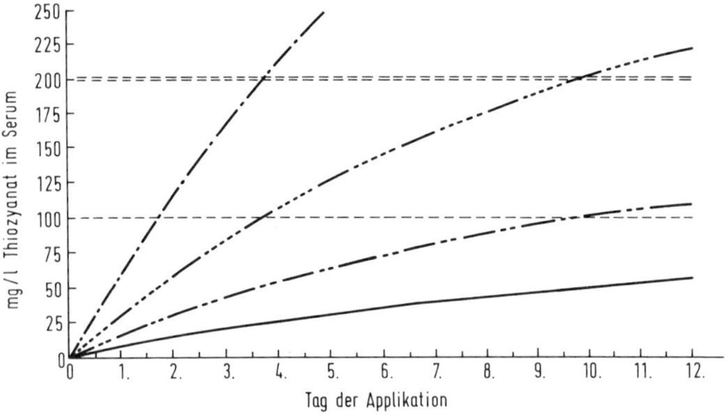

1. Kurvenschar zu Vorausschätzung der Thiozyanat-Kumulation. Die 4 Kurven bedeuten (von unten nach oben): 125-250-500-1000 mg NNP/Tag. Die horizontalen Linien bedeuten den toxischen (einfach gestrichelt) und den tödlichen (doppelt gestrichelt) Thiozyanatspiegel im Serum.
Man schätzt die voraussichtliche Thiozyanat-Kumulation aufgrund der mittleren NNP-Dosis der Behandlungstage, damit das Vergiftungsrisiko, und stellt die Therapie entsprechend ein [12].

Tabelle 4. Behandlung des hypertensiven Notfalls.

Medikament		Indikationen	Relative Kontraindikationen	Dosierungen	Wirkungsbeginn	Wirkungsdauer	Unerwünschte Nebenwirkungen
Furosemid (Lasix) Amp. 20 mg u. 250 mg	Schleifendiuretikum	als Begleitmedikation bei allen hypertensiven Notfällen, bei Behandlung mit Vasodilatatoren, bei Enzephalopathie, bei Herzinsuffizienz, Lungenödem	Hypokaliämie Exsikkose	2–4 Amp. = 40–80 mg i.v. und mehr	sofort		Hypokliämie Exsikkose
Clonidin (Catapresan) Amp. 0,15 mg = 150 µg	Zentraler Alpharezeptorenblocker	hypertensive Notfälle, auch bei akuter Koronarinsuffizienz, Eklampsie, akutem disseziierendem Aorten-Aneurysma	hypertensive Enzephalopathie, Phäochromozytom	1–2 Amp. = 150–300 µg verd. auf 10–20 ml NaCl langsam i.v. oder 5 Amp. in 500 ml Laevulose	5–10 min	2–5 h Antidot: Tolazolin (Priscol) 30 mg für etwa 300 mg Clonidin	Initialer Blutdruckanstieg, nur bei rascher i.v.-Injektion, Blutdruckanstieg bei Entzug, Sedierung, Frequenzabfall, Mundtrockenheit

Tabelle 4. (Fortsetzung)

Medikament		Indikationen	Relative Kontraindikationen	Dosierungen	Wirkungsbeginn	Wirkungsdauer	Unerwünschte Nebenwirkungen
Dihydralazin (Nepresol) Amp. 25 mg	Vasodilatator	hypertensiver Notfall, akute Glomerulonephritis, eingeschränkte Nierenfunktion Eklampsie Enzephalopathie	akute Koronarinsuffizienz Aneurysma dissecans der Aorta, Phäochromozytom	1/2 – 4 Amp. = 12,5 – 100 mg i.v. oder 100 mg in 500 ml Sorbit, nicht Glukose	5 – 10 min	3 – 6 h	Kochsalz-Wasserretention, Tachykardie, Anstieg des Herzminutenvolumens, Aortenwandbelastung, Flush, Kopfschmerz, Erbrechen
Diazoxid (Hypertonalum) Amp. 300 mg	Vasodilatator	hypertensiver Notfall, auch Eklampsie	akute Koronarinsuffizienz akute Linksinsuffizienz, schwere Zerebralsklerose, Aneurysma diss. d. Aorta, Phäochromozytom	1/2 – 1 Amp. = 150 – 300 mg i.v. (max. 900 – 1500 mg/d) rasch injiziert	1 – 2 min	2 – 12 h Antidot: Noradrenalin	Kochsalz-Wasserretention, Tachykardie, Anstieg des Herzminutenvolumens, Aortenwandbelastung, Flush, Übelkeit, Brechreiz, Erbrechen, Blutzuckeranstieg (nach Tagen)

Tabelle 4. (Fortsetzung)

Medikament		Indikationen	Relative Kontraindikationen	Dosierungen	Wirkungsbeginn	Wirkungsdauer	Unerwünschte Nebenwirkungen
Nitroprussid-Natrium (Nipruss, Nipride) Amp. 60 mg bzw. Amp. 50 mg	Vasodilatator	alle hypertensive Notfälle, vor allem auch akutes Aneurysma diss. der Aorta, auch bei Phäochromozytom (2. Wahl), keine Therapieversager!	keine	1 Amp. in 50 ml 5%iger Glukose, 20–1000 µg/min im Mittel 200-400 µg/min Infusionspumpe! Venenkatheter		während Infusion Antidot: Angiotensin, Noradrenalin Dopamin	bei Überdosierung: Schwitzen, Muskelzittern, Tachykardie, Tachypnoe Hypotonie, Übelkeit. Bei Niereninsuffizienz: Thiozyanatintoxikation
Phentolamin (Regitin) Amp. 10 mg	Alphablocker	Verdacht auf oder bekanntes Phäochromozytom, Monoaminooxydasehemmer und tryptaminhaltige Speisen	andere hypertensive Notfälle	1–3 Amp. = 10–30 mg oder 5 Amp. in 500 ml Laevulose	1/2–1 min (oder gar nicht)!	10–15 min. Antidot: Hypertensintropf	Tachykardie

Tabelle 4. (Fortsetzung)

Medikament		Indikationen	Relative Kontraindikationen	Dosierungen	Wirkungsbeginn	Wirkungsdauer	Unerwünschte Nebenwirkungen
Betasympathikolytika z. B. Metoprolol (Beloc) Tabl. 50 mg	Betablocker	hypertensive Notfälle mit Tachykardie mit Koronarinsuffizienz, bei Therapie mit Vasodilatatoren als Begleitmedikation	Linksherzinsuffizienz, spastische Bronchitis, Bradykardie, AV-Blockierungen höheren Grades	1–2 Tabl. = 50–100 mg oral	20 min	3–4 h	Bradykardie, AV-Blockierungen, neg. Inotropie, Bronchospasmus

Eine in diesem Sinne geeignete Kurvenschar wird in Abbildung 1 gezeigt. Der Berechnung wurde ein mittleres Körpergewicht von 70 kg und eine verlängerte Serumhalbwertzeit von 7 Tagen zugrunde gelegt. Die Kurvenschar kann deshalb bis etwa zum 8. Behandlungstag auch zur Sicherung der NNP-Therapie bei hochgradig niereninsuffizienten Patienten zugrunde gelegt werden. Allerdings wird dadurch bei Patienten mit normaler Nierenfunktion der Thiozyanatspiegel mit Hilfe der Kurvenschar zu hoch eingeschätzt, was aber für die Therapiesicherheit nicht negativ ist. Individuelle Berechnungen der Thiozyanatspiegel anhand der Kreatininclearence bei jedem einzelnen Patienten wird man demgegenüber Klinikern kaum mit Aussicht auf Erfolg vorschlagen können. Im Falle einer eintretenden Thiozyanatvergiftung ist eine kurzzeitige Hämodialyse die Methode der Wahl [12].

Literatur

[1] Bock, K. D.: Die Behandlung des hypertensiven Notfalls. Intern. Welt 1, 311-313 (1978).

[2] Empfehlungen zur Behandlung hypertensiver Notfälle der Deutschen Liga zur Bekämpfung des hohen Blutdrucks.

[3] Hauss, J., K. Schönleben, U. Spiegel, M. Wendt, U. Hartenauer: Die kontrollierte Hypertension mit Natriumnitroprussid. Herz/Kreislauf. 10, 379 (1978).

[4] Höbel, M., V. A. W. Kreye, A. Raitelhuber: Natriumnitroprussid: Toxizität, Stoffwechsel und Organverteilung, Herz 1, 130 (1976).

[5] Holzgreve, H., Forum hypertonicum: Der hypertensive Notfall: Definition und Therapie. Münch. med. Wschr. 123, Nr. 26, 34-36 (1981).

[6] Kaplan, N. M.: Priorities in Managing hypertensive Crisis. Curr. Prescr. 3, 39-42 (1976).

[7] Kaufmann, W., R. Lang: Was ist gesichert in der Diagnostik und Therapie der hypertensiven Krise? Intensivmed., 16, 122-129 (1979).

[8] Merkblatt „Nitroprussid-Thiosulfat-Perfusorkit“ (in Vorbereitung) von V. Schulz in Zusammenarbeit mit der Firma B. Braun, Melsungen AG, 3508 Melsungen, PF 110 und 120.

[9] Rahn, K. H., R. Strufe (Hrsg.): Vasodilatorische Therapie mit Natriumnitroprussid. Perimed, Erlangen 1978.

[10] Ray, W., Jr. Gifford, E. Westbrook: Hypertensive Enzephalopathie: Mechanisms, Clinical Features and Treatment. Progress in Cardiovascular Diseases, Vol. XVII, Nr. 2, Sept./Oct. (1974).

[11] Rupp, M., H. Prass, H. Scherrer, H. B. Lutz: Behandlung der hypertensiven Krise mit Nitroglycerin. Z. Kardiol. 68, 272 (1979).
[12] Schulz, V.: Akute und subakute Toxizität von Natriumnitroprussid. Intensivmed. 16, 320-325 (1979).
[13] Schulz, V., W. Döhring, P. Rathsack: Thiozyanatvergiftung bei der antihypertensiven Therapie mit Natriumnitroprussid. Klin. Wschr. 56, 355 (1978).
[14] Schulz, V., R. Bonn, W. Kindler: Elimitation of Thiocyanate in 7 Healthy Subjects and 7 Patients With Renal Failure. Klin. Wschr. 57, 243-247 (1979).
[15] Schulz, V., R. Gross, T. Pasch, J. Busse, G. Loeschcke: Toxicity of Sodium Nitroprusside in Therapeutic Use with and without Sodium Thiosulfate New Engl. J. Med. 56, 355 (1981).

3.2.5.1 Das Phäochromozytom

Vorbemerkungen (Definition und Synonyma)

Phäochromozytome oder Paragangliome sind Tumoren, die sich vom chromaffinen Gewebe (des Nebennierenmarks in 88 %, der Ganglien des thorakalen und abdominalen Grenzstrangs und des Zuckerkandlschen Organs in 12 %) ableiten und durch exzessive Katecholaminausschüttungen zu hypertensiven Notfällen führen. Möglicherweise wird das Phäochromozytom als Ursache eines hypertensiven Notfalls zu selten vermutet und diagnostiziert: wenn 0,5 % aller erwachsenen Hypertoniker Phäochromozytomträger sind, müßten dies in der Bundesrepublik ungefähr 32 500 Personen sein.

> Jeder hypertensive Notfall sollte also Anlaß sein, ein Phäochromozytom auszuschließen oder nachzuweisen.

Bei Phäochromozytomträgern beträgt das Intervall zwischen dem Auftreten von erheblichen subjektiven Symptomen und der Diagnose eines Phäochromozytoms derzeit durchschnittlich 5 Jahre; bei überwachten Patienten wird ein Rezidiv in Monaten erkannt.

Ätiopathogenese und auslösende Ursachen

Der Auslösemechanismus, der zur Katecholaminliberation bzw. zum hypertensiven Notfall führt, ist meist unklar. Die Anfälle können spontan auftreten oder durch Streß, Traumen, körperliche Belastung, Kohabitation, Lagewechsel, Kälteexposition, Massage und Palpation des Tumors, Wasserlassen, Untersuchungen, Narkosen, Operationen, Gravidität und Geburt ausgelöst werden. Charakteristisch ist die labile Blutdruckregulation mit oft stark schwankenden Werten. Eine Dauerhypertonie ist jedoch 2-3mal häufiger als eine paroxysmale mit zwischenzeitlichen normo- bis hypotensiven Werten, bei der jedoch eher an ein Phäochromozytom gedacht wird. Der hypertensive Notfall kann aus der Dauerhypertonie, aber auch aus einer normotensiven Phase heraus auftreten.

Typische Krankheitszeichen (Leitsymptome)

Der plötzliche, Minuten bis Stunden dauernde, systolische (meist über 300 mm Hg) und diastolische Blutdruckanstieg ist meist von mehreren der folgenden Symptome begleitet: Herzjagen, Herzklopfen, Angina pectoris, Dyspnoe bis Orthopnoe, Schwindel, Übelkeit, Bauchschmerzen, Blässe des Gesichts, Kältegefühl und Akrozyanose, Angst, profuse Schweißausbrüche (siehe Tabelle 5).

Notfallanamnese

Die Notfallanamnese ist uncharakteristisch und vieldeutig (oft sowohl bezüglich des vorliegenden Anfalls als auch bezüglich früherer). Die Anfälle können polysymptomatisch, aber auch – abgesehen von den hypertensiven Blutdruckwerten – sehr symptomarm sein. Die vorliegenden Symptome werden von Arzt und Patient oft verkannt bzw. fehlgedeutet, so z. B. die Schilderung von „Leichenblässe“ im Sinne einer vermeintlichen Aggravation durch die Angehörigen.

Klinische Notfalluntersuchung (typische klinische Befunde)

Die klinische Notfalluntersuchung zeigt das Bild eines hypertensiven Notfalls mit exzessiver Blutdrucksteigerung und den klinischen Zeichen einer akuten, lebensbedrohlichen Funktionsstörung von

- Zentralnervensystem (hypertensive Enzephalopathie s. S. 184).
- Herz (Lungenödem s. S. 167, Herzinfarkt s. S. 73) und/oder
- Nieren (Niereninsuffizienz).

Tabelle 5.

Leitsymptome	**Differentialdiagnose**
Schlagartig beginnender Kopfschmerz mit Herzschlag-synchronem Pulsieren, mit oder ohne Übelkeit	Migräne
Angina pectoris, Dyspnoe, Palpitationen, regelmäßige oder unregelmäßige Tachykardie	Rhythmusstörungen, koronare Herzerkrankung, hypertensive Herzerkrankung, Herzinsuffizienz
Unruhezustand, Nervosität, Angst	Hyperthyreose, Neurose, Psychose
Fingertremor, Hitze-Unverträglichkeit	Hyperthyreose, „Klimakterium“
Profuse Schweißausbrüche	„Klimakterium“
neurologische Ausfälle, Krämpfe, Sehstörungen	Jugendliche Patienten: Verdacht auf Hirntumor Ältere Patienten: Verdacht auf zerebrale Ischämie
Bauchschmerz, Übelkeit, Erbrechen	gastrointestinale Erkrankungen, Cholelithiasis
Gewichtsverlust, Leistungsknick	Systemerkrankung, Malignom
Hypertonie (während Anfall)	chronische arterielle Hypertonie oder hypertensiver Notfall anderer Genese
Bradykardie, Hypotonie, gegenregulatorisch nach dem Anfall	Syndrom des kranken Sinusknotens

Zwischen den – sehr selten bis mehrfach täglich – auftretenden Attakken ist der Patient meist subjektiv und objektiv symptomfrei.

Differentialdiagnose (siehe Tabelle 5)

Wie hypertensiver Notfall (s. S. 184).
Außer essentiellen, renalen, endokrinen und kardivaskulären Ursachen des hypertensiven Notfalls müssen Erkrankungen berücksichtigt werden, die das Phäochromozytom aufgrund seiner vielfältigen Symptomatik imitieren kann und die zum Teil auch zu einer vermehrten Katecholamin-Exkretion führen. Dazu gehören: Diabetes mellitus, Thyreotoxikose, Sepsis, Eklampsie, Neurose, Epilepsie, Hysterie, Hirntumor, Asthma, Tetanie, Angina pectoris, Herzinfarkt, paroxysmale Tachykardie, Polyneuritis, Kaliumintoxikation, tabische Krisen, Koliken bei Porphyrie oder Bleivergiftung oder Flush-Anfälle bei Karzinoidsyndrom.

Spezielle und Laboruntersuchungen

- (Wiederholte) Bestimmung von Adrenalin, Noradrenalin, Metanephrinen, Vanillinmandelsäure, Homovanillinmandelsäure im Urin (s. S. 208). Katecult-Test® als semiquantitatives Verfahren.
- Da der hypertensive Notfall auf dem Boden eines Phäochromozytoms spezifisch medikamentös behandelt werden sollte, außerdem nach Diagnose und Lokalisation meist eine kausale operative Therapie nötig und möglich ist, sollte sofort und wiederholt 24-Stunden-Urin gesammelt werden, vor allem während des hypertensiven Notfalls bzw. der hypertensiven Phasen, aber auch in freien Intervallen (s. Anmerkungen S. 208).

Reihenfolge des Vorgehens

Blutdruckmessung, anfangs in Minutenabständen
Blutdrucksenkung
Blutdrucküberwachung
Phäochromozytomnachweis

Therapie

Therapieziele:
In der hypertensiven Notfallsituation muß das Therapieziel die rasche Senkung des hohen Blutdrucks sein, ggf. die Behandlung einer hypertensiven Enzephalopathie, die Behandlung konsekutiver Rhythmusstörungen, von Herzinsuffizienz – Lungenödem bzw. einer Niereninsuffizienz.

Erst nach Blutdrucksenkung hat die Klärung der Diagnose, der Nachweis und die Lokalisierung des Phäochromozytoms und, wenn möglich, die operative Therapie zu erfolgen.

Sofortmaßnahmen außerhalb des Krankenhauses und im Krankenhaus

1. Bei einem hypertensiven Notfall auf dem Boden eines unbekannten Phäochromozytoms erfolgt die Blutdrucksenkung anfänglich meist wie bei jedem anderen hypertensiven Notfall.
2. Bei *Therapieresistenz* und *Verdacht auf* Phäochromozytom, bei *bekanntem* Phäochromozytom (präoperative Phase, Inoperabilität, Malignität, Operationsverweigerung, postoperativem Rezidivverdacht) sowie bei *paradoxer Reaktion* auf eine Notfalltherapie mit Betablockern (Induktion einer schweren Vasokonstriktion mit Blutdruckanstieg durch Demaskierung der pressorischen Wirkung des Alphastimulators Noradrenalin bei vorliegendem Phäochromozytom) erfolgt als Mittel der Wahl die Behandlung mit:
   Phentolamin (z. B. Regitin®): 2,5-5 mg
   am liegenden Patienten unter Blutdruck- und Pulskontrolle in Minutenabständen langsam i.v.

Kommt es in 30 Sekunden zu einem Blutdruckabfall, bedeutet dies eine Diagnose „ex juvantibus".

3. Kommt es innerhalb von 5 Minuten nicht zu einem deutlichen Blutdruckabfall: erneut 5 mg i.v., anschließend 1-5 mg in 5- bis 10-Minuten-Abständen langsam i.v.

Anschließend: Regitin-Dauertropfinfusion über 24 Stunden: 50-80 mg in 500 ml 5% Laevulose.

Weitere Maßnahmen

„Think on it, confirm it, remove it!" [3]

1. Bei starkem klinischen Verdacht oder Ansprechen auf die Phentolamintherapie: Klärung der Diagnose und präoperative Lokalisation des Tumors mittels Thoraxaufnahme (p.a. und seitlich), Abdomen-Leeraufnahme, Nebennieren-Sonographie, Szintigraphie, nach Markierung des Tumors mit ^{131}J-metajodo-benzylguanid (= ^{131}J-MJBG), Urogramm, Vena-cava-Phlebographie mit seitengetrennter, „etagenweiser" Blutentnahme [12], ggf. Aortographie und selektiver Nebennieren-Arteriographie, Computertomographie.
2. Umstellung auf eine präoperative orale Therapie: 14 Tage präoperativ Phenoxybenzamin (z. B. Dibenzyran®): 3 × täglich 10 mg oral, ansteigend bis 3 × täglich 50 mg, maximal 240 mg. Dadurch Senkung der Operationsletalität.
3. Therapie der Wahl ist die operative Entfernung des Katecholamin-produzierenden Tumors (siehe Anmerkungen S. 208).

Komplikationen und Gefahren

entfällt

Typische Fehler

Nicht an die Möglichkeit eines Phäochromozytoms zu denken!

Anmerkungen zu „Spezielle und Laboruntersuchungen"

1. *Die Tumoren setzen frei:*
   meistens Noradrenalin und Adrenalin
   selten nur Noradrenalin
   sehr selten nur Adrenalin
   extrem selten Dopamin, Dopa und Serotonin (dann meist malignes Phäochromoblastom, das histologisch nicht differenzierbar ist, sondern nur durch die Metastasierung).
2. Normale *Urinwerte* finden sich bei mehreren Kontrollen nur bei

sehr kleinen Tumoren. Allerdings sind dies etwa ein Drittel der Fälle, in denen die Urinuntersuchungen falsch negativ bleiben [3].

Normalwerte:
Adrenalin bis 55 μmol pro 24 Stunden
Adrenalin und Noradrenalin bis 1137 μmol pro 24 Stunden
Noradrenalin bis 236 μmol pro 24 Stunden
Metanephrine bis 7,4 μmol pro 24 Stunden
Vanillin-Mandelsäure 10-30 μmol pro 24 Stunden
Homovanillin-Mandelsäure 11-33 μmol pro 24 Stunden
Im Gefäß zur 24-Stunden-Urinsammlung muß zur Stabilisierung der Metaboliten 50 ml 10%ige Schwefelsäure oder 10-20 ml konzentrierte Salzsäure bzw. Borsäure 20 g/l Urin vorgegeben werden, damit ein Urin-pH von 1-2 erreicht wird. Die Bestimmung des Methyladrenalins, Methylnoradrenalins ist mit dem geringsten Risiko einer falsch negativen Aussage belastet. Als semiquantitatives Verfahren steht alternativ der Katecult®-Test zur Verfügung.

Anmerkungen zu „Weitere Maßnahmen"

1. Operative Entfernung des hormonproduzierenden Tumors

Operative Komplikationen: Manipulationen in der Tumorgegend können zu Katecholaminausschüttungen mit extremen Blutdruckkrisen und Herzrhythmusstörungen führen. Andererseits kann der Blutdruck nach der Resektion des Tumors so stark abfallen, daß ein schockähnlicher Zustand entsteht.

Daher 14tägige präoperative Phentolaminbehandlung!

Außerdem: Normalisierung des Intravasalvolumens präoperativ mittels Bluttransfusionen oder Blutersatzmitteln mit geringer Überfüllung des Blutkreislaufes. Dadurch werden in den meisten Fällen postoperative Gaben von Alpharezeptoren-Stimulatoren unnötig.

Wenn dennoch *intra-* oder *postoperativ bedrohliche Hypotonie:* Noradrenalin-Dauertropfinfusion (z. B. Arterenol®: 0,1-1 μg pro kg Körpergewicht und Minute). Wenn wegen der präoperativen Gabe von Alpharezeptorenblockern die Gefäße auf Noradrenalin nicht ansprechen: Angiotensin-2-Dauertropfinfusion (z. B. Hypertensin®). Bei intraoperativen Blutdruckkrisen: Phentolamin (z. B. Regitin®): 10 mg langsam i.v. oder

Phenoxybenzamin (z. B. Dibenzyran): 1 mg pro kg Körpergewicht in 250 ml 5%iger Glukoselösung langsam i.v.

2. Phäochromozytomsuche

Da die Hypertonie bei Phäochromozytom zu den wenigen heilbaren Hochdruckformen gehört, muß bei einem hypertensiven Notfall vor allem dann ein Phäochromozytom gesucht werden, wenn der Patient

- unter 50 Jahre alt ist,
- keinen Hinweis auf eine Hypertonie in der Anamnese bietet,
- eine plötzliche Entwicklung seiner Hypertonie angibt,
- normo- bis hypotensive Phasen hat,
- eine Tendenz zur orthostatischen Hypotonie aufweist,
- erhöhte Blutzuckerwerte und einen deutlichen Gewichtsverlust zeigt,
- die geschilderte Symptomenvielfalt aufweist,
- auf eine Therapie mit Betablockern paradox reagiert,
- an einer Neurofibromatose leidet, die, wie das Phäochromozytom, neuroektodermalen Ursprungs ist und gehäuft mit chromaffinen Tumoren gefunden wird,
- folgende klinisch-chemische Routineuntersuchungen den Verdacht bestärken: z. B. ein erhöhter Hämatokritwert, eine Leukozytose, erhöhte Werte des Nüchtern-Blutzuckers und der freien Fettsäuren, eine Glukosurie, Lymphozytose, Retikulozytose, Eosinopenie, Polyzythämie, pathologische Glukosebelastung, ggf. Sekundäreinschränkung der Nierenfunktion.

Literatur

[1] Jones, D. H., D. J. Allison, C. A. Hamilton, J. L. Reid: Selective venous sampling in the diagnosis and localization of pheochromozytoma. Clin. Endocrin. 10, 179-186 (1979).

[2] Kirsten, R., B. Heintz, E. Heinemann, K. Nelson: Pharmacological approach to the patients with pheochromocytoma, In: Rietbrock, N., B. G. Woodcock, G. Neuhaus (eds.): Methods in Clinical Pharmacology. Kielweg, Braunschweig 1980.

[3] Ross, E.: The management of cases of pheochromozytoma. Clinical Staff Conference, University College Hospital London. Proc. roy. Soc. Med. 55, 427-436 (1962).

Die Perikardtamponade

C. Halhuber

Vorbemerkungen (Definition und Synonyma)

Eine akute Herzbeuteltamponade oder Perikardtamponade liegt vor, wenn durch (rasche) Flüssigkeitsansammlung und Druckanstieg im Perikard die diastolische Herzfüllung so behindert wird, daß es zu einer kritischen Einschränkung der Herzleistung kommt, die nicht mehr kompensiert werden kann. Nicht jeder Perikarderguß bedingt also eine Notfallsituation!

Symptomatologie und Gefährdung des Patienten sind bestimmt durch Menge und Geschwindigkeit der Flüssigkeitsansammlung einerseits und durch die Dehnbarkeit des Perikards andererseits. Das bedeutet, daß bei chronisch-entzündlichen Prozessen des Herzbeutels innerhalb von Wochen und Monaten gebildete größere Flüssigkeitsmengen (bis zu 3 l) kaum oder erst spät zur Tamponade führen, während bei Ventrikelruptur oder traumatischem Hämoperikard 100 bis 250 ml Blut innerhalb kürzester Zeit eine lebensbedrohliche Notfallsituation hervorrufen können.

Ätiopathogenese

Folgende Ursachen einer Perikardtamponade kommen in Frage: infektiöse Perikarditis (Bakterien, Viren, Pilze);
Perikarderguß bei Kollagenkrankheiten oder Autoimmunprozessen (Postkardiotomiesyndrom, Postmyokardinfarktsyndrom);
Perikarderguß bei Tumoren (z. B. Mamma- oder Bronchialtumoren), bei malignen Lymphomen, nach Strahlentherapie;
Perikarderguß bei Stoffwechselerkrankungen (Niereninsuffizienz, Myxödem, Addisonkrise, diabetische Ketoazidose, Cholesterinperikarditis);
Hämoperikard bei Herzinfarkt durch Ventrikelruptur, Ruptur eines Aortenaneurysma, Koronaraneurysma, Aneurysma des Sinus Valsalvae, bei unerkannter Perikarditis unter Antikoagulanzientherapie, bei Niereninsuffizienz und Hämodialyse unter Heparingabe;
Hämoperikard bei direkten und indirekten, penetrierenden und nicht penetrierenden Traumen;

iatrogenes Hämoperikard (Perikardiotomie, Herzkatheterisierung, zentralvenöse Katheter, Schrittmachertherapie, Perikardpunktion, Perforation des Ösophagus, Sternalpunktion);
chylöser Perikarderguß bei Obstruktion oder Arrosion des Ductus thoracicus.

Bei einer raschen Füllung des Perikards mit Flüssigkeit oder Blut kann dieses sich nicht schnell genug ausdehnen. Aber auch bei langsamer Füllung erschöpfen sich die Dehnbarkeit des Perikards und die kompensatorischen Mechanismen. Durch Anstieg des intraperikardialen Drucks ist der Rückfluß zum rechten Vorhof und der rechten Kammer behindert, Venendruck und rechtsatrialer Druck steigen erheblich an. Die Behinderung der diastolischen Füllung führt zum Abfall des Schlagvolumens, des arteriellen Blutdrucks, der Blutdruckamplitude und des Herzminutenvolumens trotz kompensatorischer Frequenzsteigerung, peripherer Vasokonstriktion und vermehrter Sauerstoffausschöpfung. Schockzeichen treten bei einem intraperikardialen Druck von etwa 15 cm Wassersäule auf. Wenn eine effektive Ventrikelfüllung nicht mehr möglich ist, kommt es zum Kreislaufstillstand [2].

Typische Krankheitszeichen (Leitsymptome)

Oft finden sich anfangs die Symptome der kompensierten Kompression des Herzens, die schließlich zum Endbild der Tamponade führt:

- Tachykardie, Tachypnoe, Zyanose
- Ansteigender Venendruck, gestaute Halsvenen, vergrößerte Leber
- Kußmaulscher Venenpuls (inspiratorische Zunahme des erhöhten Venendrucks)
- Abfallender arterieller Druck, arterielle Hypotonie, kleine Blutdruckamplitude
- Pulsus paradoxus (inspiratorisches Absinken des systolischen Blutdrucks um mehr als 10 mm Hg)
- Leise Herztöne, Ventrikelpulsationen nicht tastbar

Herzinsuffizienz, Präschock-Schock, Bewußtseinsverlust sind Zeichen der Perikardtamponade: dekompensierte Kompression!

Notfallanamnese

- Könnte einige Tage zuvor ein Herzinfarkt stattgefunden haben (mit oder ohne Antikoagulanzientherapie)? Handelt es sich um eine Stoffwechselerkrankung, z. B. Niereninsuffizienz (mit oder ohne Hämodialyse-Behandlung)? Liegt eine maligne Grunderkrankung vor (mit oder ohne Strahlentherapie)? Ist eine Kollagenose bei dem Patienten bekannt? Sind eine Herzoperation oder diagnostische bzw. therapeutische Maßnahmen am Herzen vorausgegangen, z. B. zentraler Venenkatheter? Spricht ein schwerster Thoraxschmerz (s. S. 220) für ein akutes disseziierendes Aorten-Aneurysma?
- Akute exsudative Perikarditiden (z. B. bei Tbc) sind – abgesehen von der blanden idiopathischen Perikarditis – durch folgende, *unspezifische Symptome* in der Anamnese gekennzeichnet: Schweißneigung, Fieber, Abnahme der Leistungsfähigkeit – ausgelöst durch die Grundkrankheit, in deren Rahmen die Perikarditis auftritt.

Spezifisches subjektives *Symptom* einer der Tamponade vorausgegangenen Perikarditis ist der infarktähnliche, retrosternale Schmerz, der mit der Körperlage, z. B. beim Nach-vorne-Beugen, im Sitzen und mit der Atemphase wechseln kann. Mit zunehmendem Erguß kann die Schmerzintensität nachlassen. Außerdem verursacht ein zunehmender Perikarderguß bis hin zur Perikardtamponade Atemnot, schweres Opressionsgefühl, Angst, Oberbauchbeschwerden und Schwindel (bei zunehmendem Blutdruckabfall).

Objektives Symptom ist bei akuter Perikarditis in 90% der Fälle ein hochfrequentes schabendes, kratzendes Perikardreiben in Systole, Protodiastole und Präsystole, das bei zunehmendem Erguß verschwinden kann, aber nicht muß.

Klinische Notfalluntersuchung (typische klinische Befunde)

Inspektion: angstvoll-dyspnoischer Patient? Nach vorn gebeugt? Erhöhter Venendruck (gestaute Halsvenen), inspiratorischer Venendruckanstieg? Schockzeichen (Kaltschweißigkeit, blasse Zyanose, verminderte Ansprechbarkeit, Bewußtlosigkeit)?

Palpation: Abgeschwächte bis fehlende Ventrikelpulsationen, abgeschwächter bis fehlender Herzspitzenstoß? Schneller Puls – wenn palpabel (Aa. femorales)? Lebervergrößerung?

Auskultation: Tachykardie, leise Herztöne? Blutdruckmessung: Hypotonie mit inspiratorischem, systolischem Blutdruckabfall, kleine Amplitude? Perikarditisches, ohrnahes Reiben, in 40-50% auch bei Tamponade! [13]

Differentialdiagnose

1. Rechtsherzversagen jeder Genese, vor allem bei schwerer Lungenembolie (s. Anm. S. 217).
2. Dekompensierte Pericarditis constrictiva.
3. Globale Herzinsuffizienz.

Spezielle und Laboruntersuchungen

1. *EKG:* Nach oben konvexe ST-Elevation in Extremitätenableitungen und Brustwandableitungen bei akuter Perikarditis, unspezifische Veränderungen der T-Welle gegenüber Vor-EKG, akute Niedervoltage gegenüber Vor-EKG, selten: elektrischer Alternans, hochsensitiv jedoch nur wenn „total", d. h. nicht nur bezüglich des QRS-Komplexes, sondern auch bezüglich P und T (auch 1 : 1-, 2 : 1-, 3 : 1-Alternans möglich!) [3].
   Bei Ventrikelruptur: Bradykardie, dann elektromechanische Dissoziation.
2. *Thorax-Röntgen:* Wenn die akute Tamponade bei rascher Entwicklung durch weniger als 300 bis 400 ml Flüssigkeit hervorgerufen ist – eine Menge, die tödlich sein kann, radiologisch aber nicht manifest wird –, kann die Thoraxaufnahme unauffällig sein. Folgende radiologische Kriterien kennzeichnen einen Perikarderguß (nicht die Tamponade!) von mehr als 400 ml: großer, beidseits verbreiterter, boxbeutelförmiger Herzschatten bzw. rasche Größenzunahme des Herzschattens bei unauffälligen „leeren" Lungenfeldern. Rechter Herzzwerchfellwinkel tief und spitz. Herzschatten „überschreitet" nach dorsal die Wirbelsäule und auch den Ösophagus. Ggf. Darstellung der epikardialen Fettlinie als Aufhellung: Trennung intra- und extrakardialer Flüssigkeit. Bei Vergleichsaufnahmen ggf. schneller Wechsel der Herzgröße, je nach Zu- oder Abnahme des Ergusses [3].

3. *Echokardiographie:* Relativ echofreier Raum zwischen Myokard und Perikard, als rascher, nicht-invasiver Nachweis eines Perikard*ergusses,* ab 50 ml 100 %ige Sensivität.

> Thoraxaufnahme, Durchleuchtung und Echokardiographie weisen ggf. den Perikarderguß nach; die Diagnose einer Perikardtamponade ist jedoch eine klinisch-hämodynamische, zumal die Größe eines Ergusses nicht unbedingt entscheidend ist für seine hämodynamische Wirksamkeit.

4. *Einschwemmkatheter* (auch zur *Therapiebeurteilung*): Druckgleichheit von Mitteldruck im rechten Vorhof, enddiastolischem rechten Ventrikeldruck, diastolischem Pulmonalarteriendruck, PCP. Typischer frühdiastolischer Druckabfall im rechten Ventrikel mit sofortigem diastolischen Anstieg und diastolischer Plateaubildung (Dip-Phänomen).
5. *Laboruntersuchungen:* Serologisch-zytologisch-bakteriologische Untersuchung des Punktates. Hämatokrit-Bestimmung des Punktates im Vergleich zu gleichzeitig abgenommenem Venenblut (ein sero-sanguinöser Erguß hat stets einen niedrigeren Hämatokrit-Wert). Seine O_2-Sättigung liegt unter 35 %.

Therapie

> **Therapieziele:**
> Sofortige Druckentlastung mittels Perikardpunktion, wenn die Diagnose (drohende) Perikardtamponade gestellt oder mit Wahrscheinlichkeit zu vermuten ist.

Sofortmaßnahmen außerhalb des Krankenhauses und im Krankenhaus

Sofortige Perikardpunktion! [15].

Technik der Perikardpunktion „lege artis" [modifiziert nach 15]:
1. Dem Patienten das geplante Vorgehen erklären, um Einverständnis ersuchen, medikamentöse Sedierung, z. B. 10 mg Valium (langsam i.v.) anbieten. Sauerstoffgabe über Nasensonde.

2. Bequeme Lagerung des Patienten, Oberkörper 30-60 Grad angehoben.
3. Vorbereitung der notwendigen Instrumente, vor Punktion prüfen, ob alles zusammenpaßt!
4. Einwandfrei geerdetes EKG anschließen, stabilen Venenzugang schaffen: 5%ige Lävulose, auch zur Aufrechterhaltung des Füllungsdrucks und des kleinen veno-atrialen Gradienten anschließen. Bei Hämoperikard oder ausgeprägter Anämie: Bluttransfusion. Ggf. Dopamin-Infusion.
5. Exakte Hautdesinfektion, sterile Abdeckung.
6. Lokalanästhesie der Haut und des Unterhautgewebes der Punktionsstelle z. B. mit Xylocain 1% oder Novocain 2%.
7. Stichinzision im Winkel zwischen Xiphoid und linkem Rippenbogen.
8. 12 cm lange Punktionskanüle mit Innennadel (Seldinger-Nadel) über ein Verbindungskabel und eine Krokodilklemme mit der V-Brustwandableitung zur kontinuierlichen Überwachung verbinden.
9. Unter Vermeidung abrupter Bewegungen langsamer Vorschub der Kanüle. Richtung: mediane Oberkante der linken Skapula. Ständig EKG-Beobachtung. Leichte Aspiration.
10. Bei Passage des Perikards spürbarer Ruck. Im EKG bei Epikardkontakt ST-Hebung, ggf. ventrikuläre Extrasystolen. Dann Nadel etwas zurückziehen.
11. Bei Aspiration von Blut, meistens in 3-4 cm Tiefe, mittels EKG entscheiden, ob Nadelspitze noch im Perikard oder bereits intrakardial liegt.
12. Entfernung der Innennadel, Absaugung der Flüssigkeit über Drei-Wege-Hahn und Verbindungsschlauch mit Spritze oder Vakuumflasche.

Die Perikardpunktion darf bei der Perikardtamponade niemals aufgeschoben werden, sie kann in wenigen Minuten, oft nach Aspiration von nur 50 ml Blut, die lebensbedrohliche klinische Situation bessern. Bei Hämoperikard, z. B. bei Ventrikelruptur, führt die Perikardpunktion in der Regel nicht zu einer Verbesserung der Hämodynamik, da eine wesentliche Druckentlastung infolge stärkerer Nachblutung meist nicht erzielt werden kann. Ein sofortiges operatives Vorgehen stellt für den Patienten die einzige Möglichkeit der Rettung dar. Dennoch wird man in dieser fast ausweglosen Situation den Versuch der Punktion auch unter ungünstigen Bedingungen in der Praxis als Überbrückungsmaßnahme wagen.

In der Praxis wird die Perikardpunktion technisch vereinfacht durchgeführt werden müssen.

Weitere Maßnahmen

1. Bei großen bzw. „malignen" Ergüssen kann über einen Spezialmandrin, z. B. ein Kifa-Katheter mit Seitenlöchern, in die Perikardhöhle eingeführt werden und über max. 14 Tage [4] das Perikard drainiert werden. Danach ggf. operative Perikardfensterung!
2. Serologisch-zytologisch-bakteriologische Untersuchung, Hämatokrit und Gerinnungsbestimmung, Bestimmung der Sauerstoff-Sättigung, des Eiweißgehaltes, des spez. Gewichtes des Punktats.
3. Nach jeder Perikardpunktion Intensivüberwachung (EKG-Monitoring, Einschwemmkatheter, Kontrollen von Blutdruck, Echokardiogramm, Thoraxbild, Hämoglobin, Hämatokrit und Erythrozyten) für 2 bis 3 Tage erforderlich wegen Rezidiv- und Komplikationsgefahr.
4. Sofortige Beendigung einer Antikoagulanzientherapie. Ggf. Quick-Wert mit Prothrombinkonzentrat (z. B. PPSB) anheben.
5. Abklärung der Genese der Perikardtamponade und Rezidivprophylaxe.
6. Spezifische Therapie: Antibiotika, Tuberkulostatika, Zytotatika-Alkylanzien, Kortikoide, auch lokal. Kontrollierte diuretische Therapie. Bei Dialyse-Patienten: intensive, evtl. tägliche Dialyse.
7. Wenn Trauma, Ventrikelruptur, Aneurysmen-Ruptur oder Tamponade-Rezidiv: chirurgisches Vorgehen. Eilige Verlegung des Patienten in ein kardiochirurgisches Zentrum (Hubschrauber, Notarztwagen).

Komplikationen und Gefahren

Rhythmusstörungen, vagovasaler Herzstillstand, Ventrikelruptur, Luftinsufflation in den Ventrikel, Verletzung einer Koronararterie, der Leber, des Magens, der Lunge, Hämatothorax, subepikardiales Hämatom, Infektion.

Häufige Fehler

Verkennung der Perikardtamponade, z. B. bei onkologischen Patienten. Aufschub der Perikardpunktion bei Perikardtamponade. Zur kurze, zu dünne Nadel, die verstopft ist bzw. kein rasches Absaugen erlaubt. PEEP-Beatmung, da dadurch der intrapleurale und intraperikardiale Druck steigt und der venöse Rückfluß zum Herzen erschwert wird.

Anmerkungen zu „Klinische Notfalluntersuchung"

Da die in allen Lehrbüchern angegebene Perkussion der Herzdämpfung zum Teil aus Mangel an Übung, zum Teil wegen Fehlen der Vergrößerung bei hochakutem, relativ kleinem Erguß wenig ergiebig ist, wurde sie im Rahmen der Notfalluntersuchung nicht erwähnt.

Anmerkungen zu „Differentialdiagnose"

1. Differentialdiagnose: schwere Lungenembolie bzw. Perikardtamponade mit Schock

Die Differentialdiagnose Lungenembolie bzw. Perikardtamponade ist anhand klinischer Untersuchungmerkmale, vor allem im Schock, oft sehr schwierig, hinsichtlich einer raschen therapeutischen Entscheidung jedoch unbedingt erforderlich [5].

Beide Krankheitsbilder haben folgende Symptome im Schock gemeinsam [5]:

- die kaltschweißige, blaß-livide Haut
- die verminderte Ansprechbarkeit bis Bewußtlosigkeit
- den palpatorisch kaum meßbaren Blutdruck bzw. die sehr kleine Amplitude
- die Ruhedyspnoe und Tachypnoe
- den erhöhten Venendruck
- die vergrößerte Leber (> 14 cm)
- die Erniedrigung des arteriellen pO_2
- die verminderte Urinausscheidung (< 20 ml/Std.).

2. Für eine Lungenembolie sprechen:

klinische Hinweise auf tiefe Venenthrombose, anamnestisch eruierbare, vorausgegangene Lungenembolien, pleuritische Reibegeräusche,

Rechtsherzbelastung im EKG, der Ausschluß eines Perikard-Ergusses mittels Echokardiographie.

Finden sich echokardiographische Zeichen eines Perikard-Ergusses, z. B. nach Kardiotomie, bei Tumoren bzw. malignen Systemerkrankungen, so kann sowohl eine Lungenembolie als auch eine Herztamponade Ursache der klinischen Symptomatik sein. Diese Differentialdiagnose ist bezüglich des therapeutischen Vorgehens sehr wichtig, jedoch sehr schwierig, vor allem wenn Schockzeichen vorliegen und schnell gehandelt werden muß. Eine sichere Entscheidung ist letztlich nur durch Einschwemmkatheter möglich:

Lungenembolie:
Hoher systolischer und hoher enddiastolischer Druck im rechten Ventrikel, aber keine diastolische Plateaubildung.
Perikardtamponade:
Hoher systolischer und hoher enddiastolischer Druck im rechten Ventrikel aber Dip-Phänomen, d. h. frühdiastolischer Druckabfall und sofortiger diastolischer Druckanstieg mit diastolischer Plateaubildung.

Anmerkungen zu „Sofortmaßnahmen im Krankenhaus“

(Steriles) Instrumentarium [modifiziert nach 15]:

1. 5-ml-Spritze mit 12er Nadel, 7 cm lang für Lokalanästhesie.
2. Skalpell.
3. 250-ml-Spritzen.
4. Drei-Wege-Hahn.
5. 50 cm Plastikschlauch.
6. 2 Krokodil-Klemmen, Verbindungskabel.
7. Punktionskanüle (Seldinger), 12-15 cm lang mit Innennadel.
8. Spiralmandrin 100 cm.
9. Kifa-Katheter grün, passend zu oben genanntem Mandrin, 50 cm lang mit Seitenlöchern und Flansch mit Hähnchen.
10. Xylocain 1% zur Lokalanästhesie.
11. EKG-Gerät, regelrecht geerdet.
12. Aufgeladener Defibrillator, Intubationsbesteck.
13. Sterile Abdeckung, Kittel, Handschuhe.

Anmerkungen zu „Häufige Fehler“

Verkennung der Tamponade beim onkologischen Patienten:

Bei 50% aller Malignompatienten im Stadium der Dissemination muß mit der Entwicklung eines Perikard- bzw. Pleuroperitonealergusses gerechnet werden (Lokich, 1973, zit. nach 2). Auch hier erfordert die foudroyante Entwicklung einer Tamponade die sofortige Perikardpunktion. Der Erguß ist meist hämorrhagisch mit einem Hämatokrit von 20-35%. Dauerdrainage bis zu 14 Tagen und, nach Spülung mit körperwarmer Kochsalzlösung, Instillation von 5 mCi $^{32}P\text{-}Cr(OH)_3$ in 20 ml physiologischer Kochsalzlösung. (Die Dauerdrainage läßt Zeit für die Beschaffung des radioaktiven Stoffes.) Isolierung des Patienten überflüssig, da reine Betaremission. Ansprechrate 90%, Dauer der Remission durchschnittlich 8 Monate [4].

Literatur

[1] Chandranala, P., J. First, T. Imaizumi: Confirming needle position during pericardiocentesis: The echocardiogram versus the ECG. Cardiovascc. Med. 3, 1074 (1978).

[2] Chung, E. K.: Cardiac emergency care, 2nd ed. Lea & Febinger, Philadelphia 1980.

[3] Felix, R., G. Weiand: Diagnose und Diff.-Diagnose des großen Herzens im Röntgenbild. Radiologe 19, 51-58 (1979).

[4] Firusian, N.: 32-P-Therapie des malignen Perikardergusses. Onkologie 3, 12-17 (1980).

[5] Goppel, L., D. Hall, K. L. Froer, H. Rinke: Zur Wertigkeit klinischer und hämodynamischer Befunde bei der Differentialdiagnose Lungenembolie und Perikardtamponade mit Schock. Intensivmed. 14, 67-71 (1977).

[6] Hall, R. J. C.: Place of M-mode Echocardiography in the clinical decision. Herz IV, 5. Jg. IV, 199-212 (1980).

[7] Krikorian, J. G., E. W. Hancock: Pericardiocentesis. Amer. J. Med. 65, 808 (1978).

[8] Matsou, H., M. Matsumoto: Rotational excursion of heart in massive pericardial effusion studied by physed-array echocardiography. Brit. Heart J. 41, 513 (1979).

[9] Merkele, F., D. Loos, U. Busch, W. Delius: Elektrischer Alternans bei großem Perikarderguß – Untersuchung mit ein- und zweidimensionaler Echokardiographie. Herz/Kreisl. 12, 170-173 (1980).

[10] Rudolph, W., K. L. Froer, L. Goldel-Meinen, U. Klein: Leitsymptome und Erstmaßnahmen beim kardialen Notfall. Herz 1, 2-12 (1978).

[11] Schiller, N. D., E. H. Botvinick: Right ventricular compression as a sign of cardiac

tamponade: An analysis of echocardiographic ventricular dimensions and their clinical implications. Circulation 56, 774 (1977).
[12] Shoemaker, W. C.: Algorithm for early recognition und management of cardiac tamponade. Crit Care Med. 3, 59 (1975).
[13] Sokolow, M., M. B. McIlroy: Clinical Cardiology, 2nd Edition Lange Medical Publications, p. 618-631. Los Altos, California 1979.
[14] Wei, J. Y., G. J. Taylor, S. C. Achuff: Recurrent cardiac tamponade and large pericardial effusions: Management with an indwelling pericardial catheter. Amer. J. Cardiol. 42, 281 (1978).
[15] Wolff, H. P., T. R. Weihrauch: Internistische Therapie 1978, 2. Aufl., S. 281-383. Urban & Schwarzenberg, München–Wien–Baltimore 1977.

Das disseziierende Aorten-Aneurysma (Aorta thoracica)

C. Halhuber

Vorbemerkungen (Definition und Synonyma)

Obwohl es sich bei der akuten Aortendissektion (= disseziierendes Aorten-Aneurysma) um ein relativ seltenes Krankheitsbild handelt, das unbehandelt aber fast immer frühzeitig tödlich endet (in 50% der Fälle innerhalb der ersten 48 Stunden, in 70% der Fälle bis zum Ende der ersten Woche [10]), ist die Frühdiagnose von großer Bedeutung, da es sich um *einen abwendbar* gefährlichen Verlauf handeln kann. Bei frühzeitiger Diagnose und Therapie könnte etwa die Hälfte der Betroffenen 5 Jahre überleben [8].

In Mitteleuropa soll sich möglicherweise hinter jedem 100. „Myokardinfarkt" eine akute Aortendissektion verbergen, in den Vereinigten Staaten sogar hinter jedem 10. bis 20. [10].

Ätiopathogenese

1. *Initiale Intimaläsion (Einriß)*
in 2/3 der Fälle in der aszendierenden Aorta und in 1/3 der Fälle in der deszendierenden Aorta thoracica nach Abgang der linken Arteria subclavia, oft auf dem Boden einer zystischen Medianekrose.

2. *Ausbreitung eines Hämatoms,*
das unbehandelt z. B. in die Pleurahöhle einbricht oder in das Perikard. Todesursachen sind:

- Ruptur in die Pleurahöhle, meist links – Volumenmangelschock,
- Ruptur in das Perikard – Perikardtamponade,
- Herzinsuffizienz auf dem Boden einer akuten schweren Aortenklappeninsuffizienz.

Begünstigend für die Ätiopathogenese sind:
Hochdruckkrankheit 90% (10), allgemeine Arteriosklerose, idiopathisch-zystische Medianekrose (Erdheim-Gsell), Marfan-Syndrom, Ehlers-Danlos-Syndrom, Aortenisthmusstenose mit und ohne bikuspide Aortenklappe, idiopathische Kyphoskoliose, Hypothyreose, Gravidität, entzündlich-mykotische Prozesse in der Aortenwand (selten auch Lues), Aortographie und Aortotomie als iatrogene Ursachen. Männer sind zwei- bis dreimal häufiger betroffen als Frauen.

Typische Krankheitszeichen (Leitsymptome)

Meist handelt es sich um einen dreiphasigen Verlauf:
Initialphase, Phase der Ausbreitung der Dissektion, Phase der Ruptur mit verschiedenen, charakteristischen Krankheitszeichen.

Das klinische Bild ist gekennzeichnet durch das Schmerzereignis und durch Befunde, die durch Obstruktion von aus der Aorta abgehenden Gefäßen, durch Kompression umgebender Organe, durch Veränderungen an der Aortenklappe oder durch eine Aortenruptur bedingt sind.

Die Verdachtsdiagnose kann mit einfachen klinischen Untersuchungsmethoden frühzeitig gestellt bzw. vermutet werden. Lokalisation und Ausdehnung des Aneurysmas können aber nur mittels Angiographie exakt beurteilt werden.

a) **Phase des Initialschmerzes**

Charakter:

Plötzlich einsetzender krampfartiger bis zerreißender, bohrender, stechender Schmerz, der als lebensbedrohlich empfunden wird. Kaum durch Opiate beeinflußbar. In 10% keine oder untypische Schmerzen.

> Ein schmerzloser Verlauf ist also selten, schließt aber eine Aortendissektion nicht aus.

Lokalisation:

Brust und/oder Rücken: Typ A oder Typ B (s. Anmerkungen S. 230)

Brust: Typ A

Rücken: Typ B

Ausstrahlung:

Hals und Nacken, Schulter und Arme, Abdomen, Lenden und Beine, je nach Ausdehnung, entlang dem Aortenverlauf.

b) **Phase der Ausbreitung der Dissektion (in Blutstromrichtung)**

Episodische Schmerzverstärkung durch Kompression von Arterienabgängen. In Abhängigkeit vom Lokalisationstyp bunte multilokuläre Organsymptomatik.

- Durch Kompression der A. subclavia oder (meist linken) A. iliaca:
  Bild des akuten Extremitätengefäßverschlusses.
- Durch Kompression der A. carotis, A. vertebralis, A. spinalis und A. lumbalis:
  Synkopen, Amaurose, Bewußtseinsstörungen, Parästhesien, Hemi- und Paraplegien und andere neurologische Ausfälle. (Diese ermöglichen die Diagnose in Zusammenhang mit dem oben geschilderten Schmerzbild in 18 bis 58%.)
- Durch Kompression der – meist linken – A. renalis:
  Flankenschmerz, Koliken, Hämaturie; Anurie, wenn beide Aa. renales betroffen.
- Durch Kompression von Viszeralarterien:
  Abdominal-Koliken, Erbrechen, Meläna, Ileus.

Durch Kompression oder Abriß der Koronararterien: Herzinfarkt, Rhythmusstörungen, Schock, Herzinsuffizienz.

- Durch Distension der Aortenwurzel oder Abriß einer Taschenklappe:
  akute Aorteninsuffizienz mit diastolischem Sofortgeräusch, Herzinsuffizienz, Lungenödem.
  (Dyspnoe in Zusammenhang mit einem disseziierenden Aorten-Aneurysma kann aber auch durch Kompression der Trachea hervorgerufen sein.)

c) **Phase der Ruptur**

Nach unterschiedlich langem Intervall mit unterschiedlicher Symptomatik, je nach Lokalisation:

- Ruptur des Aneurysmas (zu 70% ins Perikard, zu 20% in den Thoraxraum, intra- oder extrapleural, ins Mediastinum, in die Bronchien, in den Ösophagus, in das Abdomen oder in den Retroperitonealraum).
- Die klinischen Erscheinungen dieser Ruptur, die meist mit einem heftigen Schmerzrezidiv beginnt, sind fast immer der Volumenmangelschock oder die Perikardtamponade.

d) **Phase der Spontanheilung?**

Selten kommt es zu einer vorübergehenden Spontanheilung durch Thrombosierung des Dessektionsraumes oder Rückperforation des Dissektionssackes mit dann doppellumiger Aorta (Double-Barrel-Aorta).

Notfallanamnese

- Akut auftretender, „vernichtender“, unerträglicher Schmerz im Thorax, Rücken oder Bauch und Beine, der (typischerweise) nicht in Schulter und Arme ausstrahlt wie bei der Angina pectoris oder beim Infarkt (Ausnahme: gleichzeitiger Koronarverschluß oder Koronarabriß).
- Hochdruck in der Anamnese?
- Evtl. Aortenstenose oder Aortenisthmusstenose in der Anamnese, aber sicher keine schwere Aorteninsuffizienz?

- ○ Plötzliche Amaurose, Heiserkeit, Parästhesien, Lähmungen, Schwindel, Bewußtseinsstörungen, Synkopen (in etwa 1/6 der Fälle)? Die Kombination von Thoraxschmerz und neurologischer Symptomatik (apoplektiformes Bild) oder Synkopen ist typisch.
- ○ Rasch zunehmende Dyspnoe bis Orthopnoe?
- ○ Analgetika, ggf. Opiate bisher fast wirkungslos hinsichtlich der Schmerzen?

Alle Symptome können kommen und gehen und einen wechselnden, phasenhaften Verlauf nehmen oder stunden- bis tagelang unverändert anhalten, auch der Schmerz.

> Dieser Symptomwechsel, hervorgerufen durch Änderungen von Druck und Strömung im disseziierenden Aneurysma oder durch flottierende Intimalappen ist ein sehr spezifisches klinisches Kriterium im Zusammenhang mit Dissektionsschmerz.
> Aber auch eine unklare abdominelle Symptomatik sollte Anlaß geben, an ein Aneurysma dissecans der Aorta zu denken.

Klinische Notfalluntersuchung (typische klinische Befunde)

Inspektion:
Zeichen allgemeiner Arteriosklerose?
„Marfanoider Habitus“? (Übergröße, Trichterbrust, Kyphoskoliose, Arachnodaktylie, hoher Gaumen, Linsenschlottern). Zeichen der akuten Herzinsuffizienz, z. B. Orthopnoe? (s. S. 167) Distanzrasseln? Schockzeichen, wie z. B. motorische Unruhe, Blässe, feuchte Haut?

> Dennoch oft – in etwa 55-80% – hypertensive bis normotensive Blutdruckwerte. Es besteht also ein schockähnliches, klinisches Bild ohne hämodynamische Schocksituation! [10]

Gravidität? (Erhöhte Neigung zur Dissektion)
Bei Hypotonie: Funduszeichen der chronischen arteriellen Hypertension? Erhöhter Jugularvenendruck als Hinweis auf eine Perikardtamponade?

Palpation:

Verbreiterter, schleudernder Herzspitzenstoß? Pulsus celer et altus?	als Ausdruck der Aorteninsuffizienz

Ungleiche, fehlende oder wechselnde Pulse der Extremitäten- bzw. Kopfgefäße?

> Bei sorgfältiger Palpation aller peripheren und arteriellen Pulse einschließlich der Bauchaorta weisen Pulsdifferenzen auf die Ausdehnung der Dissektion hin, erlauben aber keinen sicheren Rückschluß auf deren Beginn. Dieser ist ohne Angiographie nur bei Perikardtamponade oder Aorteninsuffizienz zu lokalisieren.

Auskultation:
Diastolisches Sofortgeräusch, d. h. akute Aorteninsuffizienz? (In 70% in Kombination mit dem Schmerz ein besonders sensibles diagnostisches Zeichen.) Systolisches Austreibungsgeräusch und Austin-Flint-Geräusch über der Mitralklappe?
Perikardreiben als Hinweis auf drohende Ruptur?
Zeichen der Stauungsinsuffizienz bei akuter schwerer Aortenklappeninsuffizienz?

Differentialdiagnose [4, 10]

Herzinfarkt (EKG, Enzyme). (Ein Herzinfarkt durch Koronarverschluß oder -abriß kann eine akute Aortendissektion komplizieren!)
Lungenembolie (Grundleiden, Hämoptoe, Typenwandel im EKG).
Spontanpneumothrax (Thoraxröntgen).
Akute Pleuritis und *Perikarditis* (Auskultation).
Perforation eines Sinus-Valsalva-Aneurysma (kontinuierliches Strömungsgeräusch).
Traumatische Hiatushernie (auslösende Ursache).
Akute Pankreatitis (Amylasen, Oberbauchsonographie).
Gallen- oder Nierenkolik (Sonographie, Urinbefund, Röntgenbefund).
Perforation intraabdomineller Organe.
Ileus nicht-vaskulärer Genese.
Akuter Gliedmaßenarterienverschluß.

Spezielle und Laboruntersuchungen

EKG:

Es dient vor allem zum Ausschluß eines Herzinfarktes bzw. eines akuten Cor pulmonale. Unspezifische Hypertrophiezeichen durch chronische Hypertonie sind häufig.

Thoraxübersicht:

Der klinische Verdacht einer Aortendissektion wird radiologisch erhärtet. Das sofort angefertigte Thoraxübersichtsbild zeigt in 75-85% eine oft innerhalb von wenigen Stunden zunehmende Verbreiterung des oberen Mediastinums nach rechts (aszendierende Aorta) und nach links (deszendierende Aorta) mit oft unscharfer Begrenzung und Verbreiterung der Aortenäste, ggf. eine Doppelkontur der thorakalen Aorta, ggf. einen Pleuraerguß: serös, sero-sanguinös oder blutig (Ruptur!) [2]. Vergleich mit früheren Aufnahmen!

> Ein radiologisch unauffälliges Mediastinum schließt ein Aorten-Aneurysma nicht aus!

Differentialdiagnose: neoplastische oder entzündliche Prozesse.

Echokardiographie:

Verdoppelung der Echos an der Aortenwurzel, wobei die zusätzlichen Echos das falsche Lumen kennzeichnen, und Dilatation der Aortenwurzel selbst auf mehr als 4 cm [3].

Aortographie:

Der Beweis der Diagnose muß möglichst rasch (2-4 Stunden nach Aufnahme des Patienten) angiographisch erbracht werden, da exakte Aussagen über Dissektionsbeginn und -ausdehnung mit Einbeziehung der Aortenklappe und der abgehenden Gefäße (Karotiden, Koronar-, Mesenterial-, Nierengefäße) für die Indikation und Durchführung einer (chir.) Therapie wichtig sind. Überweisung zur Aortographie in mehreren Ebenen von Aortenklappe bis Bifurkation. Kriterien für das disseziierende Aorten-Aneurysma: Doppelkontur bzw. Stufenbildung bzw. Querschatten. Druckmessung zur Einschätzung von Art und

Ausmaß der Komplikationen, besonders bei Tamponade, Herzinsuffizienz, Schock.

Laboruntersuchungen:
Alle Laborparameter haben eine geringe Sensitivität für das disseziierende Aorten-Aneurysma und daher keine wesentliche Bedeutung.

Leukozytose von 12 000-20 000/mm³, Anämie in 1/6 der Fälle, Hämatokrit-Abfall: erst nach längerem Verlauf. Verbrauchskoagulopathie: möglich.

Therapie

Therapieziele:

- Schmerzbekämpfung und Sedierung.
- Vermeidung der weiteren Ausdehnung der Dissektion durch Senkung eines erhöhten Blutdrucks und Verminderung der Druckanstiegsgeschwindigkeit in der Aorta.
- Evtl. chirurgische Korrektur.

Sofortmaßnahmen außerhalb des Krankenhauses

- Da für alle genannten Therapieziele mit Ausnahme der Sedierung (die allerdings nur bei Fehlen von Bewußtseinsstörungen und neurologischen Ausfällen erlaubt ist) in der Praxis keine befriedigenden Sofortmaßnahmen bekannt sind, ist der raschestmögliche Transport in ein herzchirurgisches Zentrum (ggf. mit Hubschrauber!) die dringlichste Aufgabe des Arztes.
- Natürlich wird man die schweren Schmerzzustände zu beeinflussen suchen, z. B. mit
  Fentanyl® (Amp. 0,157 mg 2 ml): 1-1 1/2 Amp. langsam i.v. oder
  Pentazocin (z. B. Fortral®): 30-45 mg langsam i.v. oder
  Morphinum hydrochloricum: 10 mg langsam i.v.

Das mäßige Ansprechen auf stark wirksame Analgetika allerdings ist ein typisches Zeichen der akuten Aortendissektion.

Sofortmaßnahmen im Krankenhaus

Im kardiologischen Zentrum oder auf der Intensivstation des Akutkrankenhauses, wenn ein Transport in das Zentrum noch nicht möglich ist:

1. Schaffung eines stabilen Venenzugangs (wenn zentraler Venenkatheter: Röntgen-Kontrolle! Spitze 2 cm unter dem unteren Klavikularrand).
2. Schmerzstillung nach Bedarf wie außerhalb des Krankenhauses.
3. Senkung des überhöhten Blutdrucks und Verminderung der myokardialen Kontraktilität (und damit der Druckanstiegsgeschwindigkeit in der Aorta):
   Natrium-Nitroprussid (Nipride®, Nipruss®): 40-900 µg Dauertropfinfusion pro Minute „titrierend“ je nach der Blutdruckhöhe, die nicht niedriger als 100 mm Hg systolisch sein sollte (Einzelheiten s. S. 189).
   Propranolol, z. B. Dociton®: 0,1 mg/kg Körpergewicht, initial, i.v., dann 10 mg oral etwa 4stündlich; dabei sollte die Herzfrequenz nicht unter 60/min. abfallen.

Sobald der Blutdruck des Patienten stabilisiert und zugleich der Schmerz verringert ist (im allgemeinen innerhalb 1/2 bis 2 Stunden), sollte er so rasch wie möglich (Hubschrauber) in ein Zentrum gebracht werden, wo Angiographie und herzchirurgische Maßnahmen möglich sind.

Weitere Maßnahmen

Engmaschige Kontrollen und Dokumentation von klinischem Bild, Auskultationsbefund, peripheren arteriellen Pulsen, Frequenz und EKG (Monitor), infarktspezifischen Enzymen, arteriellem und Pulmonalarteriendruck, Urinproduktion, Thoraxübersicht, um eine Ausbreitung der Dissektion rechtzeitig zu erkennen.

Komplikationen und Gefahren

Die im folgenden genannten Komplikationen werden als Indikation für ein chirurgisches Vorgehen bei Typ II und III der Aortendissektion angesehen [4, 10]:

1. Progredienz der Dissektion.
2. Beteiligung der Karotiden und anderer großer Gefäße.
3. Obstruktion der Pulmonalarterien.
4. Drohende Ruptur (akutes sakkuläres Aneurysma, Größenzunahme des Aneurysmas in Stunden, Blut im Perikard und der Pleura, zunehmende Schmerzen).
5. Ruptur mit Perikardtamponade oder Volumenmangelschock.
6. Massive oder zunehmende akute Aorteninsuffizienz durch das Aneurysma, dadurch zunehmende Herzinsuffizienz.
7. Kardiogener Schock.
8. Versagen der medikamentösen Therapie hinsichtlich Schmerz, Blutdruckregulation und der Nierenfunktion (Anurie).
9. Chirurgie:

   Eine Beteiligung der Koronargefäße mit akutem ausgedehntem Herzinfarkt stellt meist eine Kontraindikation für ein chirurgisches Vorgehen dar. Hingegen bedeutet die Kombination mit einem Marfan-Syndrom, einer Schwangerschaft bzw. einer Aortenisthmusstenose (jüngere Patienten!) eher eine Indikation zur sofortigen Operation nach Stabilisierung.

   Trotz der perioperativen Letalität von etwa 50% ist bei der Aortendissektion vom Typ A (= II) ein möglichst elektives – d. h. etwa nach 6 Wochen – chirurgisches Vorgehen indiziert. Komplikationen erzwingen bei Typ A (= II) und bei Typ B (= III) meist sofortiges chirurgisches Vorgehen, möglichst nach Stabilisierung, aber auch in den ersten 24 Stunden. Wegen der hohen perioperativen Letalität wird beim unkomplizierten, stabilen Typ-B-(= III)Aneurysma eher eine konservative Therapie empfohlen [9].

Als Operationsverfahren kommen in Betracht [4]:

1. Die distale Fensterung der intimalen Wand des Dissektionssakkes.
2. Die Naht des Intimarisses.
3. Die Durchtrennung des Aortenquerschnitts, möglichst in der Nähe des Intimarisses und die Neuvernähung unter Rekonstruktion des ursprünglichen Wandaufbaues.

4. Teilresektion des aneurysmatisch veränderten Aortenabschnittes mit Vernähung des Dissektionsspaltes am distalen Stumpf.
5. Totalresektion mit Ersatz durch ein Transplantat.
6. Gleichzeitiger Aortenklappenersatz und Reimplantation der Koronararterien.

Indikation zur konservativen Therapie sind:
1. Thrombosiertes falsches Lumen.
2. Kein klar erkennbarer Ursprung der Dissektion im Angiogramm.
3. Eine stabile Typ-III-Dissektion.
4. Eine stabile Redissektion.
5. Multiple gleichzeitige Dissektionen.
6. Fehlen herzchirurgischer Möglichkeiten.
7. Operationsverweigerung des Patienten.
8. Schlechter Allgemeinzustand des Patienten durch Alter, andere Erkrankungen [4, 10].

Anmerkungen zu „Typische Krankheitszeichen"

Nach initialer Intimaläsion, Ausdehnung und Operabilität haben die Chirurgen De Bakey (I, II, III) und Shumway (Typ A, B, C) drei Typen unterschieden:

Typ I bzw. C: Intimaläsion der Aorta ascendens mit Dissektion der gesamten thorakalen und abdominalen Aorta (oft inoperabel).

Typ II bzw. A: auf die Aorta ascendens beschränkt (prognostisch ungünstig wegen der Neigung zu intraperikardialer Blutung).

Typ III bzw. B: Intimaläsion distal der A. subclavia sinistra, Dissektion der Aorta descendens (Kaudaltyp, prognostisch günstiger).

Zusätzlich wird unterschieden, ob mit Komplikationen (Typ A 1, Typ B 1) oder ohne Komplikationen (Typ A 2, Typ B 2).

Als *Komplikationen* gelten in diesem Zusammenhang: Aortenruptur, Aorteninsuffizienz, Kompression von Koronargefäßen, Kopfgefäßen, Lungen- oder Abdominalgefäßen, Schock, sakkuläres Aneurysma, Aortenisthmusstenose, Marfan-Syndrom, Schwangerschaft.

Literatur

[1] Anagnostopoulos, C. E.: Acute aortic dissection., Baltimore–London–Tokyo 1975.

[2] Exelbaum, S. P., D. Schellinger, M. N. Gomes: Computea tomographic evaluation of aortic aneurysms. Amer. J. Roentgenol. 127, 75 (1976).

[3] Feigenbaum, H.: Echokardiographie. Perimed Straube, Erlangen 1979.

[4] Klein, H., et al.: Akut kardiologische Probleme durch Aortendissection. Intensivmed. 15, 32-36 (1978).

[5] Liddicoat, J. E., S. M. Bekassy, P. A. Rubio: Ascending Aortic aneurysms. Review of 100 consecutive Cases. Circulation 52, Suppl. 2, 202 (1975).

[6] Palmer, R. F., K. C. Lasseter: Sodium nitroprusside. New Engl. J. Med. 292, 294 (1975).

[7] Rudolph, W., K. L. Froer, L. Goedel-Meinen, U. Klein: Leitsymptome und Erstmaßnahmen beim kardialen Notfall. Herz 1, 2-12 (1978).

[8] Shumway, N. E.: Surgical therapy of dissection of the aorta. In: Anagnostopoulos, C. E. (ed.): Acute Dissection of ascending Aorta, p. 124. University Park Press, Baltimore 1976.

[9] Vecht, R. J., E. M. M. Bestermann, L. L. Bromley, H. H. G. Eastcott, J. R. Kenyon: Acute dissection of the aorta: long term review and management. Lancet I, 109-113 (1980).

[10] Wheat, M. W.: Acute dissecting aneurysms of the aorta. In: Goldberger, E. (ed.): Treatment of Cardiac emergencies, 2nd ed. The C. V. Mosby Company, Saint Louis 1977.

Anästhesiologischer Notfall: Schock

B. Landauer

Definition

Unter dem Begriff Schock versteht man ein komplexes, durch eine kardiozirkulatorische Insuffizienz im weitesten Sinne hervorgerufenes und den Patienten akut bedrohendes Krankheitsbild. Seine Symptomatik wird im wesentlichen von den anfangs noch funktionellen, im weiteren Verlauf jedoch auch strukturellen Folgen eines Sauerstoffmangels kreislaufabhängiger Zell- und Organsysteme bestimmt, wobei körpereigenen Kompensationsphänomenen eine besondere Bedeutung zukommt.

Ätiopathogenese

Ihrer Häufigkeit entsprechend lassen sich die auf den ersten Blick vielfältig erscheinenden Ursachen eines Schockgeschehens für die Notfallpraxis schadlos auf drei große, pathophysiologisch klar definierte Hauptgruppen reduzieren. Dabei ziehen der hämodynamisch wirksame **Volumenmangelschock** sowie der **kardiogene Schock** primär die Makrozirkulation in Mitleidenschaft, wohingegen sich bakteriotoxische Reaktionen (= **septischer Schock**) bereits von Anfang an auf der mikrozirkulatorischen Ebene abspielen.

Es ist von Bedeutung, daß, vor allem in fortgeschrittenen Schockstadien, mit fließenden Übergängen gerechnet werden muß.

Demgegenüber spielen Störungen der Gefäßinnervation (= **neurogener Schock**) sowie allergische Kreislaufreaktionen (= **anaphylaktischer Schock**) als Schockursachen eine nur untergeordnete Rolle.

Volumenmangelschock

Typische Krankheitszeichen (Leitsymptome)

Notfallanamnese

Vielfach führen bereits *abnorme Flüssigkeitsverluste,* wie sie etwa im Zusammenhang mit längerem Erbrechen oder Durchfällen auftreten sowie stattgehabte *Traumaereignisse,* die nicht immer mit einer sichtbaren Blutung einhergehen müssen (z. B. Milzruptur), diagnostisch rasch auf die richtige Spur.

Klinische Notfalluntersuchung (typische klinische Befunde)

Aspekt des Kranken:
Blasses, verfallenes *Aussehen,* kühle, meist kaltschweißige *Haut* mit

schlechter *Kapillardurchblutung* und fehlender *Venenfüllung*. Unruhe, bisweilen spontaner Stuhl- und Urinabgang, nur in seltenen Fällen Bewußtlosigkeit.

Einfache Kreislaufgrößen:
Rascher, fadenförmiger und leicht unterdrückbarer *Puls,* wobei *Rhythmusstörungen* oder zentral-peripheres *Defizit* – im Gegensatz zur kardiogenen Schockauslösung – auch beim extremen Volumenmangel erst in den Finalstadien zur Beobachtung kommen. Der Blutdruck ist in der Regel erniedrigt. Normale Werte sind nur bei gleichzeitiger Blockade überschießender adrenerger Kompensationsvorgänge als verbindlich anzusehen. Der *zentralvenöse Druck* ist entsprechend dem mengenmäßigen Defizit erniedrigt (normal 4-6 cm H_2O).

Reaktion auf Volumenzufuhr:
Die rasche Zufuhr von 250 ml kolloidaler Volumenersatzlösung (z. B. höhermolekulares Dextran) führt zu einer meßbaren und diagnostisch verwertbaren Besserung der Kreislaufsituation.
Hinsichtlich weiterer diagnostischer bzw. differentialdiagnostischer Kriterien sei auf Tabelle 1 (s. S. 146, 147) verwiesen.

Therapie

Sofortmaßnahmen beim Volumenmangelschock

1. Bei jeder Schockbehandlung ist *rasches Vorgehen* geboten. Mit jeder unnötigen Verzögerung wächst die Gefahr eines Überschreitens des sogenannten *„point of no return“* und damit der Manifestation irreversibler Schäden.
2. Sofortige Sicherung ausreichender *Venenzugänge,* die, sobald es die Umstände zulassen, durch einen *zentralvenösen Katheter* ergänzt werden müssen.
3. *Differenzierter und rascher Volumenersatz:*

- Sind größere Blutverluste die Ursache des Schocks, so kann initial etwa ein Drittel des sich normalerweise auf ca. 70 ml/kg KG belaufenden Blutvolumens durch *kolloidale Lösungen* in Form von
- höhermolekularem Dextran (Macrodex®, Longasteril 75®),

Itrop®

zur Behandlung
bradykarder Herzrhythmusstörungen

Dosierungsempfehlung für die orale Itrop-Therapie

Einstellung auf Itrop

3mal ½ Tablette täglich

Orale Weiterbehandlung

In Abhängigkeit von der Herzfrequenzzunahme Steigerung bis auf 3mal 1½ Tabletten täglich möglich

Itrop®

zur Behandlung
bradykarder Herzrhythmusstörungen

Bradykarde Herzrhythmusstörungen

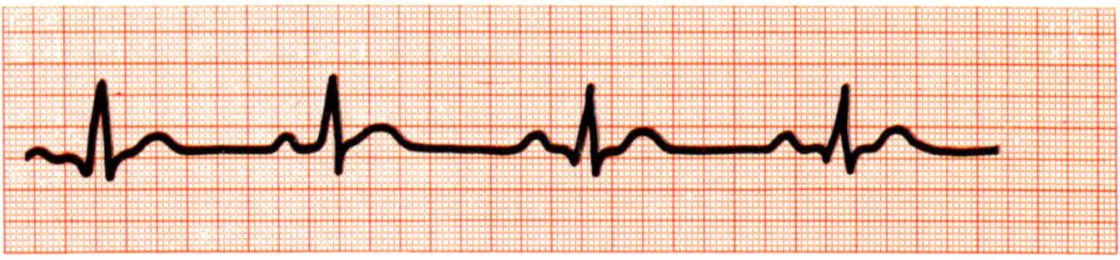

Sinusbradykardie (<60 Schläge/min)

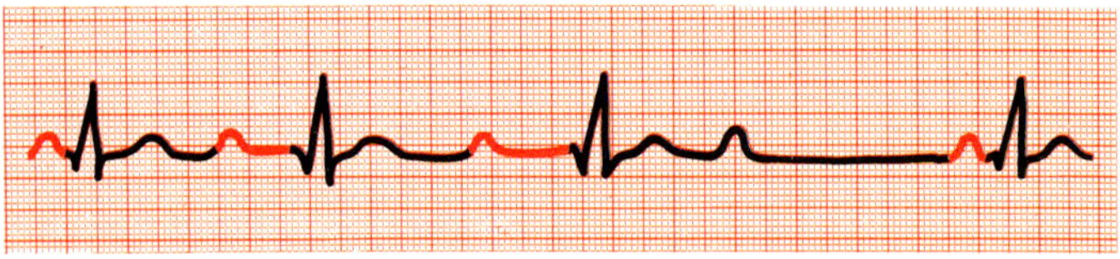

AV-Block II. Grades, Typ Wenckebach

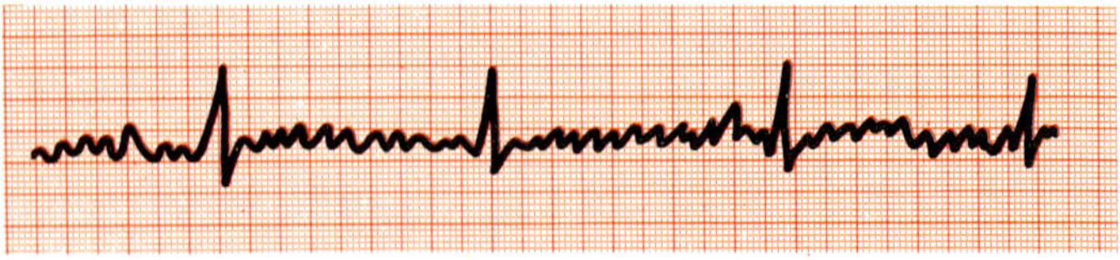

Bradykardes Vorhofflimmern

Tabelle 1. Synopsis der diagnostischen Führungsgrößen der häufigsten Schockformen.

	Volumenmangelschock	Kardiogener Schock	Septischer Schock
Anamnese	Blut-, Volumenverluste, Trauma	Hypertonus, Herz- oder Koronarinsuffizienz, Infarkt	Vorausgehende Krankheit. Z. n. invasivem diagnostischem oder therapeutischem Eingriff
Klinisches Bild	Kühle bis kaltschweißige Haut, blasses Kolorit, Zentralisation, fehlende Venenfüllung	Häufig sitzender, ängstlicher, blaß-zyanotischer Patient, dyspnoisch, gestaute Venen	Rosiges Aussehen, trocken warme bis fiebrige Haut, Hyperventilation, Bewußtseinslage häufig eingeschränkt
Einfache Kreislaufgrößen			
Blutdruck	erniedrigt	normal bis erniedrigt	normal bis erniedrigt
Pulsfrequenz	beschleunigt	beschleunigt, arrhythmisch Pulsdefizit	beschleunigt
Zentraler Venendruck	erniedrigt	meist erhöht	normal bis erhöht
EKG	Sinustachykardie, sonst unauffällig	Rhythmusstörungen Infarktzeichen	Sinustachykardie

Invasive Kreislaufgrößen			
Herzminutenvolumen	erniedrigt	erniedrigt	initial häufig erhöht später erniedrigt
„Wedge pressure"	erniedrigt	erhöht	normal
Peripherer Widerstand	erhöht	erhöht	erniedrigt
Blutgasverhalten			
PH-Wert	erniedrigt	erniedrigt	initial erhöht später erniedrigt
art. Sauerstoffspannung (PaO_2)	normal bis erniedrigt	erniedrigt	bereits frühzeitig erniedrigt
gemischt-venöse Sauerstoffspannung (P_VO_2)	erniedrigt	erniedrigt	initial erhöht später erniedrigt
Kohlensäurespannung ($PaCO_2$)	normal bis erniedrigt	normal bis erhöht	erniedrigt
Basenüberschuß (BE)	erniedrigt	erniedrigt	erniedrigt
Arterio-venöse Sauerstoffdifferenz ($Av\text{-}DO_2$)	erhöht	erhöht	erniedrigt

Tabelle 2. Übersicht über die Behandlungsstrategien der wesentlichsten Schockformen.

Volumenmangelschock	*Kardiogener Schock*	*Septischer Schock*
— Rascher Ausgleich des der Schocksymptomatik zugrundeliegenden Volumendefizites durch bedarfsorientierte Infusionstherapie.	— Normalisierung und Stützung der Herzkreislauffunktion durch die gezielte Gabe von Antiarrhythmika bzw. kardioselektiver Sympathikomimetika wie Dopamin oder Dobutamin.	— Normalisierung der Volumensituation durch bedarfsorientierte Infusionstherapie.
— Durchbrechen der die Akutsituation meist überdauernden sympathoadrenergen Kreislaufzentralisation mit Hydergin®, Panthesin-Hydergin® oder Dehydrobenzperidol®.	— Senkung des peripheren Widerstandes (afterload), soweit es die Blutdruckverhältnisse zulassen, mit Nitroglyzerin oder Nitroprussid.	— Stützung der Kreislauffunktion durch Dopamin oder Dobutamin, wobei die zusätzliche Gabe α-adrenerg angreifender Pharmaka wie Effortil® oder Arterenol® notwendig sein kann.
— Bei Bedarf flankierende Dopamin- oder Dobutaminmedikation	— Bei Stauungssymptomatik zusätzlich Entwässerung mit Furosemid oder Etacrynsäure.	— So bald als möglich gezielter (Blutkulturen!) Antibiotikaeinsatz, bis dahin breite Abdeckung.
— Frühestmögliche Beseitigung bestehender Blutungsquellen.		— Frühestmögliche Beseitigung der Ursache durch operative Sanierung des Sepsisherdes.

Sauerstoffzufuhr 4-6 Liter/Minute über Maske oder Nasensonde, wiederholte Blutgaskontrollen
Azidosekorrektur entsprechend blutgasanalytischer Befunde, cave: großzügige Blindpufferung
Methylprednisolon 30 mg/kg KG 2mal im Abstand von 6 bis 8 Stunden
Bei Bedarf frühzeitige Beatmung mit positiv endexspiratorischem Druck unter Beachtung des sog. „best Peep"

- Hydroxyäthylstärke (Plasmasteril®, HÄS-steril 10%®, Expafusin®) oder entsprechende
- Eiweißpräparationen (Humanalbumin®, Biseko®, Seretin®, Fresh Frozen Plasma) ersetzt werden (s. auch Tabelle 3).
- Um unerwünschte, sich aus den jeweiligen pharmakochemischen Eigenschaften der verwendeten Substanz ergebende *Nebenwirkungen* zu vermeiden, ist es ratsam – Eiweiß wird als physiologische Ersatzlösung von dieser Empfehlung nicht betroffen –, die Dosis auf 1000 ml je Kolloidart zu beschränken.
- Bei Absinken von Hämoglobin und Hämatokrit unter 10 g% bzw. 30% ist neben reinem Volumen auch die Zufuhr von *Sauerstoffträgern* erforderlich. Sie hat bei noch instabilen Kreislaufverhältnissen zweckmäßigerweise zusammen mit Fresh Frozen Plasma, ansonsten mit *Erythrozytenkonzentraten* allein zu erfolgen.
- Wie bei jeder Volumentherapie eines Schocks hat sich der *Infusionsumfang* mengenmäßig nach den indikativen Parametern von Blutdruck, zentralvenösem Druck und Pulsfrequenz zu richten. In diesem Zusammenhang ist ein Wiederingangkommen bzw. die *Normalisierung der Diurese* als wichtigster Hinweis für eine Restitution der Kreislauffunktion auch in den abhängigen Partien zu werten.
- Eine ausschließliche Behandlung mit *kristalloiden Lösungen* ist heute nur bei entsprechenden Verlusten vertretbar.

4. Anlage eines *Blasenkatheters* und *Kontrolle der Urinausscheidung,* deren unterer Grenzwert mit 0,5 ml/kg/Stunde angegeben wird.

5. *Abnahme von Arterienblut* zur Bestimmung der Blutgase, des Elektrolyt- und Gerinnungsstatus, des Hämoglobin-, Hämatokrit- und Blutzuckerwertes sowie bei größeren Blutverlusten zur Blutgruppe des Patienten und Durchführung der Kreuzprobe. Vorzug der frühzeitigen Abnahme ist, daß die Ergebnisse bereits rechtzeitig in das Behandlungsprogramm mit einfließen können.

6. Hand in Hand mit dem Volumenersatz ist eine *Durchbrechung der meist persistierenden kompensatorischen Zentralisation* angezeigt. Zu diesem Zweck eignet sich die vorsichtige Gabe von

- 1-3 ml Hydergin® (= 0,3-0,9 mg) oder
- 1-3-10 ml Dehydrobenzperidol® (2,5-7,5-25 mg) sowie

- 3-5 Ampullen Panthesin-Hydergin® in 250-500 ml Infusionslösung.
  Für eine adäquate Auffüllung der durch Alpharezeptorenblockade „rekrutierten“ Strombahnanteile ist dabei zu sorgen.

7. *Ausgleich der im Zuge der Minderperfusion entstandenen Azidose:*

- Bei schweren Schockformen ist eine *Blindpufferung* mit 100 bis 150 mval Natriumbikarbonat 8,4% (= 100-150 ml der 1molaren Lösung) angezeigt.
- Die *endgültige Korrektur* sollte wegen der Gefahr einer überschießenden Alkalisierung nur anhand blutgasanalytischer Daten erfolgen, wobei sich die hierzu notwendige Puffermenge wie folgt errechnet:
  ml Natriumbikarbonat 8,4% = negativer Basenüberschuß (—BE) × kg KG × 0,3

8. *Sauerstoffzufuhr* (4-6 Liter/Minute) über eine Nasensonde oder Gesichtsmaske.
   Bei schwereren oder persistierenden Schockzuständen
9. *Intubation und kontrollierte Beatmung mit positiv-endexspiratorischem Druck (PEEP)* zur Sicherung eines ausreichenden Gasaustausches und zur Schocklungenprophylaxe.
10. *Flankierende Pharmakotherapie:*

- Bei begleitenden Schmerzen stellt eine *ausreichende analgetische Abschirmung* des Patienten einen unverzichtbaren Bestandteil des Behandlungskonzeptes dar.
- Zur *Anregung der Diurese* und *Schocknierenprophylaxe* können unter zentralvenöser Drucküberwachung schadlos 100 bis 150 ml 20%iges Mannit infundiert werden. Vor sonstigen „Nierenstarterlösungen“ muß jedoch dringend gewarnt werden.
- Der Nutzen *einer routinemäßigen Digitalisierung* des Patienten im Volumenmangelschock wird nicht einheitlich beurteilt. Sie kann jedoch bei auftretenden Insuffizienzzeichen ins Auge gefaßt werden.
- Ein *zusätzlich positiv-inotroper Effekt* läßt sich durch die Gabe von *Dopamin* erzielen. In einer Dosierung von 2 bis höchstens 10 mcg/kg/Minute überwiegen die beta-adrenergen Effekte, die von einer Stimulation dopaminerger Rezeptoren, vor allem im

Stromgebiet der Niere, mit Verbesserung der renalen Situation begleitet werden.
- Die unkritische und routinemäßige Behandlung postulierter Gerinnungsstörungen im Schock mit *Heparin* ist keineswegs unproblematisch und besitzt im Akutstadium nur seltenst eine Berechtigung.
- Demgegenüber ist die Gabe von *Methylprednisolon* in einer Menge von 30 mg/kg KG nicht nur bei anaphylaktischen Kreislaufreaktionen, sondern aufgrund seines plurifaktoriellen Wirkungsspektrums auch bei allen anderen Schockformen empfehlenswert.

11. *Weitere Maßnahmen:*
- Eine vorübergehende Besserung der Volumen- und damit Kreislaufsituation läßt sich durch die sogenannte *Schocklagerung* des Patienten erzielen.
- Äußerliche Blutungen sollten bis zur endgültigen Stillung mit einem *Druckverband* versorgt werden.
- Beim Verdacht auf innere Blutungen, wie etwa einer Milzruptur, muß frühzeitig *operativ interveniert* werden. In diesem Zusammenhang sollte auch ein fortbestehender Schock kein Argument sein, den notwendigen Eingriff und die dazu erforderliche Anästhesie unnötig aufzuschieben.

Kardiogener Schock

Typische Krankheitszeichen (Leitsymptome)

Notfallanamnese

Der kardiogene Schock kommt nur selten „aus heiterem Himmel". Meist gehen ihm *Hypertonus, Myokardinsuffizienz,* ein durchgemachter *Infarkt* oder die Beschwerden einer *koronaren Herzerkrankung* voraus. Liegt dem Schockereignis ein Infarkt zugrunde, so geben *Schmerzen* und *Vernichtungsgefühl* des Patienten wertvolle differentialdiagnostische Hinweise (s. a. S. 73).

Klinische Notfalluntersuchung (typische klinische Befunde)

Aspekt des Kranken:
Blaß-zyanotischer, häufig *aufrecht sitzender* Patient, der vielfach eine deutliche *Atemnot* zeigt. *Belastungshusten* mit blutig tingiertem Auswurf bis hin zum manifesten *Lungenödem* sind möglich. Meist auffallende *Venenfüllung* (Vv. jugulares externae) als Ausdruck des kardialen Versagens.

Einfache Kreislaufgrößen:
Puls unterschiedlicher Qualität, *Arrhythmien* verschiedenster Art mit bisweilen zentral-peripherem *Pulsdefizit.*
Meist erniedrigter (< 80 mm Hg; forward failure), selten normaler *Blutdruck,* wobei sich die Insuffizienz des Herzens in einem erhöhten *zentralvenösen Druck* niederschlägt (backward failure).

Reaktion auf Volumenzufuhr:
Normalerweise führt die rasche Zufuhr von 250 ml eines der üblichen Plasmasubstitute zu keiner Besserung des Zustandes.
Hinsichtlich weiterer diagnostischer bzw. differentialdiagnostischer Kriterien sei auf Tabelle 1 (S. 235, 236) verwiesen.

Therapie

Sofortmaßnahmen beim kardiogenen Schock

1. *Zeitfaktor beachten!* Je länger mit der Behandlung gezögert wird, desto schlechter ist die Prognose.
2. *Rhythmisierung des Herzens,* falls diesbezügliche Störungen Ursache des kardiogenen Schocks sind.
3. Schaffung eines *zentralvenösen Zuganges,* der beim kardiogenen Schock frühestmöglich durch einen *Pulmonaliskatheter* ergänzt werden sollte.
4. *Lagerung* entsprechend der individuellen Symptomatik, wobei der Patient meist spontan eine halbsitzende bis sitzende Position einzunehmen versucht.
5. *Stützung der myokardialen Kontraktionskraft* durch die Gabe vorwiegend kardioselektiv angreifender Sympathikomimetika:

- Dopamin (Dopamin Giulini®, Dopamin Nattermann®) und/oder
- Dobutamin (Dobutrex®).

  Beide Substanzen in einer Dosierung von 2-10 mcg/kg/Minute.
  Der Wert einer *zusätzlichen Digitalisierung* in der Akutsituation ist, von tachykarden Rhythmusstörungen abgesehen, umstritten und im Einzelfall sorgfältig abzuwägen.

6. Bei hohen linksventrikulären Füllungsdrucken (über 15 mm Hg) und eingeschränktem Herzminutenvolumen (HMV) ist bei noch stabilem Blutdruck (über 100 mm Hg systolisch) eine *Verbesserung der kardialen Situation durch periphere Umverteilung des sich vor dem Herzen stauenden Blutvolumens* sinnvoll. Besonders für diesen Zweck geeignet ist dabei der infusionsgesteuerte Einsatz von:

- Nitroglyzerin (Trinitrosan®) oder des exzellent steuerbaren
- Natriumnitroprussid (Nipruss®), wobei man mit beiden Substanzen normalerweise mit 1-3 mcg/kg/Minute den gewünschten therapeutischen Effekt erzielt.

  Neben der zirkulatorisch entscheidenden Verbesserung des HMV kann die verbesserte Koronarperfusion auf der einen und die so induzierte Abnahme der für den myokardialen Sauerstoffbedarf mitentscheidenden Nachbelastung (afterload) auf der anderen Seite zu einer weitgehenden Normalisierung der kardialen Situation führen.

  Durch *Kombination mit den unter 5. genannten Maßnahmen* läßt sich eine weitere Optimierung des therapeutischen Vorgehens erzielen.

  Ein zusätzlich günstiger Effekt ist, vor allem bei Stauungszeichen, von dem gleichzeitigen Einsatz eines *rasch wirkenden Diuretikums* zu erwarten:

- Furosemid (Lasix®) 20-80 mg oder
- Etacrynsäure (Hydromedin®) 50-100 mg.

  Durch kurzfristige Kontrollen des Serumkaliums läßt sich ein evtl. zu erwartender Kaliummangel rechtzeitig erkennen und ausgleichen.

7. *Azidoseausgleich,* wobei eine kritische Zurückhaltung hinsichtlich der „blind“ verabfolgten Mengen angebracht ist.

Tabelle 3. Synoptische Darstellung der Pharmakocharakteristik, Dosierung und Nebenwirkungen der wesentlichsten zur Schockbehandlung verwendeten Volumenersatzstoffe.

	Molekulargewicht	Wasserbindungskapazität	Halbwertszeit	Dosierung	Nebenwirkungen	Pharmakokinetik	
Ringerlaktat Sterofundin®			Min.	Nach Verlust bilanziert	Überwässerung („fluid lung“)	Rasche Verteilung im gesamten Extrazellulärraum	*Kristalloide*
Gelatine Haemaccel® 3,5% Physiogel® 4,2% Plasmagel® 3% Gelifundol® 5,6%	30000 bis 35000	14 ml pro g	3-4 h	Keine offizielle Dosisbeschränkung	– Allergoide Reaktionen in 0,115 bzw. 0,038%* – Nur mäßig volumenstabilisierender Effekt	Vorwiegend renale Ausscheidung	Körperfremde *Kolloide*
Dextran 60–70 Macrodex® 6% Longasteril 75® 6%	60000 bis 70000	20-25 ml pro g	6-8 h	1-1,5 g/kg	– Gerinnungsbehindernd („coating“) – Allergoide Reaktionen in 0,032 bzw. 0,008%*	40% renale Elimination in 24 h, restliche 60% Abbau 70 mg/kg/Tag	
Dextran 40 Rheomacrodex® 10% Longasteril 40® 10%	40000	20-25 ml pro g	3-4 h	1-1,5 kg	– Dehydratation des EZR – Volumenbelastung	60% renale Elimination, Rest Abbau zu CO_2 u. H_2O	

Hydroxyaethylstärke Plasmasteril® 6%	450000	14 ml pro g	8-12 h	10 -20 ml/kg	- Lange intravasale Präsenz erfordert Umdenken im Volumenkonzept - Allergoide Reaktionen in 0,085 bzw. 0,006%*	Enzymatische Spaltung der Makromoleküle in nierengängige Bruchstücke, „Nachbrenneffekt“	
Expafusin® 6%	40000	14 ml pro g	3-4 h	s. o.	- Unzureichender Volumeneffekt	Vorwiegend renale Elimination	
Eiweißlösungen Biseko® 5% Seretin® 5% Humanalbin® 5% Humanalbumin 20% Fresh Frozen Plasma	50000 bis 70000	16-18 ml pro g	17-27 Tage	Nach Bedarf	- Allergoide Reaktionen in 0,014 bzw. 0,003%*	Langsame Einschleusung in den Intermediärstoffwechsel. Als Aminosäurelieferant ungeeignet	Körpereigene *Kolloide*
Vollblut bzw. *Erythrozytenkonzentrat*			ca. 34 Tage	Nach Bedarf Hb < 10 g % HK < 30%	- Hepatitisinfektion - Abnahme des Gerinnungspotentials (V, VIII)		*Blut*

* leichtere bzw. schwerere Reaktionen. Neuerdings bietet die Vorgabe vom 20 ml monovalentem Hapten-Dextran (Promit®) zur Neutralisierung eventuell vorhandener Antikörper zusätzliche Sicherheit vor einem derartigen Ereignis bei der Gabe von Dextranen.

8. Bei gleichzeitigem Volumenmangel ist selbstverständlich die *Auffüllung des Intravasalraumes* mit kolloidalen Lösungen (Tab. 3), bei Hb-Werten unter 10 g % mit Blut angezeigt.

9. In jedem Fall *Sauerstoffzufuhr* (4-6 Liter/Minute) über Gesichtsmaske oder Nasensonde.

10. Bei schwerem oder protrahiertem Verlauf Sicherstellung des Gasaustausches durch *naso-tracheale Intubation* und *kontrollierte Beatmung mit positiv endexspiratorischem Druck* (PEEP). Dieses Ventilationsmuster besitzt neben seinen sonstigen Vorzügen beim kardiogenen Schock den Vorteil, den venösen Rückstrom zum Herzen zu drosseln und damit zu einer entscheidenden Entlastung des Herzens beizutragen. Bei gleichzeitigem Lungenödem ist der Einsatz von PEEP zwingend.

11. *Flankierende Pharmakotherapie:*

- *Schmerzbekämpfung* durch kardiozirkulatorisch indifferente Analgetika, wobei aufgrund der Schmerzintensität normalerweise auf Opiate nicht verzichtet werden kann. Als in dieser Situation geeignet dürfen gelten:
  - Morphium 5-10 mg oder das kurzwirkende
  - Fentanyl 0,05-0,1 mg, wobei zur zusätzlichen Sedierung
  - Diazepam (Valium®) 5-10 mg oder
  - Dehydrobenzperidol 2,5-7,5 mg empfehlenswert sind.
  - *Methylprednisolon* (Urbason®), 30 mg/kg KG, soll neben seinen bekannten Effekten auch eine Kontraktionsverbesserung des Herzens herbeiführen. Da bei kurzzeitiger Gabe keine nachteiligen Nebenwirkungen bekannt sind, bestehen gegen seinen kurzfristigen Einsatz beim kardiogenen Schock keine Bedenken.

Septischer Schock

Typische Krankheitszeichen (Leitsymptome)

Notfallanamnese

Im allgemeinen geht dem Schockereignis ein *primäres Geschehen* (urogenitale Infektion, operativer Eingriff, Kavakatheter, Abort etc.) voraus.

Klinische Notfalluntersuchung (typische klinische Befunde)

Aspekt des Kranken:
Auf den ersten Blick findet man einen *gesund und rosig* aussehenden Patienten, dessen Haut trocken und warm ist und eine normale Venenfüllung sowie gute Kapillarisierung zeigt. Auffallend ist eine *Hyperventilation* und *Fieber* mit zum Teil septischen Schüben. Nur in weit fortgeschrittenen Schockstadien treten *Haut- und Schleimhautblutungen* als Folge eines bei diesem Krankheitsbild häufiger beobachteten Gerinnungsdefektes auf. Das *Bewußtsein* ist meist eingeschränkter als dem reinen Kreislaufbefund nach zu erwarten wäre.

Einfache Kreislaufgrößen:
Rascher, häufig gut gefüllter Puls. In der hyperdynamen Schockphase meist normaler Blutdruck, der beim späteren Übergang in die hypodyname Form auf pathologische Werte absinkt. Dementsprechend ist der zentrale Venendruck normal bis erniedrigt.

Reaktion auf Volumenzufuhr:
Die Reaktion auf rasche Volumengabe liefert beim septischen Schock keine eindeutig verwertbaren Aufschlüsse, da je nach Stadium alle Reaktionen möglich sind.
Hinsichtlich weiterer diagnostischer bzw. differentialdiagnostischer Kriterien sei auf Tabelle 1 (s. S. 235, 236) verwiesen.

Therapie

Sofortmaßnahmen beim septischen Schock

1. *Zeitfaktor beachten:* Sich keinesfalls vom vielfach „rosigen" Aussehen und der initial hyperdynamen Kreislaufsituation des Patienten über den Ernst der Lage hinwegtäuschen lassen.
2. Anlegen eines sicheren, am besten *zentralvenösen Zuganges,* der bei besonders schwer verlaufenden und therapieresistenten Fällen durch einen *Pulmonaliskatheter* ergänzt werden sollte.
3. *Normalisierung der Kreislaufsituation:*

- *Bei erniedrigtem ZVD:* Zufuhr *kolloidaler Volumenersatzstoffe* (s. Tab. 3, S. 243, 244) wie

- 500-1000 ml höhermolekulares Dextran
- 500-1000 ml Hydroxyäthylstärke
- 500-1000 ml 5%ige Eiweißlösung, wobei ein Absinken von Hämoglobin und Hämatokrit unter 10 g% bzw. 30%
- die zusätzliche Gabe von *Sauerstoffträgern* erfordert.

–*Bei erhöhtem ZVD:* Zufuhr beta-selektiver *Katecholaminderivate*, wobei vor allem
- Dopamin (Dopamin Nattermann®) oder
- Dobutamin (Dobutrex®), beide in einer Dosierung von 2-10 mcg/kg/Minute, in Betracht kommen. Bleiben diese Maßnahmen ohne den gewünschten Erfolg, so muß zusätzlich auf eines der klassischen Kreislaufmittel zurückgegriffen werden, wie
- Effortil® 2-10 mcg/kg/Minute oder als „ultima ratio"
- Noradrenalin (Arterenol®) 2-10 mcg/kg/Minute und evtl. darüber.
- eventuell ist eine *gleichzeitige Digitalisierung* zu erwägen.
- Der Stellenwert einer flankierenden Behandlung mit dem *Opiatantagonisten* Naloxon (Narcanti®) ist trotz vielversprechender experimenteller Resultate für die Praxis noch weitgehend unklar.

4. *Sicherung des bereits frühzeitig beeinträchtigten Gasaustausches durch Sauerstoffzufuhr* (4-6 Liter/Minute) oder besser naso-tracheale *Intubation* und *PEEP-Beatmung*. Man sollte sich durch die häufige Hyperventilation des Patienten keinesfalls über den Ernst der respiratorischen Situation hinwegtäuschen lassen.
5. *Antibiotikabehandlung:*
   Frühzeitig und wiederholt durchgeführte Blutkulturen sind für den Erfolg einer gezielten Antibiotikabehandlung entscheidend. Bis zum Vorliegen verwertbarer Ergebnisse jedoch ist eine suffiziente und breitgefächerte Behandlung etwa in Form einer *Cephalotin* (6-12 g/24 h)-*Gentamycin* (160-240 mg/24 h)-Kombination notwendig. Der therapeutische Nutzen von *Immunglobulinen* beim septischen Schock ist nach wie vor unsicher.
6. Von vorrangiger Bedeutung ist außerdem die frühzeitige *Erkennung und operative Sanierung* eines vorhandenen Sepsisherdes. Sie darf auch bei schlechtem Allgemeinzustand des Patienten nicht lange hinausgezögert werden.

7. *Sonstige Maßnahmen:*
- *Fiebersenkung* durch physikalische (Eisbeutel) und pharmakologische (Sedierung, vegetative Dämpfung, Antipyretika) Maßnahmen.
- *Vorsichtige Heparinisierung* des Patienten (250-500 E Heparin/Stunde) bei gerinnungsanalytisch nachgewiesenen Zeichen einer Entgleisung der Hämostase unter besonderer Berücksichtigung des Antithrombin-III-Spiegels.
- *Gezielter Ausgleich von Störungen des Wasser-, Elektrolyt- und Säure-Basen-Haushaltes.*
- Einsatz von *Methylprednisolon* in pharmakologischen Dosen (30 mg/kg, 2mal im Abstand von 6-8 Stunden).
- Weitere Maßnahmen s. Anmerkungen S. 259.

Nichtindizierte Maßnahmen (typische Fehler) oder: Was man bei der Behandlung des Schocks nicht tun sollte

1. Den **Zeitfaktor** bei der Diagnosestellung und Einleitung der Behandlung unterschätzen. Erfahrungsgemäß ist ein Schockzustand mit zunehmender Dauer immer schwieriger erfolgreich zu therapieren, wobei die Gefahr morphologischer Manifestationen etwa in Form einer Schocklunge oder -niere erheblich zunimmt.
2. Sich auf **künstlich geschaffene Größen** wie etwa den Schockindex verlassen. **Einzelwerte** von Blutdruck, Pulsfrequenz, zentralvenösem Druck und Blutgasanalyse liefern eine nur beschränkt verwertbare Momentaufnahme vom augenblicklichen Zustand des Patienten, so daß der Verlaufs- und Trendbeobachtung die entscheidende Rolle zukommt.
3. Vernachlässigung sowohl quantitativ als auch qualitativ ausreichender **Venenzugänge.** Eine intramuskuläre oder gar subkutane Verabreichung von Pharmaka oder Infusionslösungen ist im Schock nutzlos und daher abzulehnen.
4. Eine **orale Flüssigkeitszufuhr** in Form von Elektrolyttrinklösungen verbietet sich nicht nur wegen der in der Akutsituation inkonstanten enteralen Resorption, sondern auch in Hinblick auf die dadurch erhöhte Aspirationsgefährdung des Patienten. Nach wie vor stellt die rasche intravenöse Zufuhr geeigneter Substitute die beste Behandlung eines Volumenmangelschocks dar.

5. **Kristalloide, vor allem aber elektrolytfreie Lösungen** sind wegen ihrer interkompartimentellen Verteilungscharakteristik zum Ausgleich intravasaler Defizite ungeeignet. Die zumindest bis vor kurzem noch enthusiastisch propagierte Gabe ersterer nämlich hat sich in vielen Fällen geradezu als Wegbereiter ernster pulmonaler Komplikationen erwiesen.

6. Ähnliches gilt für Therapieversuche mit sogenannten **Nierenstarterlösungen,** die ebenfalls mehr Schaden als Nutzen bringen. Beste Prophylaxe und Behandlung kreislaufbedingter renaler Funktionseinschränkungen stellt nach wie vor die suffiziente Schockbehandlung bzw. bei deren Wirkungslosigkeit die frühzeitige Dialyse dar. Insgesamt hat die Niere ihre Bedeutung als vital limitierendes Schockorgan heute weitestgehend verloren. Diese Stelle nimmt mittlerweile die Lunge ein, deren Funktionsausfall bis jetzt noch nicht zu überbrücken ist.

7. Der **unkritische Einsatz vorwiegend α-adrenerg angreifender Sympathikomimetika** bei Schockzuständen aufgrund eines Volumenmangels ist als gefährliche Blutdruckkosmetik abzulehnen.

8. Die zu späte Berücksichtigung den Schockverlauf komplizierender **Lungenfunktionsstörungen** hat schon manchem Patienten das Leben gekostet, so daß man sich im Zweifel stets für den vorübergehenden therapeutischen Flankenschutz einer angepaßten Beatmungsbehandlung entscheiden sollte.

9. Allerdings kann die Wahl **ungeeigneter Beatmungsparameter** wie zu hohe Frequenz, zu kleine bzw. zu große Beatmungsvolumina, negativ-endexspiratorisches Druckniveau sowie eine globale Hyperventilation des Patienten die Entstehung eines zusätzlichen Beatmungsschadens begünstigen. Die Verwendung eines positiv-endexspiratorischen Beatmungsdruckes von 5 bis 10 cm Wassersäule sowie eine an blutgasanalytischen Kontrollen orientierte Normoventilation beseitigt dieses Risiko.

10. Die **unkritische Gabe von Heparin** führt bei blutungsgefährdeten Schockpatienten zu einer Behinderung der Hämostase und ist daher von Fall zu Fall sorgfältig zu überdenken. Ähnliches gilt für den Einsatz von Fibrinolysehemmern, die im Schock seltenst indiziert sind.

Alles in allem erfordert die sachgerechte Schockbehandlung viel Wissen um die pathophysiologischen Reaktionsabläufe und Zusammenhänge. Entschlossenes therapeutisches Vorgehen unter Berücksichtigung der aufgezeigten Gesichtspunkte ist die erste Voraussetzung für eine erfolgreiche Primärversorgung derartiger Kranker. Um das Erreichte zu festigen und nicht durch mögliche Spätkomplikationen in Frage zu stellen, empfiehlt es sich, jeden Schockpatienten einer sorgfältigen Weiterbehandlung und -beobachtung, am besten im Rahmen einer Intensivstation, zuzuführen.

Anmerkungen zu „Klinische Notfalluntersuchung (typische klinische Befunde)"

1. Das *klinische Erscheinungsbild sowohl des Volumenmangels,* der mit Abstand häufigsten Schockursache überhaupt, *als auch des kardialen Versagens* ist von den einfachen Kreislaufgrößen her gesehen durch einen initialen *Anstieg der Pulsfrequenz* – wobei begleitende Rhythmusstörungen eher für eine kardiale Schockgenese sprechen – und zunehmende *Zentralisation* gekennzeichnet. Sind diese Kompensationsmöglichkeiten erschöpft, kommt es, dem Grad der Hypovolämie bzw. der Einschränkung der Pumpfunktion des Herzens entsprechend, zum *Blutdruckabfall.* Beim Volumenmangelschock machen Blutdruckwerte von 140 mm Hg und darüber, trotz bestehender Zentralisation, einen Blutverlust von über 20 % des Blutvolumens äußerst unwahrscheinlich. Sinkt der Druck auf 100 mm Hg ab, so sind Verluste von 30 %, fällt er unter 100 mm Hg, solche von über 30 % des Gesamtbestandes anzunehmen.
2. Auf der Suche nach einem quantifizierbaren Parameter zur Abschätzung des Ausmaßes eines Schockgeschehens wurde vor allem dem *Verhalten von Blutdruck zur Pulsfrequenz, auch bekannt als sogenannter Schockindex (SI),* erhebliche Bedeutung beigemessen. So sollen etwa Volumenverluste von 30 % und mehr in einem SI von über 1 ihr zahlenmäßig erfaßbares Korrelat finden. Hypovolämien von 20 bis 30 % spiegeln sich in einem SI von 1 wider, entsprechend geringere Verluste finden ihren Niederschlag in Werten, die unter 1, der vielfach postulierten Schockgrenze liegen. Außer der Ätiologie des Blutverlustes können auch Alter und sonstige Kreislaufsitua-

tion des Patienten den diagnostischen Informationswert dieses willkürlich gewählten Parameters erheblich einschränken: So zeigt sich, daß intraabdominelle Blutungen durch die vagal-stimulierende Peritonealreizung zu deutlich geringeren Anstiegen der Pulsfrequenz und damit auch des SI führen, als es nach dem Ausmaß des Volumenverlustes zu erwarten wäre. Andererseits kann ein Hypertoniker bereits bei noch tolerablen Indexwerten durch einen massiven Schock erheblich gefährdet sein. Beim kardiogenen Schock gar ergibt sich aus der Berechnung des SI keinerlei für Diagnose oder Therapie verwertbarer Hinweis.

Anmerkungen zu „Spezielle und Laboruntersuchungen"

1. Eine relativ *sichere Beurteilungsmöglichkeit der aktuellen Volumensituation* und damit auch des zur Korrektur noch erforderlichen Bedarfes – und das gilt für alle Formen des Schocks – gestattet die *wiederholte Messung des zentralen Venendruckes (ZVD),* der im wesentlichen von der im Niederdrucksystem verfügbaren Blutmenge und der Leistungsfähigkeit des rechten Herzens bestimmt wird. Allerdings können auch hier Faktoren die Aussagekraft einschränken. So genügt bei extraabdomineller Blutungsquelle als Schockursache im Durchschnitt ein Verlust von 25%, um den ZVD auf Null absinken zu lassen. Handelt es sich hingegen um eine intraabdominelle Blutung, so sind, um denselben zentralvenösen Effekt zu erreichen, Verluste über 40% des Gesamtvolumens erforderlich. Darüber hinaus lassen die geänderten Druckverhältnisse, wie sie etwa bei Thoraxtraumen auftreten, keine diagnostisch verwertbare Korrelation dieser Kreislaufgröße mit dem eingetretenen Verlust mehr zu. Trotz dieser Einschränkungen erscheint uns von den einfach zu erfassenden Kenngrößen des Kreislaufs dem ZVD – eine ausreichende Blockade der überschießenden sympathischen Reaktion vorausgesetzt – die größte Bedeutung zur Beurteilung der intravasalen Volumensituation beim Schockierten zuzukommen.
2. Die *Informationsgrenzen des ZVD* sind in dem Moment jedes Schockablaufes erreicht, wenn durch persistierende postkapilläre Vasokonstriktion und Mikroembolisierung der Anstieg des pulmo-

Tabelle 4. Strukturformel und Wirkungsspektrum verschiedener, im Rahmen einer Schockbehandlung verwendeter Sympathikomimetika.

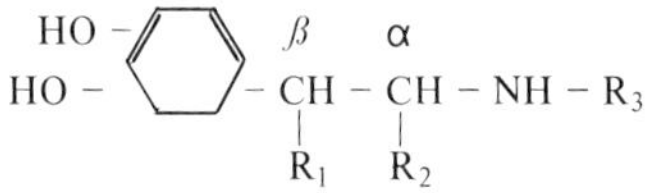

	Seitenkettenradikale			Sympathische Rezeptor-Aktivität			
Medikament	R_1	R_2	R_3	α	β_1	β_2	Dopaminerg
Adrenalin	OH	H	CH_3	+++	+++	+	0
Noradrenalin	OH	H	H	+++	++	0	0
Isoproterenol	OH	H	$CH<^{CH_3}_{CH_3}$	0	+++	+++	0
Dopamin	H	H	H	++	+++	+	++
Dobutamin	H	H	$CH(CH_3)-CH_2-CH_2-C_6H_4-OH$	+	+++	+	0

nalen Widerstandes zu einer Insuffizienz des rechten Herzens führt – ein Ereignis, das in geringerem Ausmaß bisweilen schon in der frühen Therapiephase, fast immer aber bei einem progredienten Verlauf sowie häufig beim kardiogenen Schock beobachtet wird.

3. In dieser Situation liefert der *Pulmonalisschwemmkatheter* eindeutige Aufschlüsse sowohl über die Druckverhältnisse im kleinen Kreislauf als auch mit Hilfe des „wedge pressure" über die Situation im linken Vorhof bzw. den Füllungsdruck des linken Ventrikels: Bei Verwendung eines entsprechenden Thermistor-Katheters besteht darüber hinaus die Möglichkeit, zusätzlich den ZVD sowie mittels Thermodilution problemlos und beliebig oft das Herzzeitvolumen (HZV) zu bestimmen. Vor allem beim kardiogenen Schock liefern die so gewonnenen Daten neben der elektrokardiographischen Funktionsanalyse der Herzaktionen (Monitor) wertvolle Hinweise für das weitere differentialtherapeutische Vorgehen, so etwa ob der Einsatz von Digitalis, Katecholaminen, Vasodilatatoren, Volumen oder eine Kombination aller vier Behandlungsprinzipien sinnvoll ist (s. a. Tab. 5, S. 254).
4. Einen wesentlichen Anhalt über die Suffizienz der Kreislauffunktion im Schock liefert die *Messung der stündlichen Urinproduktion* (Blasenkatheter), die nicht unter die kritische Menge von 0,5 ml pro

kg und Stunde absinken sollte; darüber hinaus stellt die *augenfällige Zentralisation* der Kreislaufperipherie erfahrungsgemäß gleichfalls einen brauchbaren klinischen Maßstab zur Beurteilung dar, wobei allerdings bei septischen Bildern das „rosige" Aussehen nicht über die Akutgefährdung des Patienten hinwegtrügen darf.

Anmerkungen zu „Therapie – Sofortmaßnahmen"

1. Zum venösen Zugang

Ausreichende venöse Zugänge stellen für eine häufig notwendigerweise forcierte Infusionstherapie im Schock eine „conditio sine qua non" dar. Sie sollten bereits zum frühestmöglichen Zeitpunkt durch einen *zentralen Kavakatheter* ergänzt werden. Diese Empfehlung gilt um so mehr, als heute zahlreiche, einfach zu handhabende Systeme zur Verfügung stehen, die eine perkutane und weitgehend problemlose Plazierung eines zentralen Katheters ermöglichen (z. B. E-ZCATH®, Bardic-I-Katheter, Cavafix®).

Eine *venae sectio* halten wir in der Akutphase wegen ihres zeitlichen, materiellen und personellen Aufwandes, auch bei schlechten Kreislaufverhältnissen, nur in Ausnahmefällen vertretbar, zumal die heute nur noch Minuten in Anspruch nehmenden Techniken von Subklavia-, Anonyma- und Jugularis-interna-Katheterisierung denselben Zweck rascher, problemloser und sicherer erfüllen.

Als *peripheren Zugangsweg* wählen wir im Routinefall die Vena basilica zur Anlage eines Kavakatheters. An zweiter Stelle folgt die Vena jugularis externa. Sie weist jedoch Punktionsversager von 32,5 % auf und verhindert durch ihren gewundenen Verlauf über die Klavikula häufig ein zentrales Vorschieben des Katheters.

Von den *zentralen Techniken* – heute nicht mehr bloße „ultima ratio" des venösen Zuganges, sondern vielfach praktizierte Routinemaßnahme – schneiden die Katheterisierung der Vena jugularis interna sowie die supraklavikulären Zugänge zur Vena anonyma vorteilhaft gegenüber der infraklavikulären Subklaviapunktion ab, die mit einer Komplikationsrate von 1,2 % belastet ist. Alle erwähnten Gefäße zeigen auch bei schlechten Kreislaufverhältnissen eine gute Füllung, so daß ihre Punktion nur selten zum Problem wird. Entsprechend den anatomischen Gegebenheiten hat es sich zur einfacheren Katheterplazierung bewährt, den infraklavikulären Zu-

Tabelle 5. Invasiv mit Hilfe eines Pulmonalis-Katheters gewonnene hämodynamische Daten zur Differentialtherapie der Kreislaufinsuffizienz.

Pulmonaler Verschlußdruck „wedge pressure“ bzw. ZVD (mm Hg)	*Mittlerer arterieller Blutdruck [MAP]) (mm Hg)*	*Herzindex (Liter/m² Körperoberfläche/Minute)*		
		≦2	2 – 3	≧3
≦7 bzw. ≦0 7-14 bzw. 0-4		*Volumensubstitution mit kolloidalen Plasmaersatzstoffen. Bei Absinken des Hb- und Hk-Wertes unter 10 g – bzw. 30 Vol % ist die zusätzliche Gabe von Sauerstoffträgern in Form von Vollblut oder Erythrozytenkonzentraten angezeigt.*		
15-18 bzw.	< 70	Kardioselektive Sympathikomimetika wie Dopamin und/oder Dobutamin		α-adrenerge Sympathikomimetika wie Effortil® und/od. Arterenol®
5-8*	>70	Dopamin und/oder Dobutamin + Nitroglyzerin oder Nitroprussid	Nitroglyzerin oder Nitroprussid + Dopamin und/oder Dobutamin	
>18 bzw.	< 70	Kardioselektive Sympathikomimetika wie Dopamin und/oder Dobutamin		α-adrenerge Sympathikomimetika wie Effortil® und/od. Arterenol®
> 8*	> 70	Nitroglyzerin oder Nitroprussid + Dopamin und/oder Dobutamin + Diuretikum		

* Hier ist der ZVD sowohl diagnostisch als auch therapeutisch nur noch mit Vorbehalten zu verwerten, da er im Gegensatz zum „wedge pressure“ keinen verbindlichen Schluß auf die funktionelle Situation des linken Ventrikels gestattet.

gang links und sein supraklavikuläres Pendant auf der rechten Patientenseite zu wählen. Zum Ausschluß von Fehllagen, die bei „blinder" Plazierung über die Vena subclavia in 8 %, die Vena jugularis interna und Vena basilica in 9 bzw. 9,2 sowie die Vena jugularis externa in 12 % der Fälle beobachtet wurden, sollte stets eine Röntgenkontrolle die korrekte Position des Katheterendes an der Vorhof-Kava-Grenze und einen ungestörten Kontrastmittelabfluß bestätigen. Auf die Bedeutung eines *Pulmonaliskatheters* wurde bereits aufmerksam gemacht.

2. Zum Volumenersatz

Ist mit der Schaffung quantitativ und qualitativ (ZVD, Pulmonaliskatheter) suffizienter Venenzugänge die Basisvoraussetzung für Therapie und Verlaufdiagnostik des Schocks gegeben, so stellt sich als nächstes die nicht weniger wichtige Frage nach Zweckmäßigkeit und Eignung der einzelnen für die Therapie empfohlenen Infusionslösungen (s. a. Tab. 3, S. 243, 244).

a) Kristalloide Lösungen vom Typ des Ringerlaktates wurden längere Zeit geradezu enthusiastisch zum Ausgleich intravasaler Volumendefizite propagiert.

Diese anfängliche therapeutische Begeisterung ist heute einer nüchternen Betrachtungsweise gewichen. Zunächst verdient festgestellt zu werden, daß beim hämorrhagischen Schock bereits ein nur kurzfristiger quantitativer Ersatz von 100 ml Blut die Gabe von mindestens 300 ml Ringerlösung erfordert. Dieses zahlenmäßige Mißverhältnis fußt im wesentlichen auf der Tatsache, daß die Verteilung der Kristalloide nicht wie bei den Kolloiden vorzugsweise auf den Intravasalraum beschränkt ist, sondern das gesamte Extrazellulärkompartiment mitumfaßt. Da jedoch bereits in den Frühphasen jedes Schocks sowohl funktionell als auch mikromorphologisch eine gesteigerte pulmonale Ödembereitschaft nachgewiesen werden kann, erscheint es wenig sinnvoll und möglicherweise sogar gefährlich, diesen Trend durch großzügige Zufuhr kristalloider Lösungen zu unterstützen. Im Gegenteil, Veränderungen im Sinne der „nassen" Lunge („wet", „fluid lung"), der „Da-Nang"-Lunge oder der „congestive atelectasis" lassen sich unseres Erachtens vielfach nur durch ein bewußt restriktives Infusionsregime mit diesen Substanzen hintanhalten: Eine therapeutische Einsicht, über die auch der konkurrenzlos niedrige Preis, die ubiquitäre und unbegrenzte Verfügbarkeit sowie die Problemlosigkeit hinsichtlich allergoider Nebenwirkungen nicht hinwegtrügen sollten.

b) *Volumenersatzmittel vom Gelatinetyp* (Haemaccel®, Plasmagel®, Gelifundol®) zeigen bei einem mittleren Molekulargewicht (MW) von 30000-35000 und einer Wasserbindungskapazität von etwa 14 ml/g sowohl in ihren 3,5%igen (Haemaccel®) als auch in ihren 5,6%igen (Gelifundol®) Präparationen einen nur mäßig volumenstabilisierenden Effekt, der zudem durch die rasche renale Elimination der vorwiegend nierengängigen Partikel zeitlich limitiert ist (Halbwertszeit ca. 3-4 Stunden). Nachteilige, über einen Verdünnungseffekt hinausgehende Alterationen des Gerinnungssystems müssen nicht befürchtet werden. Wegen potentiell histaminliberierender Eigenschaften ist jedoch bei Schnellinfusionen Vorsicht geboten.

c) *Die Volumenersatzstoffe auf Dextranbasis* zeigen in ihrer höhermolekularen Spielart bei einem MW von 60000-75000 (Macrodex®, Longasteril® 75) und einer Wasserbindungsfähigkeit von 20-25 ml/g einen sehr guten, den Ersatzmitteln vom Gelatinetyp deutlich überlegenen Volumeneffekt. Übertroffen wird diese Wirkung nur noch von den niedermolekularen Präparationen (MW 40000, Rheomacrodex®, Longasteril 40®), die, basierend auf ihrer höheren Konzentration (10%), einen echten intravasalen „Expandereffekt" ausüben, der allerdings mit einem Flüssigkeitsentzug aus dem umliegenden Extrazellulärraum erkauft wird. Die Elimination der Dextrane – ihre Nierenschwelle liegt bei 50000 – erfolgt je nach Molekulargewicht zwischen 40 und 70% innerhalb von 24 Stunden renal. Der verbleibende Rest wird über mehrere Tage mit einer Verstoffwechselungsrate von durchschnittlich 70 mg Dextran/kg und Tag zu Produkten der Endoxydation – CO_2 und H_2O – abgebaut. Die klinische Halbwertszeit kann daher für höhermolekulare Dextrane mit 6-8, für ihre niedermolekulare Variante lediglich mit 3-4 Stunden angegeben werden. Bereits in klinischer Dosierung, d. h. in Größenordnungen von unter 1,5 g/kg, zeigen diese Präparate eine mit steigendem Molekulargewicht zunehmende und über einen bloßen Verdünnungseffekt hinausgehende Beeinträchtigung der Gerinnung.

Diese in der als hyperkoagulabil postulierten Frühphase des Schocks nicht unerwünschte Nebenwirkung beruht nach heutiger Auffassung auf dem sogenannten „coating", dem Überziehen der Gefäßinnenwände sowie der zellulären Elemente, insbesondere der Thrombozyten, mit einem isolierenden monomolekularen Dextranfilm, der sowohl die Freisetzung von Gerinnungsfaktoren als auch die korpuskuläre Aggregation deutlich verzögert. Neuerdings haben Berichte von allergoiden Reaktionen die Dextrane in Mißkredit gebracht und die therapeutische Einstellung zu diesen sicher wertvollen Plasmasubstituten merklich verunsichert. Unseres Erachtens besteht trotz einer prospektiv mit 0,03 bzw. 0,008 % (leichtere bzw. schwerere Reaktion) zu veranschlagenden Zwischenfallshäufigkeit – diese Zahl bewegt sich in ähnlichen Größenordnungen, wie sie für Gelatine- und Eiweißpräparate angegeben wird – kein Anlaß, von einer indizierten Dextrangabe Abstand zu nehmen, zumal im Schock – möglicherweise bedingt durch die hohen endogenen Kortison- und Katecholaminspiegel – derartige Ereignisse äußerst selten registriert werden. Neuerdings bietet die Vorgabe von 20 ml monovalentem Hapten-Dextran (Promit®) zur Neutralisierung evtl. zirkulierender Antikörper zusätzliche Sicherheit vor einem solchen Ereignis.
Insgesamt kann also den höhermolekularen Dextranen, bei Beachtung der Dosierungsgrenzen von 1-1,5 g/kg, nach wie vor eine gute Eignung zur Volumenstabilisierung im Schock bescheinigt werden. Für die niedermolekularen Präparate gilt, daß sie, bedingt durch ihre hyperonkotische Charakteristik, einen fast pharmakologischen Effekt im Bereich der Mikrozirkulation entfalten („Anti-Sludge-Effekt") und daher nur in fortgeschrittenen Schockstadien, nicht aber als „Mittel der ersten Wahl" zum Volumenersatz angewandt werden sollten.

d) *Die Hydroxyäthylstärke (HÄS)* (Plasmasteril®) ist die jüngste Entwicklung auf der Suche nach einem idealen Volumenersatzstoff. Bei einem mittleren Molekulargewicht von 450 000 und einer Wasserbindungskapazität von 14 ml/g zeigt die 6 %ige Lösung eine annähernd isovolämische Ersatzfunktion. Die langsame enzymatische Spaltung des charakteristischen Kugelmoleküles zu kleineren, gleichfalls volumenaktiven Bruchstücken erklärt den anhaltenden und bisweilen noch „post infusionem“ zunehmenden Volumeneffekt, der durch die Elimination der nun nierengängig gewordenen Fragmente begrenzt wird. Die ersatzwirksame Halbwertszeit kann mit 8-12 Stunden angenommen werden und erfordert somit eine Revision des herkömmlichen Volumenkonzepts mit körperfremden Plasmasubstituten, da nun für längere Zeit der Intravasalraum für einen gegebenenfalls erforderlich werdenden Ersatz von Sauerstoffträgern blockiert ist. Aus diesem Grunde erscheint uns eine Dosisbegrenzung auf 10-20 ml/kg, beim Erwachsenen jedoch höchstens 2 × 500 ml, für empfehlenswert. Eine Histaminfreisetzung, wie etwa bei der Gabe von Gelatine, wurde bei HÄS bisher nicht beobachtet. Hierbei ist allerdings anzumerken, daß das Auftreten klinisch anaphylaktoider Reaktionen lediglich bei Gelatine, nicht aber bei Dextran von entsprechenden Plasmahistaminspiegeln begleitet war und dieser Befund daher mit der nötigen Zurückhaltung zu interpretieren ist.

e) Dieser großen Gruppe von nahezu unbegrenzt verfügbaren und relativ preiswerten körperfremden Kolloiden stehen, quasi als Pendant, die *körpereigenen*, hepatitisfreien, begrenzt verfügbaren und somit auch außerordentlich teuren *Eiweißlösungen* (Biseko®, Seretin®, PPL®, Humanalbumin®) zum Volumenersatz gegenüber. Bei einer Wasserbindungskapazität von 16-18 ml/g Albumin zeigen sie in normonkotischer Präparation (3,2-5 %) ein nahezu isovolämisches Ersatzverhalten, wobei die intravasale Persistenz weniger durch die lange HWZ von 17-27 Tagen als durch Abwanderung ins Interstitium bestimmt wird. Werden Eiweißlösungen in größeren Mengen zum Volumenersatz verwendet, so hat es sich zur Sicherung eines ausreichenden kolloidosmotischen Drucks als sinnvoll erwiesen, jeweils etwa 1/5 der zugeführten Menge in hyperonkotischer Form (Humanalbumin 20 %) zu infundieren, da so einer deletären „Starling-Druckumkehr“ im Bereich der Lungenstrombahn wirkungsvoll begegnet werden kann.

f) *Die Grenzen dieses gleichsam „prothetischen Behelfes“* sind in der Regel erreicht, wenn die resultierende Hämodilution eine ausreichende Sauerstoffversorgung des Gewebes in Frage stellt.
Diese *kritische Schwelle* wird nach neueren Untersuchungen, Normovolämie und ausreichende kardiozirkulatorische Kompensa-

tionsfähigkeit vorausgesetzt, erst bei Hämatokritwerten (HK) von weniger als 20% erreicht, wobei allerdings die Sauerstofftransportkapazität bereits bei einem HK von 25% unter ihren Ausgangswert absinkt. Als brauchbares Kriterium einer ausreichenden „peripheren" Oxygenierung hat sich dabei auch der venöse Sauerstoffpartialdruck (p_vO_2) erwiesen, der als globale Bilanzgröße von äußerer und innerer Atmung nicht unter 35 mm Hg liegen sollte. Für die klinische Praxis jedoch muß, unter Berücksichtigung der schockbedingten Einschränkung der vitalen Leistungsreserven, der *Ersatz von Sauerstoffträgern* bereits bei einem HK von 30% erfolgen.
Das bis zu dieser Grenze gehende Volumendifizit, durchschnittlich etwa 20-30% der Gesamtblutmenge, kann schadlos mit Plasmaersatzstoffen korrigiert werden. Da dieser Ersatz, bedingt durch die spezifischen Eigenschaften der einzelnen Präparate, meist nicht mit einer Kolloidart alleine möglich sein wird, empfehlen wir initial die Gabe von 500 bis 1000 ml Dextran 60, wobei der noch verbleibende Rest mit Hydroxyäthylstärke, Gelatine oder, besser noch, mit Eiweißlösungen bzw. Fresh Frozen Plasma ausgeglichen werden kann.

Anmerkungen zu „Therapie – Weitere Maßnahmen"

Pharmakotherapie des Schocks

Kann unter dem beschriebenen Substitutionsregime die intravasale Volumensituation normalisiert und ein entsprechendes Bedarfsvolumen sichergestellt werden, so erhebt sich die Frage nach dem weiteren pharmakologischen Vorgehen.

a) In erster Linie gilt es dabei, die *überschießende und meist die Akutsituation überdauernde sympathoadrenerge Kreislaufreaktion mit ihren deletären Folgen für die Mikrozirkulation in den einzelnen Organen zu durchbrechen.* Daher sollte bereits bei den ersten Zeichen einer volumenmäßigen Stabilisierung – und das gilt ohne Einschränkung für alle Schockformen – der vorsichtige Versuch unternommen werden, „step by step" die kompensatorisch abgeschalteten Gefäßpartien in den sich restituierenden Kreislaufverbund zu reintegrieren. Besonders bewährt hat sich zu diesem Zweck die in kurzen Abständen wiederholte Gabe von Hydergin® (0,3-0,9 mg), einem milden Alpha-Sympathikolytikum. Hand in Hand damit muß für eine weitere Auffüllung der rekrutierten Kreislaufkapazitäten gesorgt werden. In einzelnen Fällen hat sich auch die langsame Infusion von 4-6 Ampullen Panthesin-Hydergin® als günstig erwiesen. Hartnäckige Zentralisationszustände sprechen bisweilen auf die Gabe von 5-15 mg (= 2-6 ml) Dehydrobenzperidol® gut an, so daß nur selten der Einsatz von potenten Rezeptorenblockern wie Pentholamin (Regitin®) oder Phenoxybenzamin (Dibenzyline®), quasi als ultima ratio der Alpharezeptorenblockade, erforderlich wird. Gleichfalls mit auf einem sympathikolytischen Effekt beruht die außerordentlich komplexe Wirkung hochdosierter Methylprednisolongaben (2 × 30 mg/kg im Abstand von 4-6 h), die vor allem im Rahmen der Prophylaxe und Therapie der Schocklunge heute ihren festen Platz hat.

b) Darüber hinaus ist beim kardiogenen Schock der *Einsatz potenter Vasodilatatoren* vom Typ des Nitroglyzerins oder des Nitroprussids immer dann in Betracht zu ziehen, wenn erhöhte Füllungsdrucke im Verein mit einem gesteigerten peripheren Gefäßwiderstand eine Beeinträchtigung der kardialen Pumpfunktion anzeigen bzw. mitbedingen. Beide Substanzen führen zu einer dosisabhängigen Widerstandsminderung und damit zu einer zentrifugalen Umverteilung des sich im Bereich des Herzens stauenden Blutvolumens, so daß Vor- und Nachbelastung, für den kardialen Sauerstoffverbrauch entscheidende Größen, abnehmen. Solange der arterielle Druck nicht zu stark gesenkt wird, ist von diesem Vorgehen eine globale Verbesserung der Myokardperfusion sowie der Kollateraldurchblutung im Ischämiebereich zu erwarten. In diesem Zusammenhang hat es sich bewährt, Vasodilatatoren mit positiv-inotrop wirkenden Substanzen wie etwa dem Dopamin oder Dobutamin zu kombinieren.

c) Die Einbeziehung der Korrektur der im Rahmen jeder Kreislaufinsuffizienz in mehr oder minder starkem Ausmaß auftretenden *metabolischen Azidose* in das Behandlungskonzept stellte einen entscheidenden Schritt in der Therapie dar. Initiiert doch die schockinduzierte Entgleisung des für eine normale Zellfunktion entscheidenden pH-Milieus bereits ihrerseits durch die Beeinträch-

tigung des kardiovaskulären Systems einen deletären circulus vitiosus. Als Puffer bietet sich in erster Linie einmolares Natriumbikarbonat (8,4%) an, dessen Wirkung, im Gegensatz zur THAM-Lösung, auf physiologischen Mechanismen beruht.
Die Indikation zur Blindpufferung im Schock ist wegen der dabei häufig überschießenden Alkalisierung mit ihren nachteiligen Konsequenzen vor allem hinsichtlich der Sauerstoffversorgung der Gewebe von Fall zu Fall kritisch zu prüfen.
Einen brauchbaren Kompromiß stellt die Beschränkung der Initialdosis auf 100-150 mval (= 100-150 ml 8,4% Natriumbikarbonat) dar. Bei diesen Größenordnungen nämlich halten sich Linksverschiebung der Sauerstoffdissoziationskurve, Natrium- und Volumenbelastung – 8,4%iges Natriumbikarbonat hat eine Osmolarität von 1600 mosm/l – auch beim kardial gefährdeten Patienten in vertretbaren Grenzen. Unabhängig davon erfordert der definitive Ausgleich objektive blutgasanalytische Daten, die bei der Akutbehandlung des Schocks halbstündlich zur Verfügung stehen sollten. Über dieser Korrekturmöglichkeit ist nicht zu vergessen, daß nach wie vor die beste Azidoseprophylaxe eine rasche Normalisierung der Kreislauffunktion in allen Teilbereichen darstellt.

d) Für den differenzierten *Einsatz von Katecholaminen und verwandten Substanzen im Schock* ist eine subtile Kenntnis ihres jeweiligen adrenergen Wirkungsspektrums unerläßlich (s. Tab. 4).
So stimuliert *Adrenalin* (Suprarenin®) sowohl α- als auch β-Rezeptoren. In therapeutischen Mengen überwiegt die Wirkung auf letztere und macht sich zirkulatorisch in einem Anstieg der myokardialen Kontraktilität, der Schlagfrequenz sowie des Herzminutenvolumens bemerkbar. Die Gabe von Adrenalin ist in erster Linie bei Kreislaufinsuffizienzen anaphylaktischer Genese sowie beim Herzstillstand indiziert.
Noradrenalin (Arterenol®), dessen Einsatz bei bestimmten Schockformen einer Kapitulationserklärung des Therapeuten gleichgesetzt wird, stimuliert dosisabhängig ebenfalls sowohl α- als auch β_1-Rezeptoren. Bei gleichbleibender Frequenz und Herzminutenvolumen steigen vor allem Kontraktilität, peripherer Widerstand und Blutdruck an. Im kardiogenen Schock führt Noradrenalin bei Verbesserung der Koronarperfusion zu einer Zunahme des Herz-

minutenvolumens und ist daher als sinnvolle Bereicherung des therapeutischen Repertoires anzusehen. Ähnliches gilt beim Versagen der Vasoregulation, wie dies etwa bei der schweren Anaphylaxie, dem neurogenen Schock und bei septischen Bildern der Fall ist.
Besteht jedoch ein Volumendefizit, so wird eine durch Noradrenalin erzielbare Blutdruckkosmetik durch die Minderperfusion auf die Dauer ebenfalls einen vital-entscheidenden Stellenwert erlangende Strombahnanteile zu teuer erkauft und ist daher abzulehnen.
Demgegenüber beschränkt sich die Wirkung von *Isoproterenol* (Aludrin®) bzw. auch *Orciprenalin* (Alupent®) auf die Gruppe der β-Rezeptoren. Dieser Tatbestand findet zirkulatorisch in einer Zunahme der Kontraktilität, des Herzminutenvolumens sowie der Frequenz bei gleichzeitigem Absinken des peripheren Widerstandes seinen Niederschlag. Aufgrund dieser Eigenschaften ist – auch beim klassischen Herzstillstand (Asystolie) – der Einsatz dieser Substanzen nur noch beim kardiogenen Schock indiziert, wobei sich eine Kombination mit Noradrenalin, vor allem in Hinblick auf eine Verbesserung der Koronarperfusion, anbietet.
Dopamin (Dopamin Nattermann®) stellt aufgrund seiner positiven Eigenschaften heute bei allen Schockzuständen das Katecholaminderivat der Wahl dar. Bis zu einer Dosierung von 10 mcg/kg/Minute führt Dopamin hauptsächlich zu einer Stimulation der β_1-Rezeptoren, zu der sich noch eine Aktivierung dopaminerger Strukturen im Nieren- und Splanchnikusbereich gesellt. Hämodynamisches Resultat der Dopamingabe ist somit ein Anstieg der Kontraktilität, verbunden mit einer Zunahme des Herzminutenvolumens sowie – allerdings in geringem Maße – des systemarteriellen Widerstandes. Der günstige Einfluß dieser Substanz auf die Niere macht sich vor allem in einer Normalisierung der Diurese und in einem Anstieg der Kreatininclearance bemerkbar. Der Indikationsbereich für Dopamin ist heute weit gesteckt. Er reicht von der flankierenden Gabe bei nahezu jeder Form des Schocks bis hin zur pharmakologischen Neutralisierung nachteiliger physikalischer Auswirkungen einer PEEP-Beatmung auf das Herz-Kreislauf-System.
Im kardiogenen Schock allerdings konnte Dopamin alleine verab-

folgt – im Gegensatz etwa zu Noradrenalin – zu keiner entscheidenden Verbesserung der Prognose beitragen, so daß sich eine Kombination mit anderen Katecholaminen und/oder Vasodilatatoren empfiehlt. Dies gilt immer dann, wenn Dosen bis 10 mcg/kg/Minute nicht ausreichen oder zusätzliche Effekte erzielt werden sollen.

Dobutamin (Dobutrex®) ist die jüngste Entwicklung auf der Suche nach einem allen Anforderungen gerecht werdenden Sympathikomimetikum. So kann seine kontraktionssteigernde Wirkung dosisabhängig gesteuert werden, ohne daß wesentliche Änderungen der Herzfrequenz, Arrhythmien oder periphere Widerstandserhöhungen eintreten. Dopaminerge Wirkungen besitzt Dobutamin allerdings nicht. Dies ist ein Grund für manche Therapeuten, Dopamin mit Dobutamin zu kombinieren.

In jedem Fall erfordert der Einsatz von Sympathikomimetika eine ausgeglichene intravasale Volumensituation und darüber hinaus eine sorgfältige, im Einzelfall auch invasive hämodynamische Überwachung des Patienten.

e) Die *routinemäßige Digitalisierung* von Schockpatienten ist umstritten. Sie ist jedoch bei auftretenden Insuffizienzzeichen in einer der aktuellen Elektrolytsituation sowie der Nierenfunktion angepaßten Dosierung angezeigt.

Beim kardiogenen Schock ist jedoch zu berücksichtigen, daß, vom Herzversagen aufgrund tachykarder Rhythmusstörungen einmal abgesehen, die Digitalisgabe nur selten imstande ist, eine nennenswerte Verbesserung der zirkulatorischen Situation herbeizuführen, wie dies etwa durch die Sympathikomimetika zu erreichen ist. Neben einer Zunahme der ventrikulären Erregbarkeit soll die Digitalisierung im Akutstadium außerdem zu einer Ausweitung der ischämischen Infarktzone beitragen. Entschließt man sich dennoch zu dieser Therapie, so hat die Gabe vorsichtig und nach Wirkung zu erfolgen. Globale Dosierungsempfehlungen werden der individuellen Problematik kaum gerecht.

f) Trotz einer zumindest laborchemisch häufig nachzuweisenden Alteration des Gerinnungssystems ist der *Stellenwert einer Heparinbehandlung im Schock* unsicherer denn je. Will oder kann man aufgrund gerinnungsanalytischer Befunde oder des klinischen Bildes auf eine Heparinisierung nicht verzichten, so sollte zumindest bei blutungsgefährdeten Kranken, um nicht den Teufel des Verbrauches von Faktoren durch den Beelzebuben ungewollter Blutungskomplikationen auszutreiben, die Dosis 250 bis maximal 500 Einheiten pro Stunde nicht überschreiten. Unter dieser Dosierung wird die partielle Thromboplastinzeit (PTT), ein im Gegensatz zur Thrombinzeit (TZ) außerordentlich empfindlicher Maßstab, mit einer eineinhalb- bis zweifachen Verlängerung den optimalen therapeutischen Bereich anzeigen.

g) Vor dem *Einsatz von Antifibrinolytika* im Schock sei, von der bedrohlichen hyperfibrinolytischen Entgleisung der Gerinnung abgesehen, nachdrücklich gewarnt. Die so induzierte Hemmung reparativer Abräumvorgänge nämlich kann zur Fixation der Schockveränderungen in der Endstrombahn führen.

h) Der therapeutische *Stellenwert von Proteinasehemmern* im Rahmen einer Schockbehandlung liegt trotz zahlloser Mitteilungen vorwiegend deutschsprachiger Provenienz noch weitestgehend im Dunkeln.

i) *Methylprednisolon* (Urbason®) ist in pharmakologischen Dosen von 30 mg/kg, wobei eine Repetition nach 4 bis 6 Stunden möglich ist, nicht nur bei anaphylaktischen Reaktionen, bei denen allerdings im Hinblick auf ihre raschere Bioverfügbarkeit den Steroidphosphaten wie Fortecortin® in äquivalenter Dosierung der Vorzug gegeben werden sollte, sondern auch bei allen anderen schwereren Schockzuständen indiziert. Seine komplexe, bis heute nur unvollständig aufgeklärte Wirkung beruht im wesentlichen auf membranstabilisierenden und damit ödembremsenden, sympathikolytischen sowie kontraktionsfördernden Effekten. Darüber hinaus hemmen Steroide die im Schock gesteigerte Aggregationstendenz der Thrombozyten und fördern durch Stimulation der Alveolarzellen vom Typ II die Neubildung des für eine ungestörte Lungenfunktion entscheidenden Surfactant, so daß diesen Substanzen auch zur Prophylaxe und Therapie der Schocklunge eine besondere Bedeutung zukommt. Letztlich bewirken diese Substanzen einen Anstieg des für die Lage der Hämoglobin-Sauerstoff-Dissoziationskurve essentiellen 2,3-Diphosphoglycerates, eines Zwischenproduktes des Erythrozytenstoffwechsels, und damit eine Verbesserung der im Schock beeinträchtigten Gewebsoxygenierung. Bedingt durch die nur kurzfristige Verabfolgung sind ernstere Nebenwirkungen, die zum Beispiel bei der Langzeitmedikation mit Steroiden bekannt sind, nicht zu befürchten.

k) Geht das den Schock auslösende Krankheitsbild mit Schmerzen einher, wie dies etwa bei hämorrhagisch-traumatischen Ereignissen oder beim Herzinfarkt nahezu konstant der Fall ist, so stellt eine ausreichende *analgetische Abschirmung* des Patienten eine „conditio sine qua non" des Behandlungsregimes dar. Nur so nämlich kann der durch Schmerzafferenzen aufrechterhaltene circulus vitiosus sympathoadrenerger Reflexabläufe wirkungsvoll unterbrochen werden. Dies gilt um so mehr, als der Schmerz als diagnostische Führungsgröße heute keine so entscheidende Rolle mehr spielt. Als für diesen Zweck besonders geeignet haben sich vor allem das außerordentlich potente und gut steuerbare Fentanyl in einer Dosierung von 0,05 bis 0,1 mg oder 5 bis 10 mg Morphin erwiesen. Beide Substanzen verhalten sich kardiozirkulatorisch indifferent, so daß nachteilige Einflüsse auf den Geschehensablauf nicht zu befürchten sind. Selbstverständlich erfordert die opiatspezifische Atemdepression eine sorgfältige Überwachung des Kranken. In diesem Zusammenhang sei auch betont, daß jegliche Medikation im Schock ausschließlich intravenös zu erfolgen hat! Subkutane oder intramuskuläre Gaben sind in der Akutsituation nicht nur wirkungslos, sondern erschweren durch ihre unkontrollierte Resorption nach Wiederherstellung einer ausreichenden Kreislauffunktion die weitere Beurteilung.

Pentazocine (Fortral®) ist wegen seiner drucksteigernden Eigenschaften im kleinen Kreislauf, Pethidin (Dolantin®) wegen negativ inotroper Effekte als Analgetikum im Schock zumindest aus theoretischer Sicht weniger gut geeignet. Für die Gabe der bereits pharmakologisch widersinnigen Agonist-Antagonisten-Kombination, wie sie etwa im Dolantin Spezial® angeboten wird, besteht heute keinerlei Berechtigung mehr.

Zum Problem der sogenannten Schocklunge und ihrer Verhütung

1. Im Gegensatz zu den bekannten zirkulatorischen Veränderungen haben sich auf der respiratorischen Seite des Schockgeschehens eine Fülle neuer und für eine erfolgversprechende Therapie richtungweisender Aspekte eröffnet. Läßt man direkte Lungenschädigungen – etwa durch die Aspiration von Mageninhalt – außer Betracht, so führen bereits schwerere Schockzustände noch innerhalb der Stundengrenze zu einer deutlichen Funktionsbehinderung des sowohl für die funktionelle als auch strukturelle Integrität des Alveolarverbundes essentiellen Atelektasefaktors (surfactant). Als mikromorphologisches Korrelat dieser Primärschädigung, fußend auf einer ausgeprägten pulmonalen Vasokonstriktion, imponieren Stauung (congestive pulmonary failure) und interstitielles Ödem (fluid lung), wobei der sich entwickelnden kapillären Inkompetenz (capillary leak syndrome) eine besondere Bedeutung zuzukommen scheint.

   Im weiteren, nahezu als uniform zu bezeichnenden Reaktionsverlauf können die auf dem Boden einer reparativen Gerinnungsaktivierung entstandenen Mikroemboli zu einer zusätzlichen Verschlechterung der bereits initial durch die den Schock bedingende Kreislaufinsuffizienz beeinträchtigten pulmonalen Perfusion mit fortschreitendem Verlust der alveo-kapillären Integrität beitragen. Das Geschehen wird durch die Freisetzung vasoaktiver Substanzen weiter verstärkt. Darüber hinaus müssen folgende, die pulmonale Schädigung begünstigende Faktoren in Betracht gezogen werden:

- persistierende Hypoxämie durch ungenügende Sauerstoffzufuhr (hypoxic hyperventilation);
- zu späte oder der Situation nicht gerecht werdende Beatmungsbehandlung, wie etwa die Ventilation mit negativ endexspiratorischem Druck, zu kleinen Atemzugvolumina oder zu hohen Frequenzen (Beatmungslunge);
- unkritische Gabe vor allem α-adrenerg wirkender Katecholamine bei Schockformen, die aufgrund ihrer Genese anderer Behandlungsmaßnahmen bedürfen wie etwa der Volumenmangel;
- persistierende Schmerzzustände bei ungenügender analgetischer Abschirmung; möglicherweise auch

- Polytransfusion unzureichend gefilterten Konservenblutes (Transfusionslunge) sowie
- unkritische Infusionsbehandlung mit kristalloiden (Ringerlaktat) und vor allem elektrolytfreien (Glukose-, Lävulose-)Lösungen (Da-Nang-Lunge).

Die Folge dieses im wesentlichen zweiphasig ablaufenden Geschehens ist eine zunehmende, in fortgeschritteneren Stadien meist irreversible Lungenschädigung (refractory pulmonary insufficiency), deren klinisches Korrelat heute mit dem Begriff der sogenannten Schocklunge umrissen wird. Das histologische Bild ist dabei von einer die uniforme Reaktionsantwort der Lunge widerspiegelnden Eintönigkeit geprägt: Stauung, interstitielles und alveoläres Ödem, hyaline Membranen, Atelektasen sowie mit Zellaggregaten und Fett verschlossene Strombahnanteile.

In Anbetracht dieser Tatsachen müssen *Maßnahmen zur Sicherung eines ausreichenden Gasaustausches,* am zweckmäßigsten in Form einer adäquaten Beatmungstherapie, als unverzichtbarer und integraler Bestandteil der Behandlung jedes schwereren Schockzustandes angesehen werden.

2. Bei allen Schockformen ist initial eine *Sauerstoffzufuhr* angezeigt. Sie kann bei leichteren Verläufen mittels Nasensonde oder Gesichtsmaske mit einem Zufluß von 4 bis 6 Litern pro Minute erfolgen. Toxische Sauerstoffeffekte sind bei kurzzeitiger und indizierter Applikation nicht zu befürchten. Ergibt sich aus dem klinischen Bild – fortbestehende Unruhe, Hyperventilation und zyanotisches Hautkolorit – oder aus den blutgasanalytischen Daten – arterieller Sauerstoffpartialdruck unter 60 mm Hg, Kohlensäurespannung unter 35 oder über 45 mm Hg – die Wirkungslosigkeit dieser Maßnahme, oder handelt es sich um schwere Schockzustände bzw. um therapierefraktäre Verläufe, so sollte eine Intubation des Patienten mit anschließender kontrollierter Beatmung nicht mehr hinausgeschoben werden.
3. Zur *Intubation* hat sich beim Schockpatienten vor allem der naso-tracheale Zugang bewährt. Er wird vom wachen Patienten im allgemeinen als weniger störend empfunden und daher auch besser toleriert. Im Verein mit gewebsfreundlichen und thermoplastischen Tuben lassen sich morphologische Schleimhautschäden minimie-

ren, so daß dieser Zugangsweg über Tage beibehalten werden kann und eine Tracheotomie, zumindest bei absehbaren Verläufen, fast immer zu vermeiden ist.

4. Als *Beatmungsmuster* empfiehlt sich aufgrund zahlreicher klinischer und experimenteller Befunde eine *Ventilation mit positivendexspiratorischem Druck,* kurz PEEP genannt (**p**ositive **e**nd-**e**xpiratory **p**ressure). Die vorteilhafte Wirkung dieses Ventilationsmusters im Schock beruht im wesentlichen auf: 1. Einer Erhaltung des durch Flüssigkeitsextravasation und Surfactantinaktivierung in seiner Stabilität bedrohten Alveolarverbundes. 2. Außerdem garantiert PEEP die Sicherung der für einen ungestörten Gasaustausch entscheidenden Beziehung zwischen funktioneller Residualkapazität und Verschlußvolumen (closing volume). 3. Durch Vermeiden einer stärkeren Abnahme der Alveolarradien ist, entsprechend dem Laplaceschen Gesetz, der aktuelle Surfactantbedarf reduziert, wobei 4. zusätzlich der verminderten exspiratorischen Kompression der alveolären Grenzschicht ein substratkonservierender Effekt zukommt. 5. Die aus dem erhöhten Druckniveau resultierende Belastung der Alveolarwand wirkt außerdem als Synthesereiz für das antiatelektatisch wirksame Prinzip. 6. Im Verein mit einer Verminderung des bekanntlich gerade bei diesen Patienten vielfach erhöhten Pulmonalgefäßwiderstandes führen die genannten Faktoren durch Abnahme des intrapulmonalen Shunts sowie der alveoarteriellen Sauerstoffdifferenz – bei gleichbleibendem inspiratorischem Angebot – zu 7. einer globalen Verbesserung der pulmonalen Situation. 8. In diesem Zusammenhang ist es vor allem beim kardiogenen Schock von Bedeutung, daß sich die durch die Erhöhung des intrathorakalen Mitteldrucks hervorgerufene Minderung des venösen Rückflusses günstig auf die Herzfunktion auswirkt.
5. Um die durch PEEP verbesserten Oxygenierungsbedingungen nicht mit einer entsprechenden *Verschlechterung der beim Schockierten ohnehin bereits gefährdeten Kreislaufsituation* erkaufen zu müssen, empfiehlt es sich, das Complianceverhalten als einfachen Beurteilungsmaßstab des *jeweiligen „best PEEP“* heranzuziehen. Ohne großen technischen Aufwand nämlich signalisiert nach einem initialen Anstieg der Lungendehnbarkeit ein erneuter Abfall bei weiterer Erhöhung des endexspiratorischen Druckes die Einschränkung der

kardiozirkulatorischen Leistung und damit des Sauerstofftransportes in die zu versorgenden Gewebe. Sehr viel besser kann das Überschreiten dieses „best PEEP“ am Abfall des direkt ermittelten Herzminutenvolumens sowie des gemischt-venösen Sauerstoffpartialdruckes (PvO_2) abgelesen werden.

Beschränkt man den PEEP auf +5 bis maximal +10 cm Wassersäule, so sind auch im „low output state“ des Schocks kaum zusätzlich kreislaufdeprimierende Effekte zu befürchten. Sollte dennoch eine derartige Reaktion den Beatmungsverlauf komplizieren, so kann neben einer *Reduktion des PEEP* die vorübergehende *Erhöhung der Preload* durch Volumenersatzstoffe, vor allem bei noch bestehendem Defizit, rasch Abhilfe schaffen. Wie bereits angedeutet, stellt auch die flankierende *Gabe von Dopamin* in einer Dosierung von etwa 5 mcg/kg/Minute eine beherzigenswerte Alternative dar. Dieses Vorgehen führt nicht nur zu einer weitestgehenden Normalisierung des Kreislaufes, sondern auch der beim Schockierten durch verschiedenste Ursachen beeinträchtigten Nierenfunktion. Dies kommt im Anstieg des Herzminutenvolumens, der Sauerstofftransportkapazität sowie des venösen Sauerstoffgehaltes auf der zirkulatorischen und in einer Zunahme des Harnvolumens sowie der Kreatininclearance bei sinkender Natriumreabsorption auf der renalen Seite klar zum Ausdruck. Insgesamt ist festzustellen, daß die Sicherung eines ausreichenden Gasaustausches unter frühzeitigem Einsatz einer PEEP-Beatmung nicht nur die Entwicklung einer Schocklunge verhindert, sondern auch für die Normalisierung der Kreislauffunktion günstige Voraussetzungen schafft. Das kommt auch in dem bekannten Sprichwort „If you take care for the respiration, the circulation cares for itself“ klar zum Ausdruck. Diese Beatmungsform wird zweckmäßigerweise über die Akutphase hinweg bis zur vollständigen Stabilisierung der vitalen Funktionen aufrechterhalten und kann dann, je nach pulmonaler Situation, schrittweise abgebaut und beendet werden.

Literatur

[1] Burri, C.: Die einfachen Kreislaufgrößen beim chirurgischen Patienten. Springer, Berlin–Heidelberg–New York 1971.

[2] Burri, C., F.W. Ahnefeld: The cava catheter, Springer, Berlin–Heidelberg–New York 1978.

[3] Cowley, R. A., B. F. Trump: Pathophysiology of shock, anoxia, and ischemia. Williams & Wilkins, Baltimore–London 1982.

[4] Gersmeyer, E. F., E. C. Yasargil: Schock und hypotone Kreislaufstörungen. Thieme, Stuttgart 1978.

[5] Goodman, L. S., A. Gilman: The pharmacological basis of therapeutics. MacMillan Publishing Co, New York–Toronto–London 1980.

[6] Gruber, U. F.: Blutersatz. Springer, Berlin–Heidelberg–New York 1968.

[7] Ledingham, I. McA.: Shock – Clinical and experimental aspects. Excerpta Medica, Amsterdam–Oxford–New York 1976.

[8] Lillehei, R. C., R. H. Dietzman, G. I. Motsay, Ch. B. Beckman, L. H. Romero, C. H. Shatney: Growth of the concept of shock and review of the present knowledge. In: Glenn, T. M.: Steroids and shock, S. 377. Urban & Schwarzenberg, München–Berlin–Wien 1975.

[9] Lutz, H.: Plasmaersatzmittel. Thieme, Stuttgart 1980.

[10] Ring, I.: Anaphylaktoide Reaktionen. Anaesthesiol. Intensivmed. 111 (1978).

[11] Sandritter, W., G. Dhom: Schock und Intensivmedizin. Fischer, Stuttgart–New York 1979.

[12] Shoemaker, W. C.: The lung in the critically ill patient. Pathophysiology and therapy of acute respiratory failure. Williams & Wilkins, Baltimore 1976.

Sachverzeichnis

Halbfett gesetzte Seitenzahlen bezeichnen die Hauptfundstelle des Stichwortes.